Inge & Matthias Steiner

DAS STEINER PRINZIP

Danke an Dr. Bernd Dörr, Freund der Familie, Sportmediziner und Leibarzt von Matthias während seiner aktiven Zeit als Gewichtheber, und an Dr. Matthias Frank, den „Papst" unter den Diabetologen und „Blutsbruder", fürs Gegenlesen der medizinischen Inhalte.

Danke an unsere Eltern, dass sie uns mit viel Liebe und intuitiv mit dem richtigen Ess- und Bewegungsverhalten großgezogen haben.

Inge & Matthias Steiner

DAS STEINER PRINZIP

Erfolgreich abnehmen ohne Hungern!

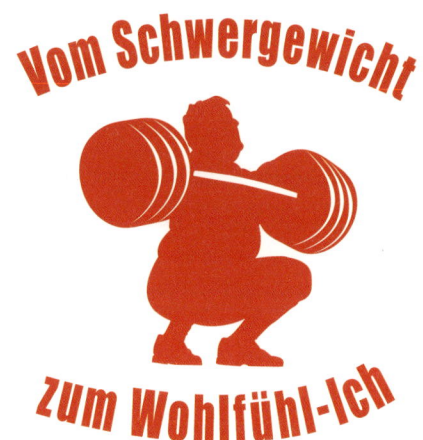

Vom Schwergewicht zum Wohlfühl-Ich

südwest

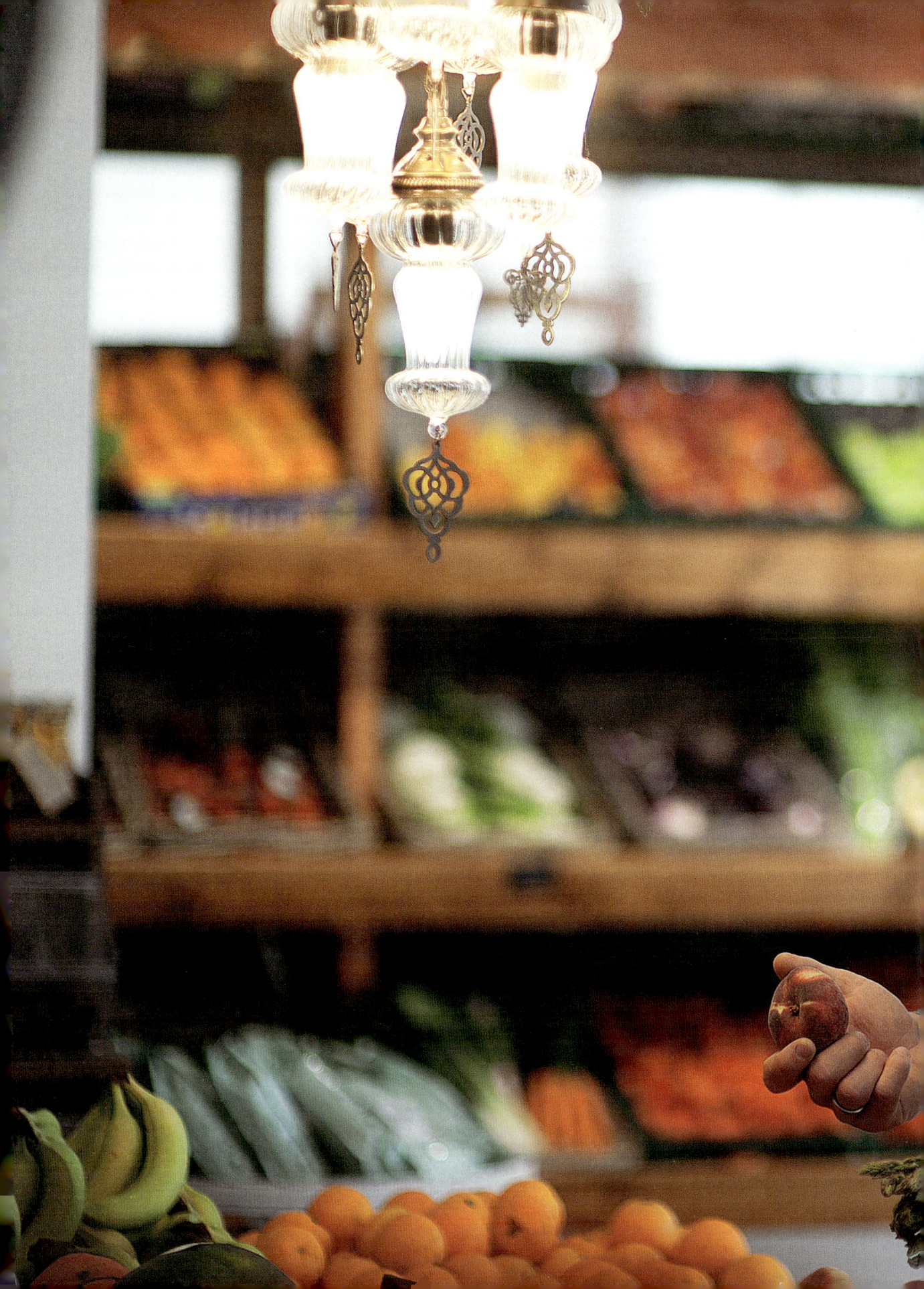

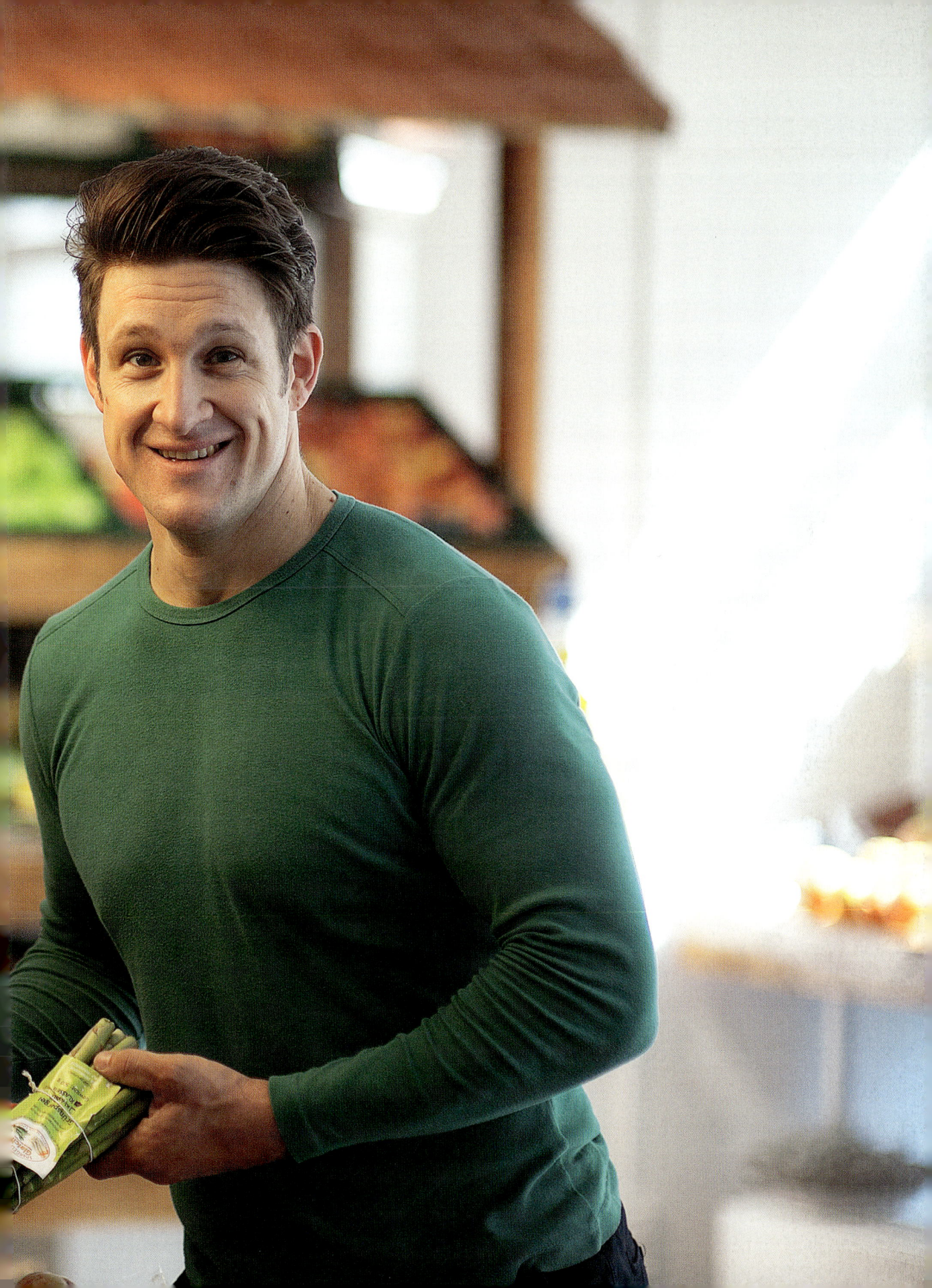

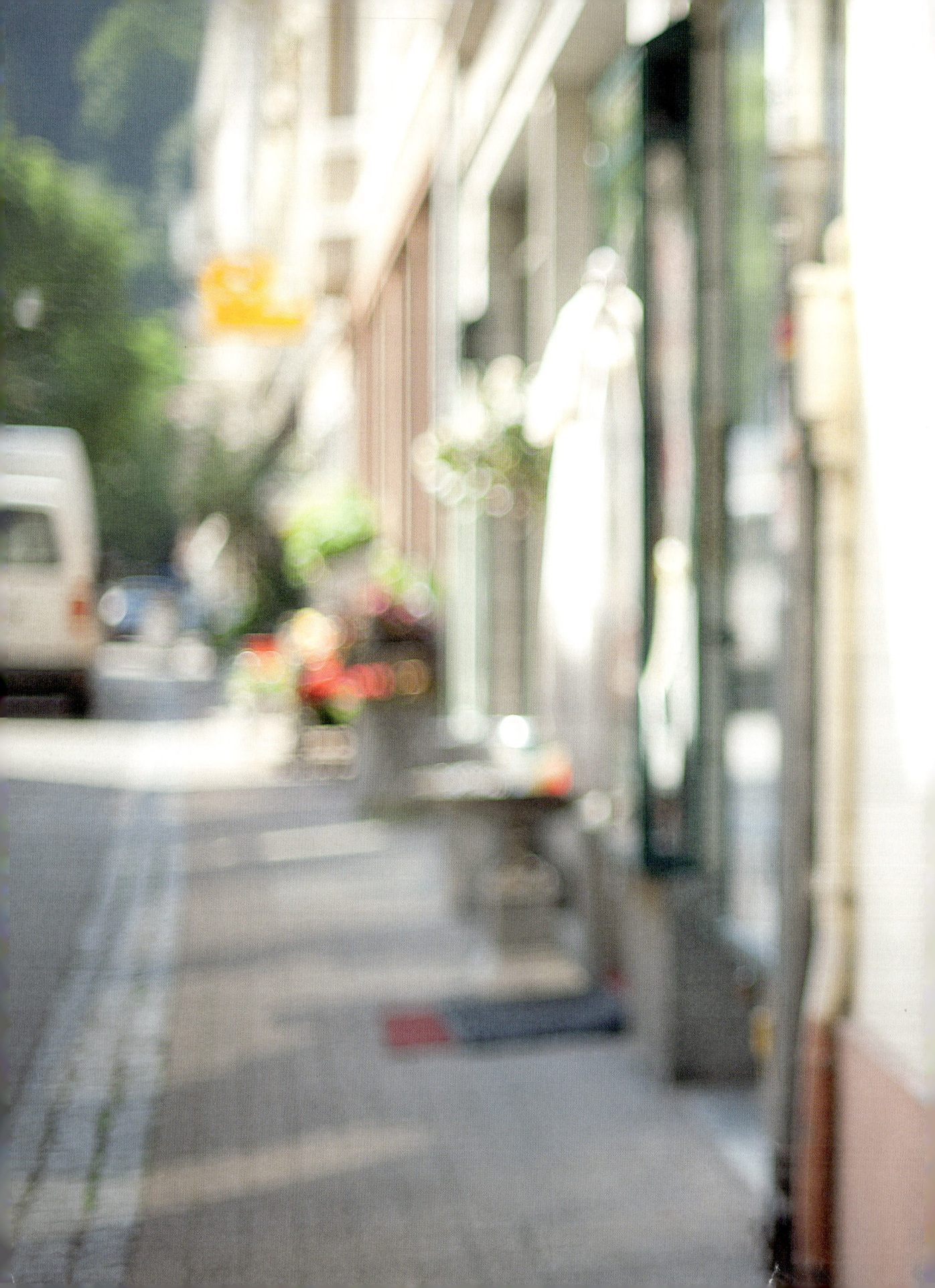

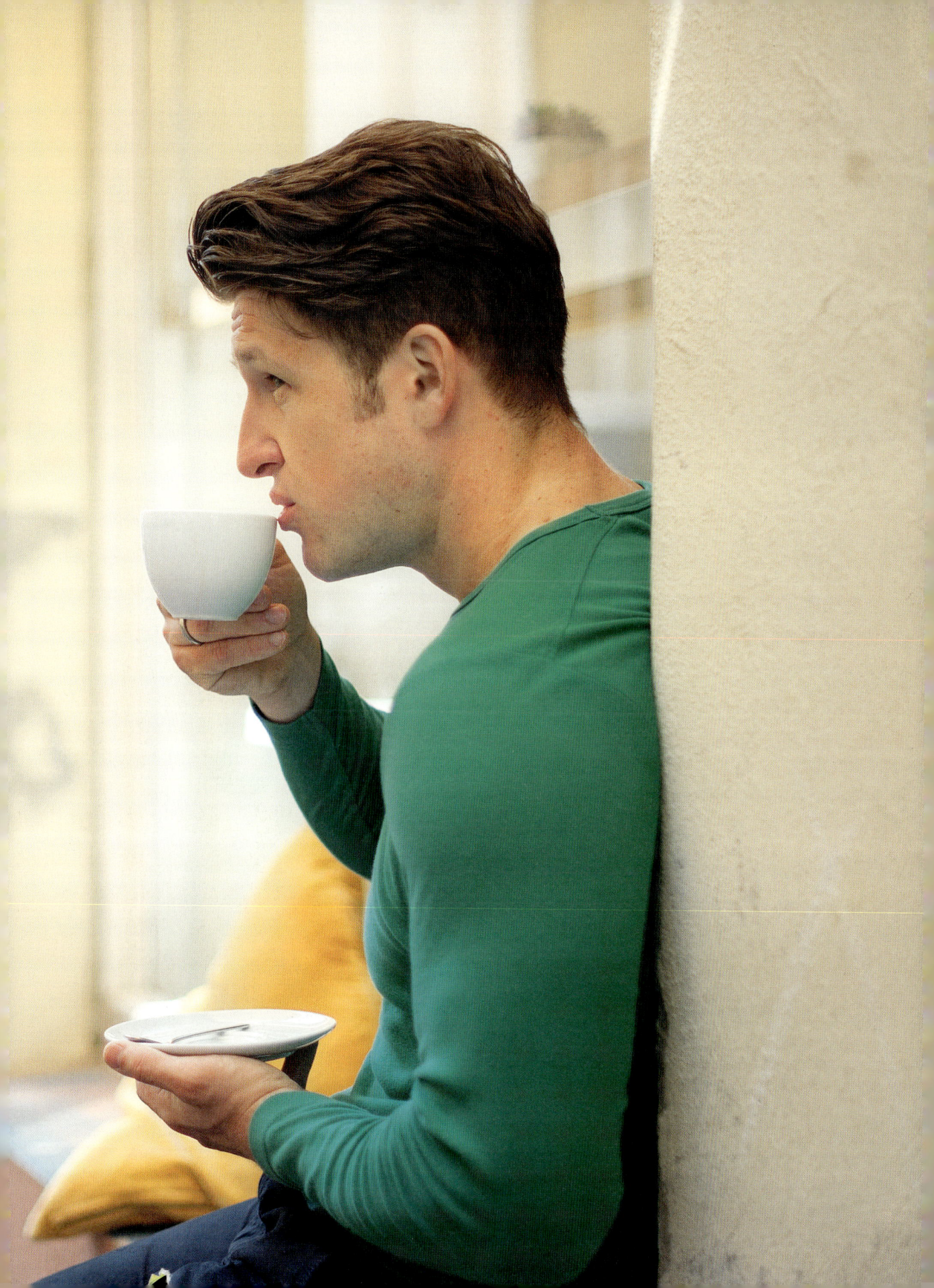

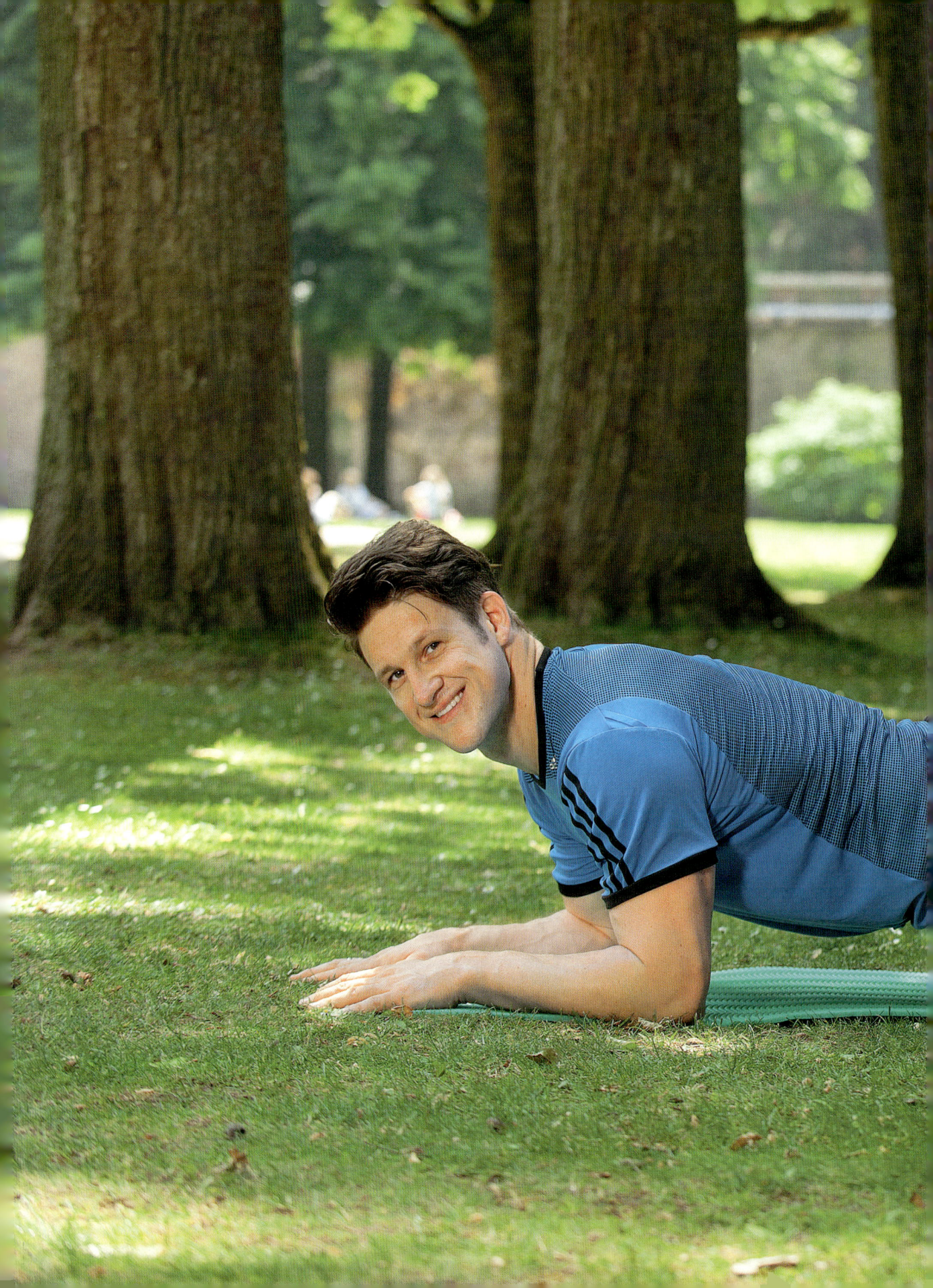

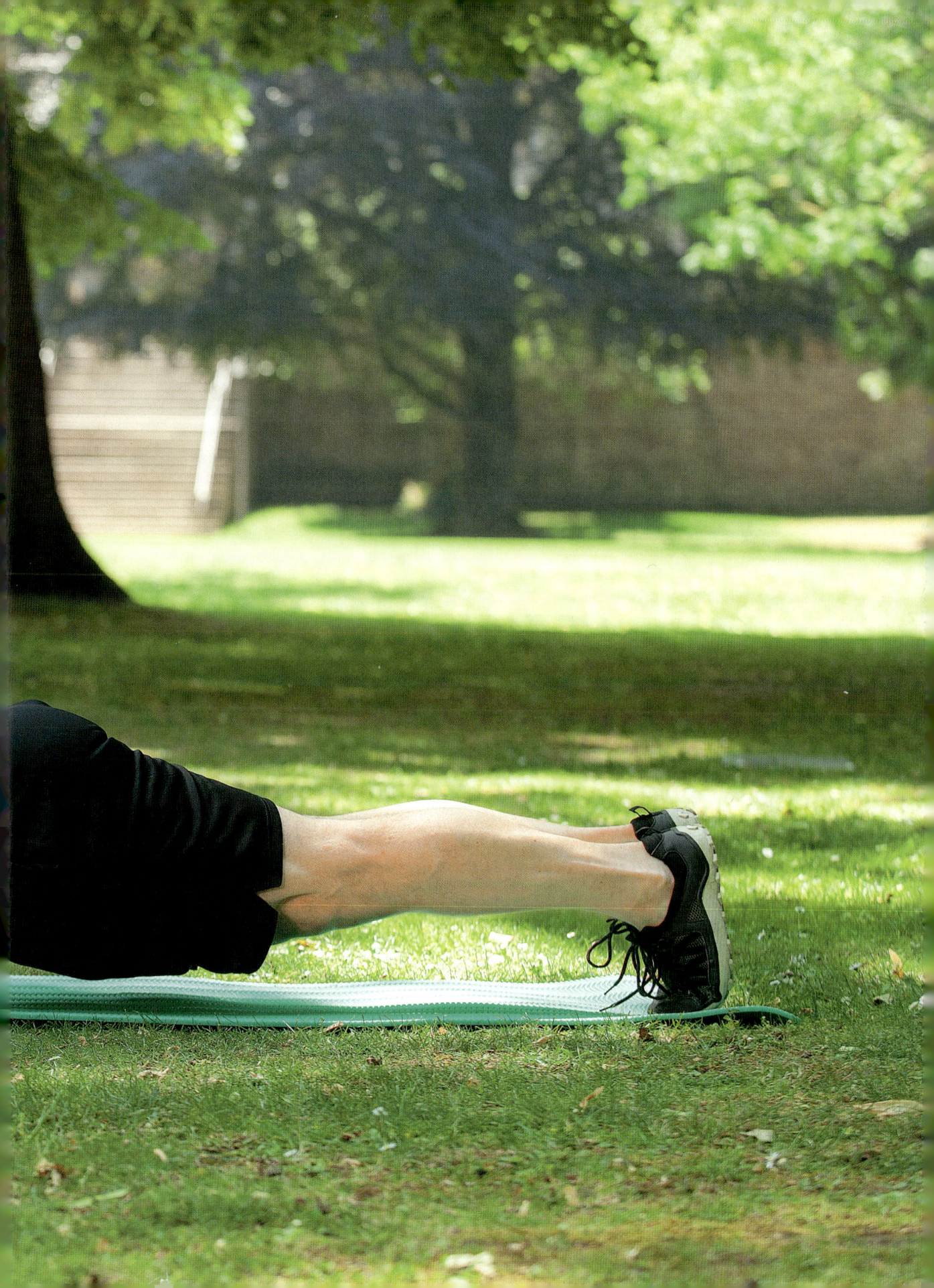

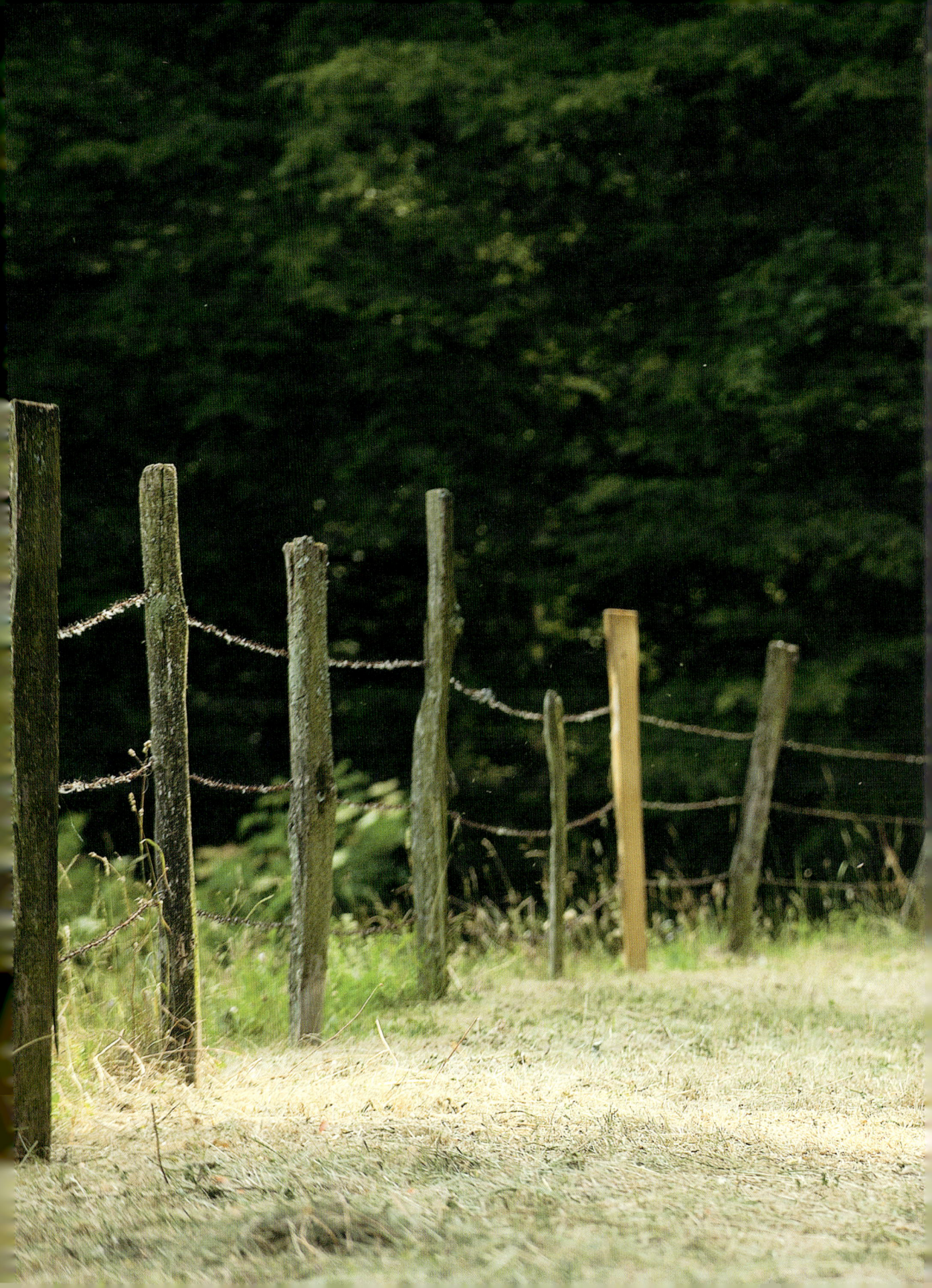

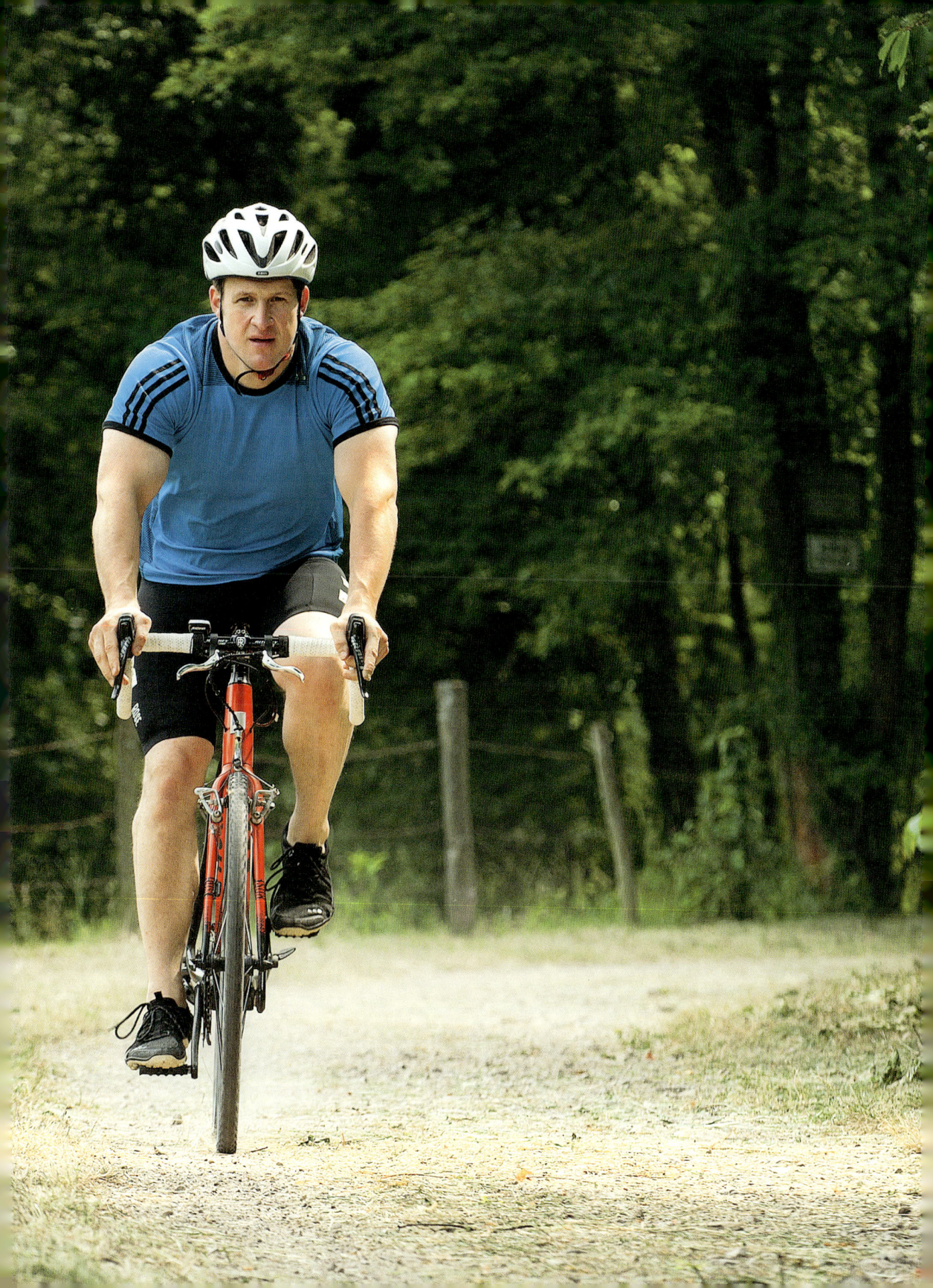

Inhalt

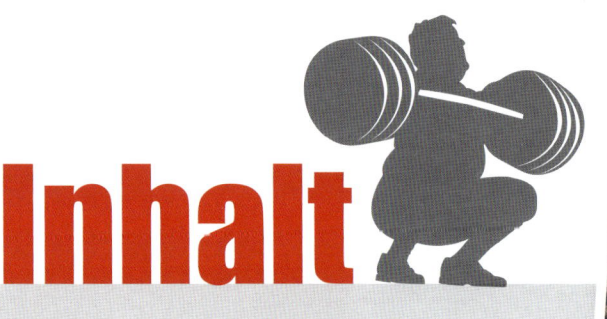

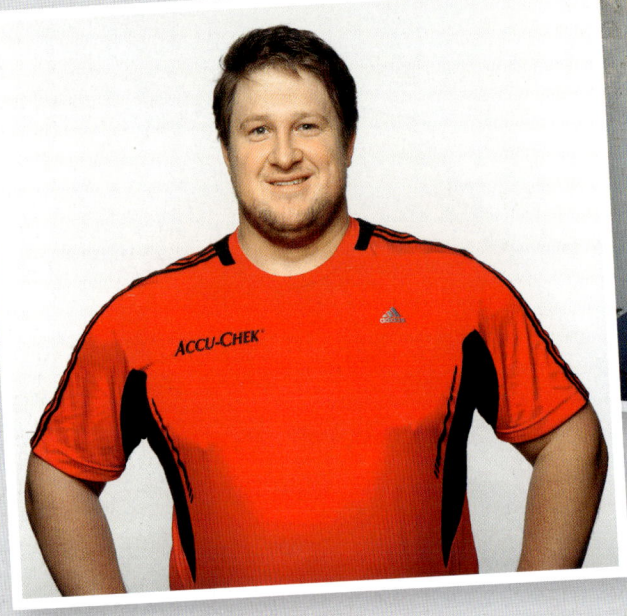

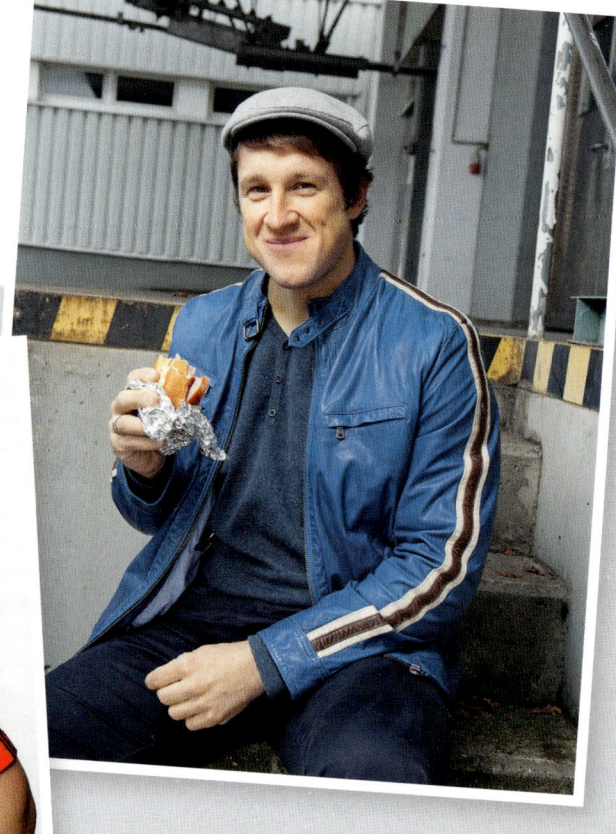

Vorwort 18

Kapitel 1

Wie ich zum 150-Kilo-Koloss wurde _____ 22

- Wie es sich anfühlt, wenn man mit zu viel Masse unterwegs ist _____ 24
- Mein Ziel: Nicht der schönste, sondern der stärkste Mann der Welt zu werden _ 26
- Mein Kalorienbedarf gegenüber einem „normalen" Bedarf _____ 28
- Vorurteil: Gewichtheben hat nichts mit Sport zu tun _____ 30
- Was ein Luxuskreuzfahrtschiff und ich gemeinsam haben _____ 34

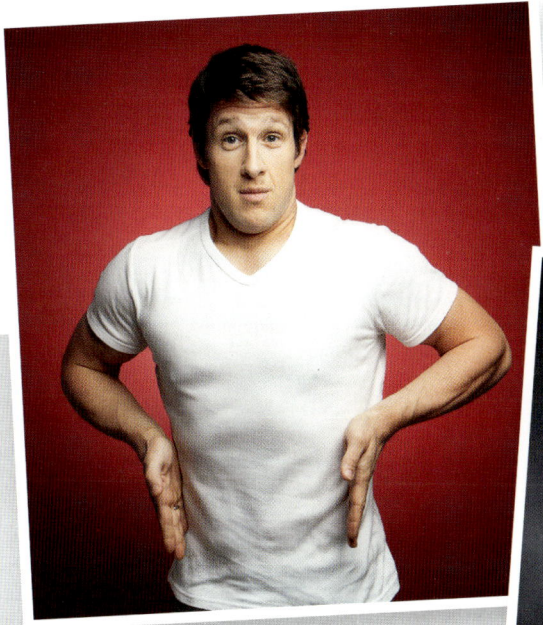

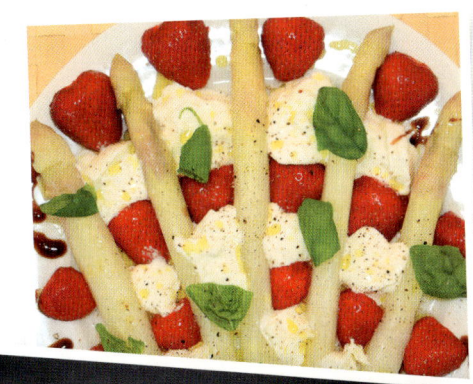

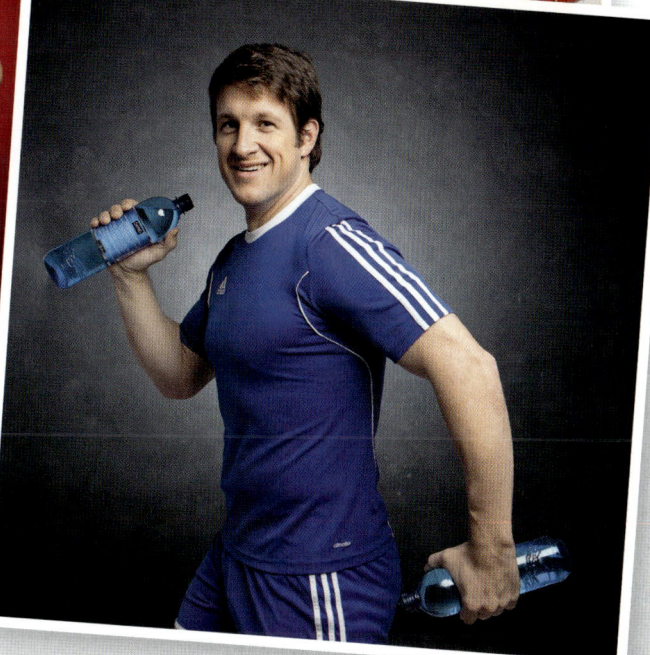

Kapitel 2

Mein Weg zurück zu 105 kg _____ 36

- **Die Versuchungen des Alltags** _____ 38
- **Steiner Prinzip 1: Verbrenne mehr, als du zu dir nimmst!** _____ 40
- **Steiner Prinzip 2: Trainiere Ausdauer UND Kraft!** _____ 42
- **Das Wandern ist des Steiners Lust** _____ 42
- **Ja, der Steiner ist mit dem Radl da!** _____ 46
- **Muskelaufbau durch Hantel- oder Gerätetraining** _____ 48
- **Wie ich durch eine verschleppte Grippe Typ-1-Diabetiker wurde** _____ 50
- **Gerade Sport ist für uns Diabetiker so wichtig!** _____ 52
- **Als Typ-1-Diabetiker kenne ich meinen Körper** _____ 54
- **Steiner Prinzip 3: Finger weg von Diäten!** _____ 55
- **Steiner Prinzip 4: Hungere nie – iss regelmäßig!** _____ 55

Inhalt

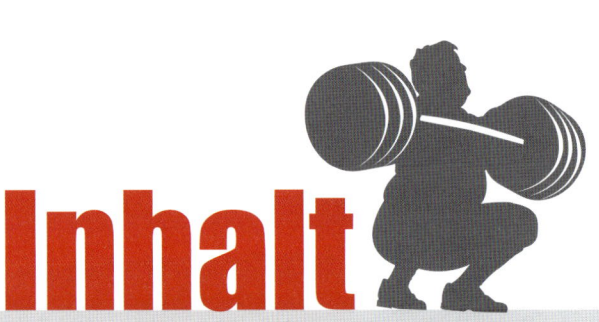

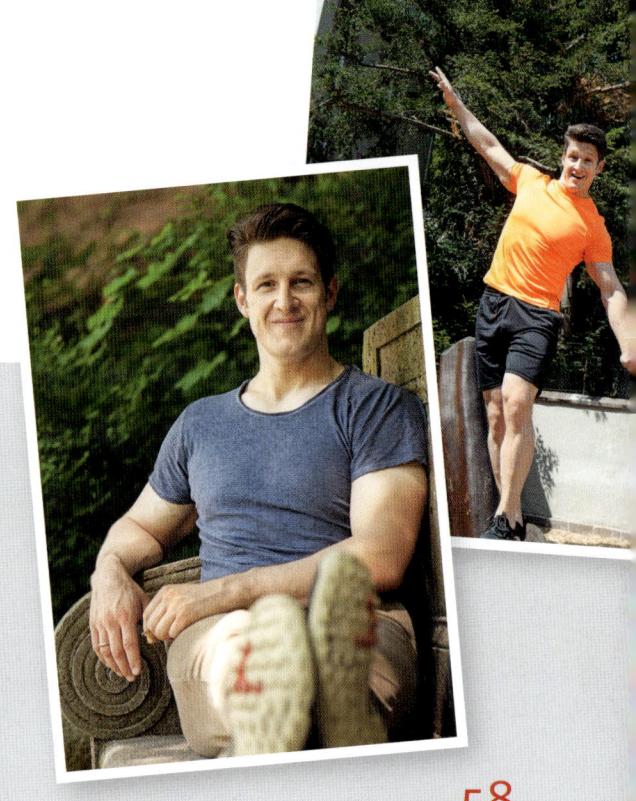

Kapitel 3

Dein Weg zum Erfolg _____ 58

- Lächeln wie Moses _____ 62
- Warum bin ich zu dick? _____ 63
- Wo ein Wille ist, ist auch ein Weg! _____ 64
- Am Anfang steht das Ziel _____ 65
- Was ist dein Ziel? _____ 66
- Arbeite mit Teilzielen! _____ 67
- Was sind deine Teilziele? _____ 68
- Ist-Zustand: Was isst und trinkst du? _____ 68
- Ist-Zustand: Wie viel bewegst du dich? _____ 69
- Kluge Menschen denken mit Papier – Führe ein Abnehm-Tagebuch _____ 70
- Die stummen Helfer: Notizbuch, Motivationsspruch und Foto _____ 73
- Finde einen Motivationsspruch für dich! _____ 74
- Ein Foto von dir als dein ständiger Begleiter _____ 76
- Viele Menschen verlieren den Verstand, die meisten aber den Körper _____ 76
- Starte dein STEINER PRINZIP ! _____ 78
- Muskeln sind echte Kalorienfresser _____ 78

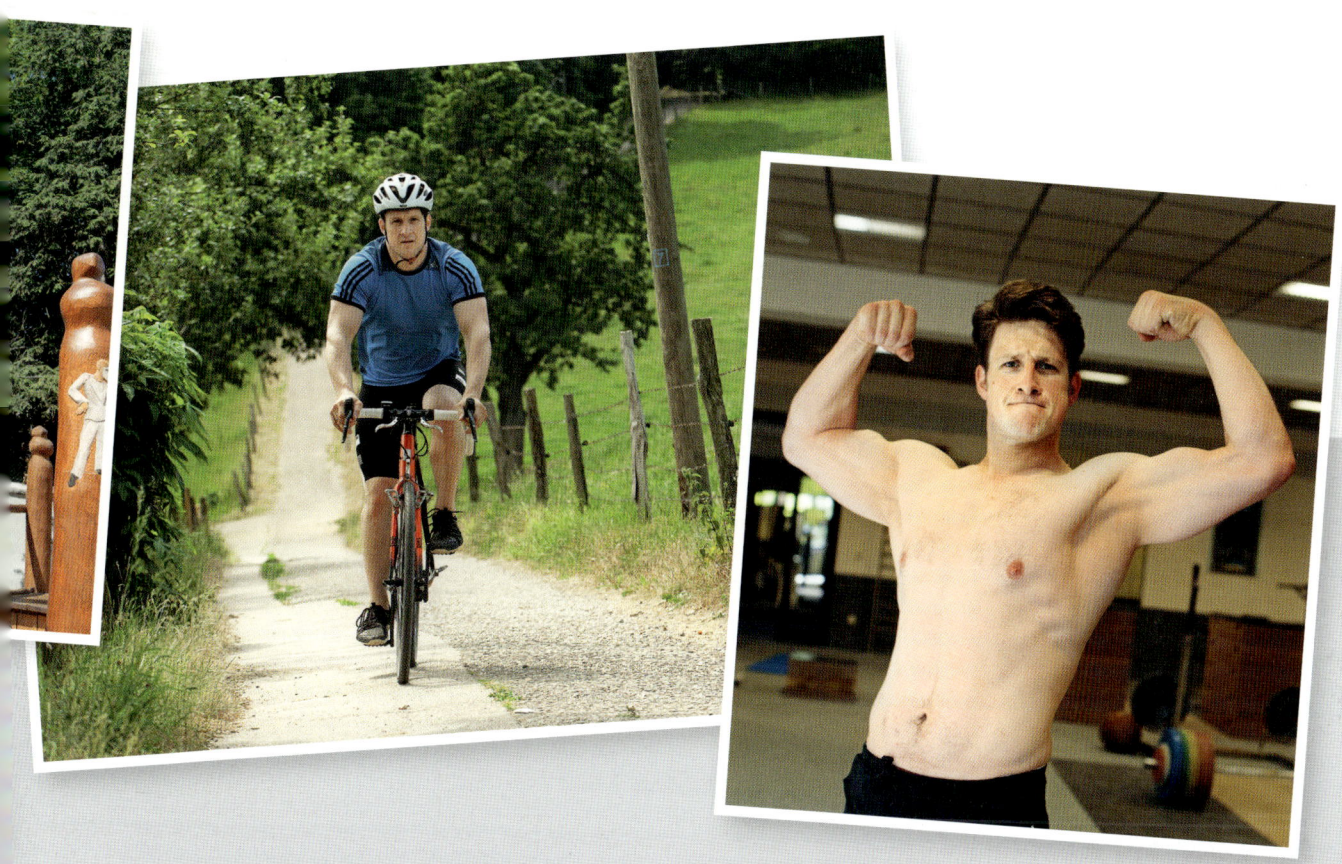

• Was bedeutet Unterzucker oder ein zu hoher Blutzuckerspiegel? _____ 80

• Muskeln wirken wie ein Bügeleisen von innen _____ 82

• Körperfett ist nicht gleich Körperfett _____ 84

• Miss deinen Taillenumfang! _____ 85

• Finde deinen Drang nach Bewegung wieder! _____ 92

• Steiner Prinzip 5: Werde wieder Kind und bring Bewegung in deinen Alltag! __ 96

• Motivation erwächst aus dem Wunsch nach Veränderung_____ 99

• Wir bewegen uns zu wenig und essen zu viel _____ 100

• Die längste Staffel in der Geschichte von „Let's Dance" _____ 102

• Steiner Prinzip 6: Lerne die Nahrungsmittel kennen,
  damit du weißt, wann du was essen und trinken kannst! _____ 104

• Süßigkeiten und Softgetränke sind Genussmittel, keine Lebensmittel! _____ 105

• Die Dosis macht das Gift! _____ 106

• Wie viel Energie benötigst du pro Tag? _____ 108

• Steiner Prinzip 7: Insulin stoppt die Fettverbrennung! _____ 110

• Steiner Prinzip 8: Ein konstanter Blutzuckerspiegel hilft beim Abnehmen! ___ 112

• Was ist Diabetes? _____ 114

Inhalt

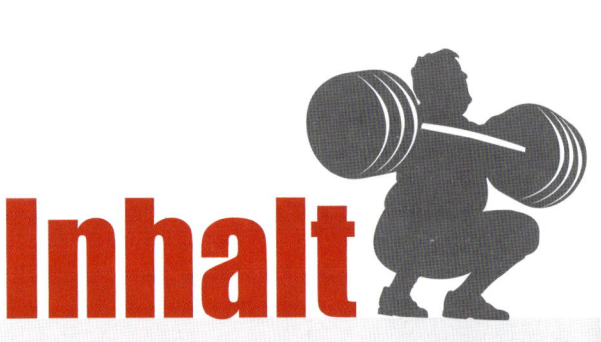

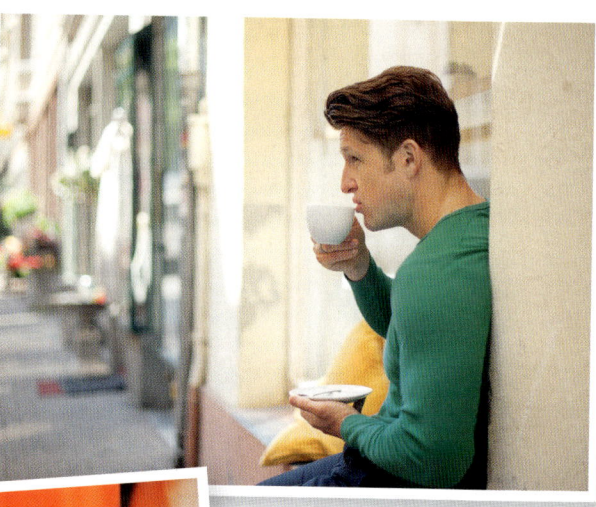

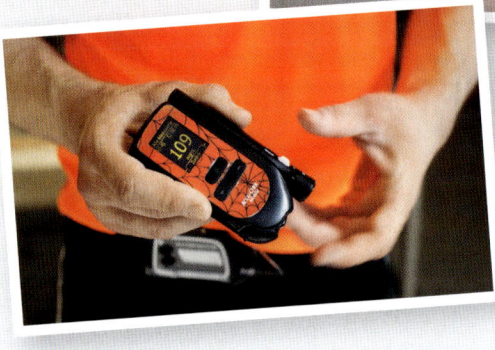

- **Was ist Insulin?** _____ 117
- **Wasser und zuckerfreie Getränke helfen beim Abnehmen** _____ 117
- **Kaffee pur genießen, nicht als Mixgetränk** _____ 118
- **Alkohol macht nicht nur betrunken** _____ 120
- **Wasser ist das sauberste Lebensmittel und hält schlank** _____ 120
- **Steiner Prinzip 9: Essen und Trinken bereiten Genuss,
  wenn die Qualität stimmt!** _____ 122
- **Erlerne ein neues Essverhalten** _____ 122
- **Entschleunigung beim Essen** _____ 122
- **Der Bauer isst nur, was er kennt** _____ 124
- **Ändere dein Essverhalten** _____ 125
- **Was ist Hunger? Und was ist Appetit?** _____ 126
- **Steiner Prinzip 10: Regelmäßiges Essen hilft beim Abnehmen!** ___ 128
- **Wie viel darfst du essen?** _____ 132
- **Wie hoch ist dein Energiebedarf?** _____ 133
- **Wie viel Zucker und Fett stecken in Fertiggerichten bzw. Fastfood?** ___ 135
- **Auch vermeintlich gesunde Sachen können Kalorienbomben sein!** ___ 138
- **Welche Lebensmittel sind die richtigen für dich?** _____ 143

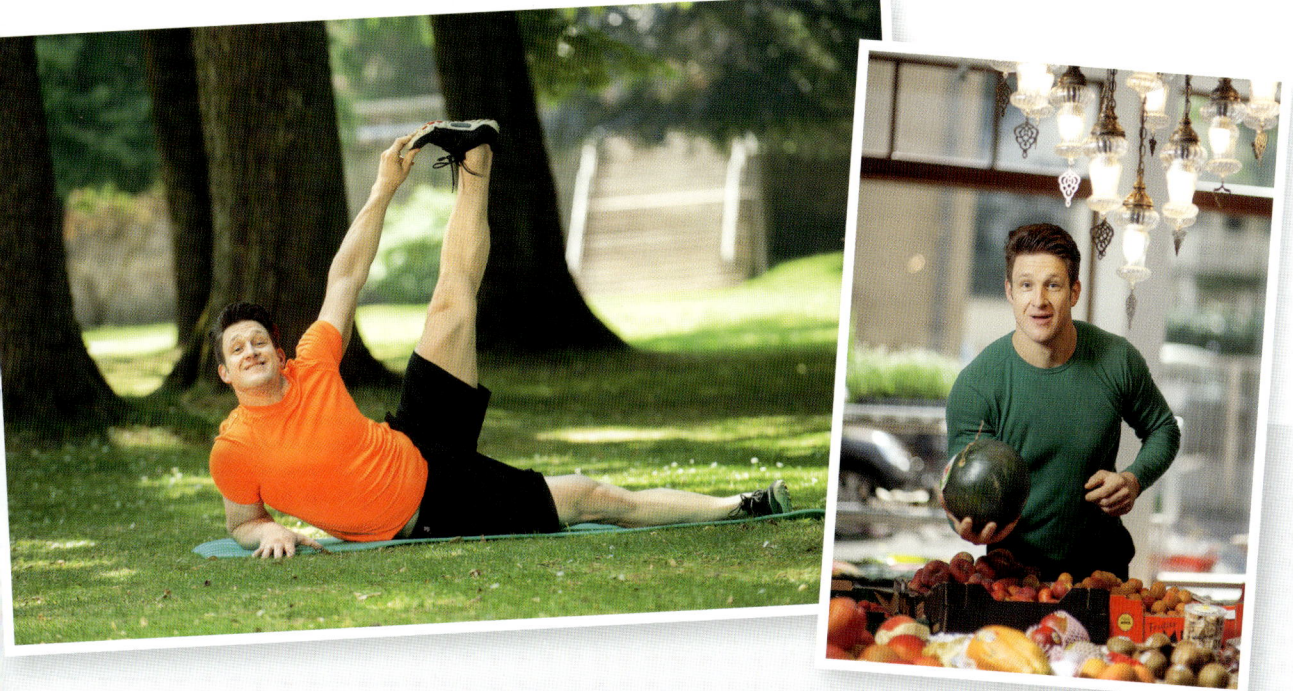

- **Steiner Prinzip 11: Fett macht dich nicht direkt dick, aber (vor allem) in Verbindung mit Zucker!** **145**
- Verwende Süßstoff auch nur in Maßen! 147
- Fett ist nicht gleich Fett! 147
- Eiweiß – Kämpfer und Abnehmhelfer 152
- Steiner Prinzip: Geheimtipps 154
- Kokosöl statt Butter oder Fett 154
- Spitzen-Sattmacher: Chia-Samen 155
- Nüsse als gesunder Snack 155
- Topinambur statt Kartoffeln 156
- Klein, aber fein einkaufen 157
- Extratipps für Typ-1-Diabetiker – wie die Pumpe beim Abnehmen helfen kann 158
- Glaube an die Kraft der Veränderung! 163
- Starte aus dir heraus eine Mini-Revolution! 163
- **Die 11 Steiner Prinzipien** **164**
- Abnehm-Tagebuch 168
- Register 190
- Literatur 191
- Impressum 191

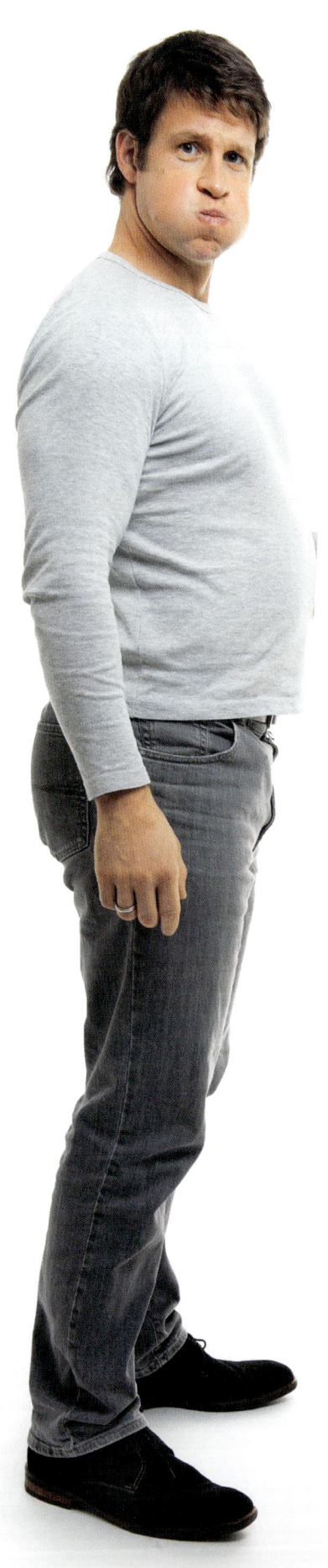

Vorwort

150 Kilogramm – das sind 2,5 handelsübliche Waschmaschinen oder 8 volle Getränkekisten mit Wasser oder 600 Packungen Butter oder – jetzt kommt's! – 50.000 Stück Würfelzucker. 50.000 Stück Würfelzucker, Wahnsinn! Das habe ich gewogen, 150 Kilogramm bei einer Körpergröße von 183 cm! Und warum?

Weil ich meinen Traum gelebt habe.

Ich wollte „der stärkste Mann der Welt" werden, Olympiasieger im Superschwergewicht, und dafür musste ich kräftig an Gewicht zulegen. Diesen Traum habe ich mir erfüllt – mit meiner Goldmedaille im Gewichtheben bei den Olympischen Spielen in Peking 2008.

Zugegeben, der Grund für meine Gewichtszunahme ist untypisch. Doch der Weg dorthin war, wie bei allen „Dicken", derselbe: Ich habe über Jahre hinweg tagtäglich zu viel gegessen. Mein Magen war daran gewöhnt, bis an seine Grenzen und darüber hinaus ausgedehnt zu werden. Von einem gesunden, oder besser gesagt: von einem bewussten Essverhalten war ich Kilometer weit entfernt. Hauptsache, ich hatte genug gegessen. Oft habe ich mich gefühlt wie eine Mastgans kurz vor Weihnachten.

150 Kilo

Nach dem Ende meiner Karriere war für mich klar, dass ich wieder zu meinem „alten" Gewicht zurückkehren wollte, und so speckte ich im Lauf eines guten Jahres 45 Kilo ab. Ich wollte gesund abnehmen und meiner Haut dabei genügend Zeit lassen, um sich zurückbilden zu können. Für mich ein logischer Schritt, der mir nicht sonderlich schwerfiel. Meine Umwelt jedoch – egal, ob Freunde und Bekannte oder auch Menschen, die ich auf der Straße oder bei Veranstaltungen traf – versetzte dies in großes Erstaunen. „Unglaublich! Wie hast du das geschafft?" – „Ich will auch abnehmen! Verraten Sie mir Ihr Geheimnis?" – „Mit welcher Diät haben Sie denn das geschafft?"

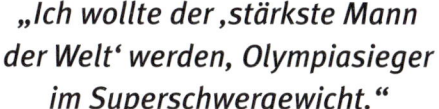

„Ich wollte der ‚stärkste Mann der Welt' werden, Olympiasieger im Superschwergewicht."

Mich erreichten zahlreiche Briefe, E-Mails und Einträge bei Facebook, ja sogar Anrufe von „gewichtigen" Menschen, die alle wissen wollten, worin denn mein Geheimnis liege. Als Mensch des öffentlichen Lebens, zu dem ich durch meinen Olympia-sieg unweigerlich geworden war, konnte ich diese körperliche Veränderung nicht wirklich verbergen, und so berichtete auch die Presse in regelmäßigen Abständen über mein „Abnehm-Geheimnis".

Dabei gibt es gar kein Geheimnis, keine Wunderdiät à la Steiner! Ich habe ohne Tricks und doppelten Boden gearbeitet und schon gar nicht mit Diäten, chemischen Mitteln, Spezialnahrung oder irgendwelchen Wunderpillen. Ich kenne meinen Körper – zum einen, weil ich Leistungssportler war, zum anderen, weil ich seit meinem 18. Lebensjahr Typ-1-Diabetiker bin. Ich spüre, was meinem Körper guttut und was nicht. Ich weiß, an welchen Stellschrauben ich drehen muss, um abzunehmen.

In der Hoffnung, Motivation für andere zu sein und auch, um die zahllosen Anfragen zu beantworten, habe ich beschlossen, meine Geschichte aufzuschreiben. Gerne gebe ich mein Wissen über Ernährung weiter, darüber, wie Lebensmittel funktionieren, was gut für unseren Körper ist und was nicht. Dabei versuche ich, so weit wie möglich auf Fachbegriffe zu verzichten und die Dinge klar und einfach zu beschreiben. Schließlich soll dies hier keine Doktorarbeit werden und auch keinen Literaturpreis für herausragenden Schreibstil einheimsen, sondern ein Buch sein von Mensch zu Mensch.

Der erste Teil des Buchs handelt von meinen persönlichen Erlebnissen. Zunächst berichte ich, wie und warum ich mir die Kilos „angefressen" habe und natürlich, wie ich sie mithilfe des Steiner Prinzips wieder losgeworden bin.

Im zweiten Teil gebe ich Tipps, wie du das ebenfalls schaffen kannst. Bei dir müssen es ja nicht gleich 45 Kilo sein – 5 oder 10 Kilo dauerhaft zu verlieren, reicht ja vielleicht auch schon. Und ab wann ist man schlank?

Mir geht es nicht darum, hundert Jahre alt zu werden – aber ich möchte die Zeit, die mir zur Verfügung steht, so fit und aktiv wie möglich verbringen und mich in meiner Haut rundum wohlfühlen. Ich habe nur dieses eine Leben und auch nur diesen einen Körper. Er ist mit das Wichtigste, was ich besitze. Denn nur mit ihm kann ich mich bewegen, reden, lachen und lieben. Es lohnt sich also, ihn zu hegen und zu pflegen!

Es ist doch wesentlich schöner, beschwerdefrei in der Natur spazieren zu gehen oder erst ab dem dritten Stockwerk zu schnaufen und nicht schon nach der drit-

ten Stufe, oder? Aus Erfahrung kann ich dir sagen, dass mit jedem verlorenen Kilo wieder Lebenslust in deinen Körper zurückkehren wird. Es wird ein Hochgenuss für dich sein zu erleben, wie du Tag für Tag fitter wirst.

Ich hoffe, dass du dich nach der Lektüre dieses Buchs animiert fühlst, auch etwas in deinem Leben zu bewegen, und dass du dann nicht mehr gegen deinen Körper arbeitest, sondern für ihn. Gerne helfe ich dir dabei, deinen Weg zu finden, dein eigenes Steiner Prinzip.

Viel Erfolg und vor allem ganz viel Spaß beim Abnehmen wünsch' ich dir. Genieße es, bewusst zu leben, denn wie gesagt, wir haben nur dieses eine Leben, und es kann manchmal viel zu schnell zu Ende sein.

Dein
Matthias Steiner

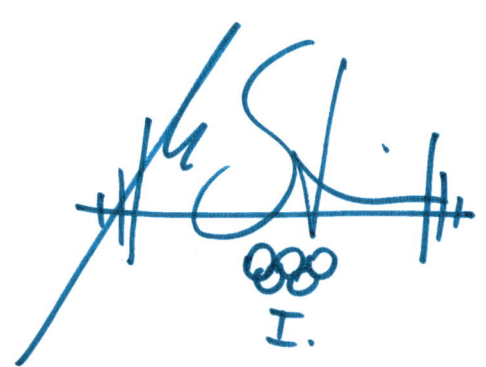

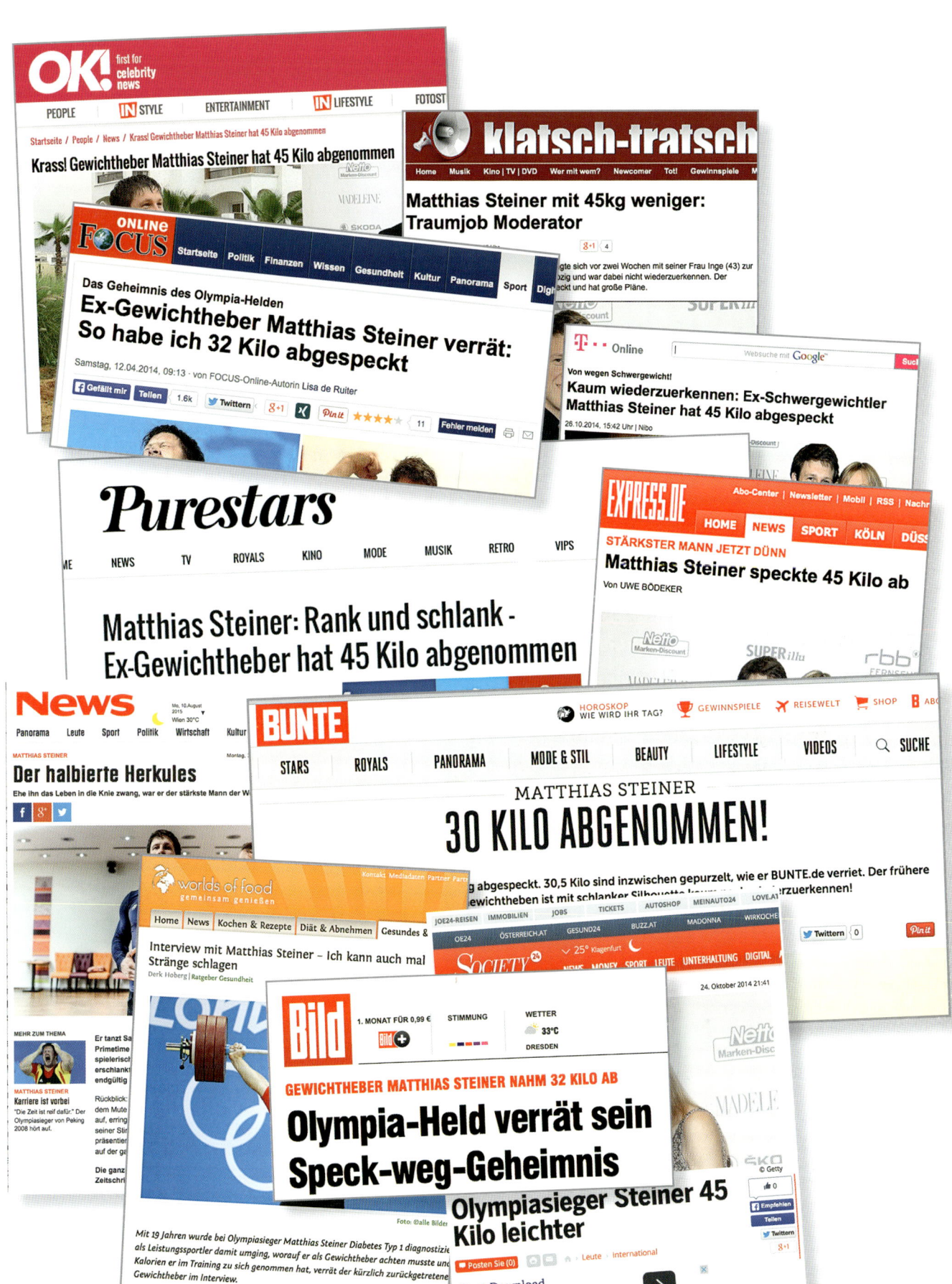

OK! first for celebrity news

PEOPLE | IN STYLE | ENTERTAINMENT | IN LIFESTYLE | FOTOST

Startseite / People / News / Krass! Gewichtheber Matthias Steiner hat 45 Kilo abgenommen

Krass! Gewichtheber Matthias Steiner hat 45 Kilo abgenommen

klatsch-tratsch

Home | Musik | Kino | TV | DVD | Wer mit wem? | Newcomer | Tot! | Gewinnspiele | M

Matthias Steiner mit 45kg weniger: Traumjob Moderator

g+1 | 4

...gte sich vor zwei Wochen mit seiner Frau Inge (43) zur ...zig und war dabei nicht wiederzuerkennen. Der ...ackt und hat große Pläne.

FOCUS ONLINE

Startseite | Politik | Finanzen | Wissen | Gesundheit | Kultur | Panorama | Sport | Digi

Das Geheimnis des Olympia-Helden
Ex-Gewichtheber Matthias Steiner verrät: So habe ich 32 Kilo abgespeckt

Samstag, 12.04.2014, 09:13 von FOCUS-Online-Autorin Lisa de Ruiter

Gefällt mir | Teilen | 1.6k | Twittern | g+1 | X | Pin it | ★★★★☆ | 11 | Fehler melden

T Online — Websuche mit Google — Such

Von wegen Schwergewicht!
Kaum wiederzuerkennen: Ex-Schwergewichtler Matthias Steiner hat 45 Kilo abgespeckt

26.10.2014, 15:42 Uhr | Nibo

Purestars

NEWS | TV | ROYALS | KINO | MODE | MUSIK | RETRO | VIPS

Matthias Steiner: Rank und schlank - Ex-Gewichtheber hat 45 Kilo abgenommen

EXPRESS.DE | Abo-Center | Newsletter | Mobil | RSS | Nachr
HOME | NEWS | SPORT | KÖLN | DÜSS

STÄRKSTER MANN JETZT DÜNN
Matthias Steiner speckte 45 Kilo ab

Von UWE BÖDEKER

News Mo. 10.August Wien 30°C

Panorama | Leute | Sport | Politik | Wirtschaft | Kultur

MATTHIAS STEINER
Der halbierte Herkules

Ehe ihn das Leben in die Knie zwang, war er der stärkste Mann der W

MEHR ZUM THEMA

MATTHIAS STEINER
Karriere ist vorbei
"Die Zeit ist reif dafür." Der Olympiasieger von Peking 2008 hört auf.

Er tanzt Sa...
Primetime...
spielerisch...
erschlan...
endgültig...

Rückblick:
dem Mute...
auf, errin...
seiner Stin...
präsentier...
auf der ga...

Die ganz...
Zeitschrif...

BUNTE | HOROSKOP WIE WIRD IHR TAG? | GEWINNSPIELE | REISEWELT | SHOP | ABO

STARS | ROYALS | PANORAMA | MODE & STIL | BEAUTY | LIFESTYLE | VIDEOS | SUCHE

MATTHIAS STEINER
30 KILO ABGENOMMEN!

...g abgespeckt. 30,5 Kilo sind inzwischen gepurzelt, wie er BUNTE.de verriet. Der frühere ...ewichtheben ist mit schlanker Silhouette kaum ...rtzuerkennen!

Twittern | 0 | Pin it

worlds of food gemeinsam genießen | Kontakt Mediadaten Partner Part

Home | News | Kochen & Rezepte | Diät & Abnehmen | Gesundes &

Interview mit Matthias Steiner – Ich kann auch mal Stränge schlagen

Derk Hoberg | Ratgeber Gesundheit

JOE24-REISEN | IMMOBILIEN | JOBS | TICKETS | AUTOSHOP | MEINAUTO24 | LOVE.AT
OE24 | ÖSTERREICH.AT | GESUND24 | BUZZ.AT | MADONNA | WIRKOCHE
Society | 25°C Klagenfurt | NEWS | MONEY | SPORT | LEUTE | UNTERHALTUNG | DIGITAL

24. Oktober 2014 21:41

Bild | 1. MONAT FÜR 0,99 € | STIMMUNG | WETTER 33°C DRESDEN

GEWICHTHEBER MATTHIAS STEINER NAHM 32 KILO AB
Olympia-Held verrät sein Speck-weg-Geheimnis

Foto: @alle Bilder

Mit 19 Jahren wurde bei Olympiasieger Matthias Steiner Diabetes Typ 1 diagnostizie... als Leistungssportler damit umging, worauf er als Gewichtheber achten musste und ... Kalorien er im Training zu sich genommen hat, verrät der kürzlich zurückgetretene ... Gewichtheber im Interview.

Olympiasieger Steiner 45 Kilo leichter

Posten Sie (0) | Leute | International

Start Download
File size: 487KB. OS: MacOSX. Rating: 5.0 Stars - ZipDevil

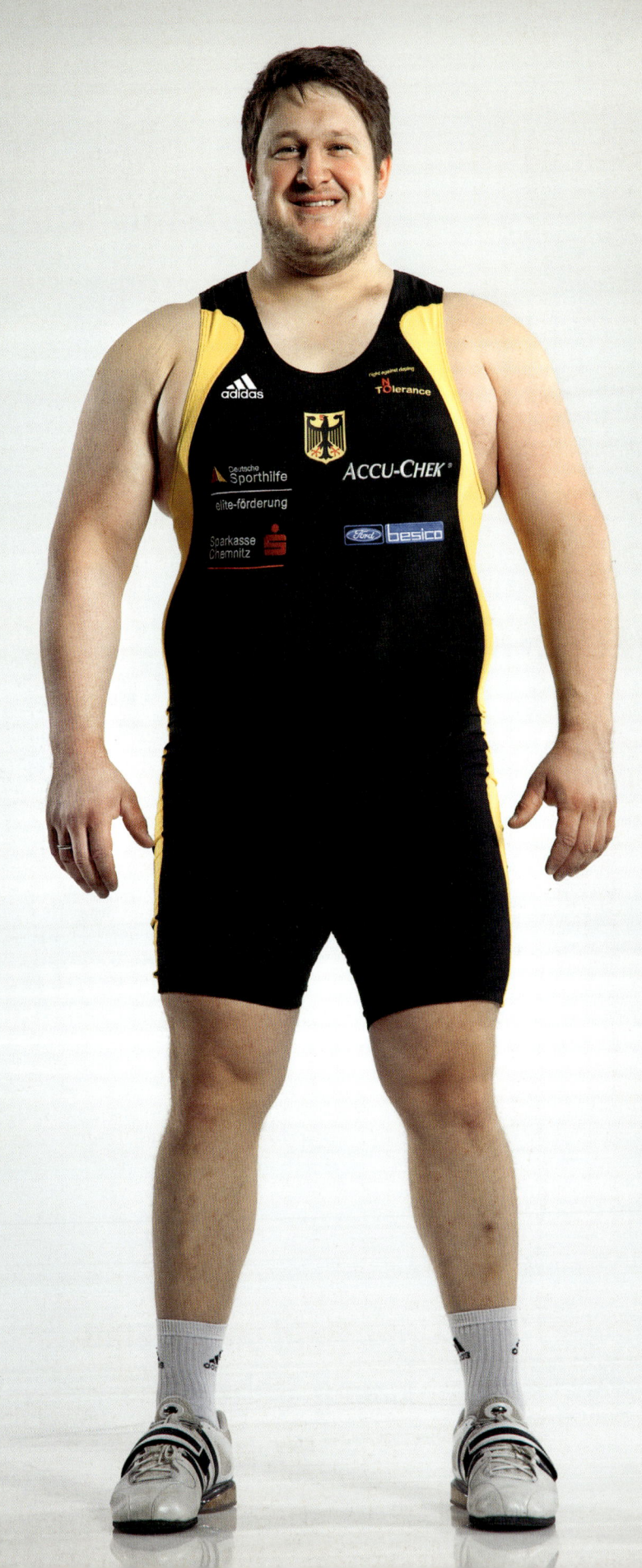

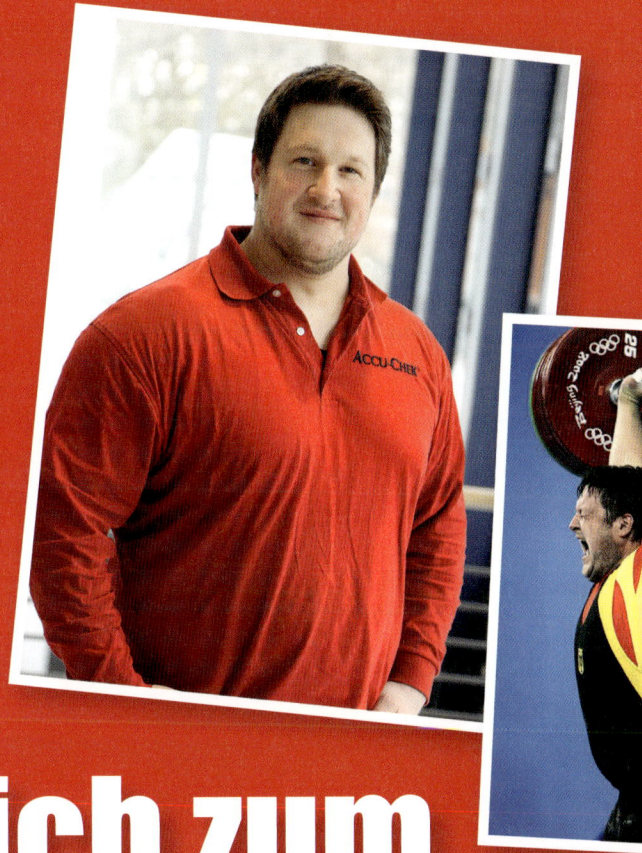

Kapitel 1

Wie ich zum 150-Kilo-Koloss wurde

Wie es sich anfühlt, wenn man mit zu viel Masse unterwegs ist

Zu meinen besten Zeiten wog ich 150 Kilogramm – bei einer Körpergröße von 183 Zentimetern. Zwar war viel davon Muskelmasse, trotzdem war es kein Spaß, diese Last mit mir herumzuschleppen, auch als Leistungssportler nicht. Du schwitzt ständig. Schon bei der kleinsten Anstrengung wird dein Kopf hochrot. Dir fließt der kalte Schweiß von der Stirn, deine Hemden sind ständig klamm, vor allem im Rücken- und Brustbereich. Du brauchst ein Stofftaschentuch als ständigen Begleiter … Du bist nicht mehr so beweglich, das Einsteigen ins Auto fällt schwerer und das Aussteigen noch viel mehr. Du atmest wie eine Dampflokomotive – auch nachts.

Bei mir kam noch hinzu, dass meine Muskulatur auf Schnellkraft und nicht auf Ausdauer trainiert war. Gemütlich spazieren gehen konnte ich ja noch, aber sobald ich etwas zügiger unterwegs war, machte meine Muskulatur „dicht", und es wurde unangenehm.

In Restaurants sind die Stühle oft zu eng oder ächzen so unter deiner Last, dass du Angst haben musst, es bricht gleich alles zusammen. Mit dem Flugzeug fliegen ist eine Katastrophe, weil du dich fühlst wie eine Sardine in der Büchse.

Klamotten kaufen – ein Albtraum! Meist gibt es nur in größeren Städten Läden mit Mode für große Größen, und was dort angeboten wird, gehört eher in die Outdoor-Abteilung eines Sportgeschäfts: Zelte. Und ehrlich gesagt ist es selbst in solchen Spezialgeschäften keine Freude, nach XXXL (jawohl, drei XL!) oder Größe 64/66 zu fragen. Das tragen auch hier nur die wenigsten, und so konnte ich froh sein, wenn ich auf Anhieb eine einigermaßen vernünftig sitzende Hose und einen einigermaßen ansehnlichen Pulli fand. Über den Preis für das bisschen mehr Stoff wollen wir lieber gar nicht reden!

Bei meiner Figur kam noch erschwerend hinzu, dass meine Oberschenkel- und die Gesäßmuskulatur sagen wir mal „stark ausgeprägt" war: Oberschenkelumfang 86 Zentimeter – das sind fast beide Oberschenkel meiner Frau zusammengenommen. Deshalb musste ich Hosen kaufen, die vom Knie abwärts viel zu weit und zu lang waren.

Meine Oberarme und meine Nackenmuskulatur waren ebenfalls gut trainiert, daher waren die Oberteile, die mir dort obenherum passten, meist im Brust- und Bauchbereich zu weit und hingen sackartig herunter. So wirkte ich häufig wie ein zusammengestauchtes Michelin-Männchen. In der Folge musste ich deshalb meist auch noch eine Änderungsschneiderei aufsuchen.

Um es auf den Punkt zu bringen: Mode für Dicke ist häufig altbacken und kostet meist doppelt so viel wie Mode in handelsüblichen Größen, und du fühlst dich

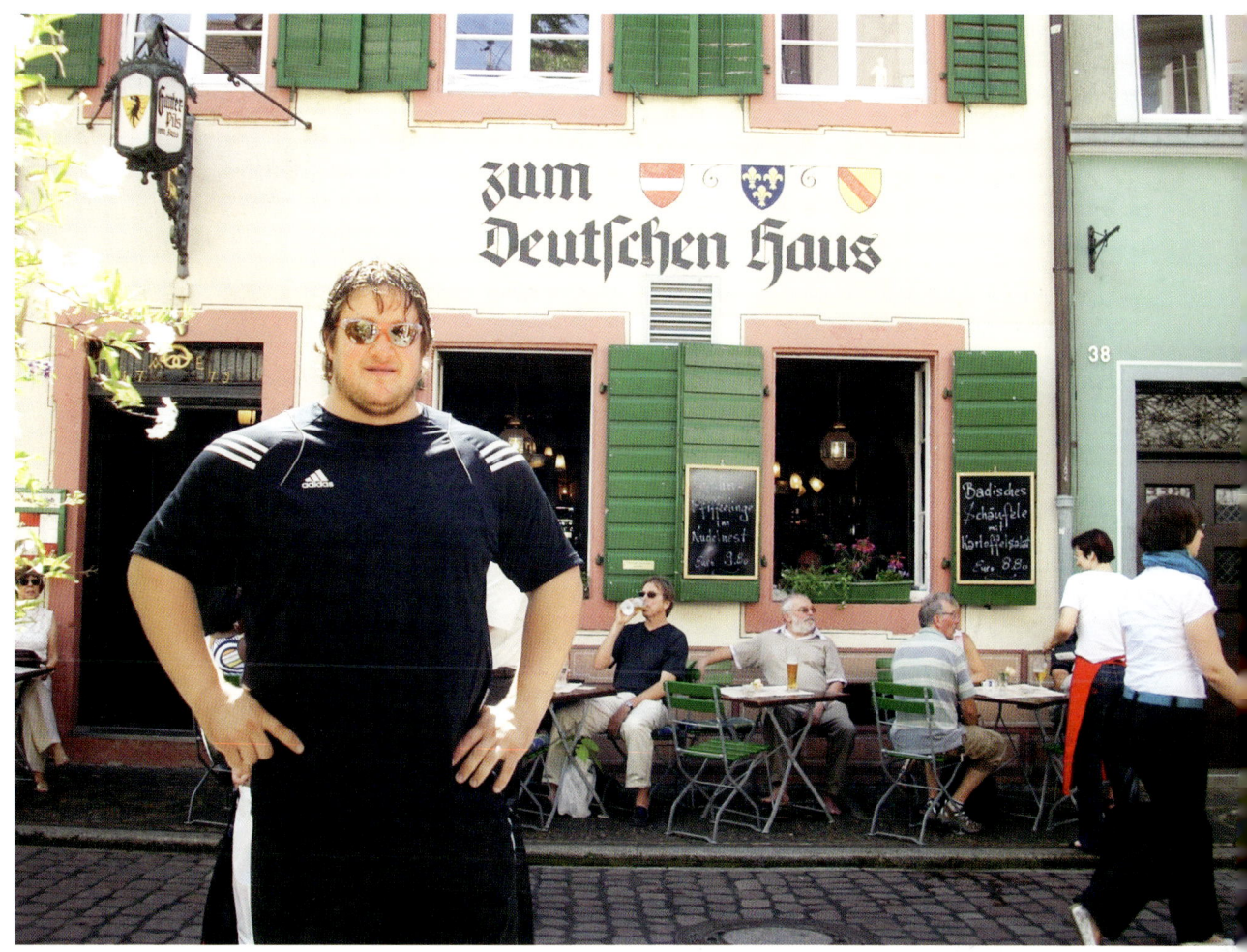

Nicht nur bei Olympischen Spielen zu finden: das „Deutsche Haus", wie hier in Freiburg. Hauptsache, es gab was zu essen ...

darin wie eine Wurst in der Pelle. Was für ein Genuss ist es heute, dass ich einfach in jedes x-beliebige Geschäft laufen und wieder alles kaufen kann, was mein Herz begehrt. Inzwischen trage ich Kleidergröße M!!! (Ab und zu, wenn ein Teil enger geschnitten ist, auch noch L.)

Ja, ich weiß, wie es sich anfühlt, mit zu viel Masse unterwegs zu sein. Und das, obwohl ich austrainiert war, das heißt,

8–10 Mal die Woche trainiert und bis zu 100 Tonnen Eisen in der Woche bewegt habe. Ich war stark, sehr stark sogar, aber so richtig wohlgefühlt in meinem Körper habe ich mich nicht. Auch wenn ich mir das selbst eingeredet habe. An dieser Stelle wage ich aufgrund meiner Erfahrungen zu behaupten, dass sich die wenigsten stark Übergewichtigen in ihrer Haut wohlfühlen.

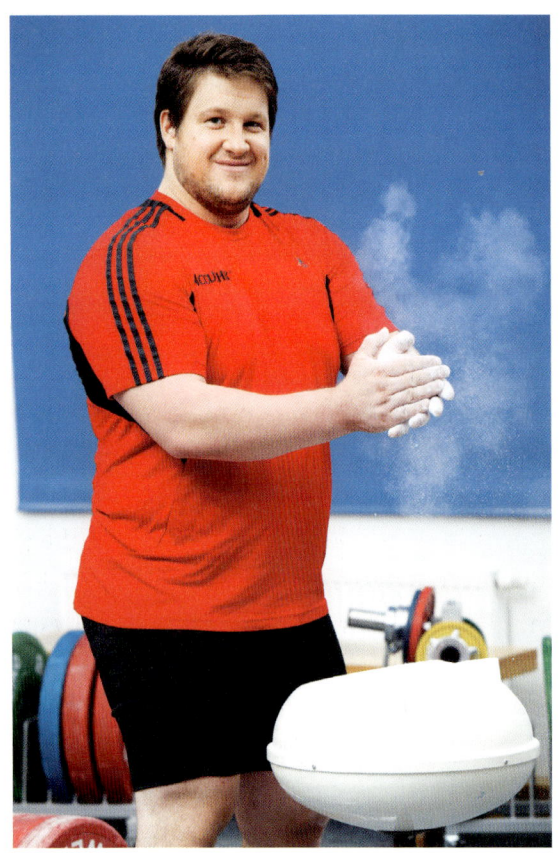

Mein Ziel: Nicht der schönste, sondern der stärkste Mann der Welt zu werden!

In meinem Fall war die Gewichtszunahme Mittel zum Zweck: Schließlich wollte ich nicht der „schönste Mann der Welt", sondern der „stärkste Mann der Welt" werden! Also war es für mich ein notwendiges Übel. Eine Entscheidung, die mir damals nicht leichtfiel, die aber unausweichlich war auf meinem Weg zu Olympischem Gold.

Bei den Olympischen Spielen in Athen 2004 startete ich noch im Schwergewicht, das heißt, in der Gewichtsklasse bis 105 Kilo. Damals noch für Österreich. Deutscher wurde ich erst im Januar 2008, gerade noch rechtzeitig für Peking … „Gewichtsklasse bis 105 Kilo" heißt, in dieser Klasse ist jedes Körpergewicht von 94,1 Kilo bis 105,0 Kilo erlaubt. Im Training hatte ich um die 110 Kilo Körpergewicht, bei noch gerade einmal 10 Prozent Körperfettanteil, was so gut wie nichts ist, und zum Wettkampf hin musste ich mich immer auf knapp unter 105 Kilo runterhungern.

Wer schon mal gehungert hat, weiß, dass das nicht gerade leistungsfördernd ist. Man fühlt sich körperlich schlapp, ist müde, den Muskeln fehlen die Elektrolyte, was sich in Form von Krämpfen bemerkbar macht, und dann soll man auch noch Höchstleistungen abrufen. Dieses Runterhungern fiel mir im Lauf der Jahre immer schwerer. Bereits Tage vor dem Wettkampf und am Wettkampftag selbst habe ich gehungert und bin zusätzlich noch in die Sauna gegangen, um Wasser zu verlieren. In Athen sogar bei einer Außentemperatur von 40 Grad Celsius … Mit meinem ausgehungerten und dehydrierten Körper bin ich dann zur Abwaage, die zwei Stunden vor dem Wettkampf mit geeichten Waagen erfolgte. Die Waage zeigte die erforderlichen „bis 105 Kilo" an. Bingo, der Wettkampf war gerettet! Jetzt hieß es, dem Körper schnell Energie zuzuführen. Also aß und trank ich so viel ich konnte, am besten noch Kohlenhydrate in Form von Nudeln, um schnell Energie zur Verfügung zu haben – aber das funktionierte leider nicht immer. Mein Magen hatte sich der geringeren Nahrungsaufnahme in den Wochen davor angepasst. In Athen kam alles schneller wieder heraus, als ich es unten hatte, und zudem konnte ich nicht dieselbe Leistung abrufen wie im Training.

Natürlich war ich stolz, einfach nur dabei zu sein. Es waren schließlich Olympische Spiele mit ihrem Motto: „Dabei sein ist alles!" Aber wenn man sich erst einmal qualifiziert hat und schon weit oben mitspielt, dann denkt man doch noch weiter. Mein Ziel damals: Ich wollte unter die besten Zehn der Welt kommen. Mit Platz 7 hatte ich dieses Ziel erreicht. Insofern war der Plan erfüllt. Eigentlich ein Riesenerfolg, weil ich zudem der jüngste Starter in dieser Gewichtsklasse war. Und überhaupt waren nur sieben Athleten der gesamten österreichischen Olympiamannschaft bei diesen Spielen besser platziert als ich. Trotzdem war nach Athen klar, dass es so nicht weitergehen konnte.

Im Training merkten mein Trainer und ich, dass ich noch sehr viel Potenzial für höhere Lasten hatte, weil mein Körper eine

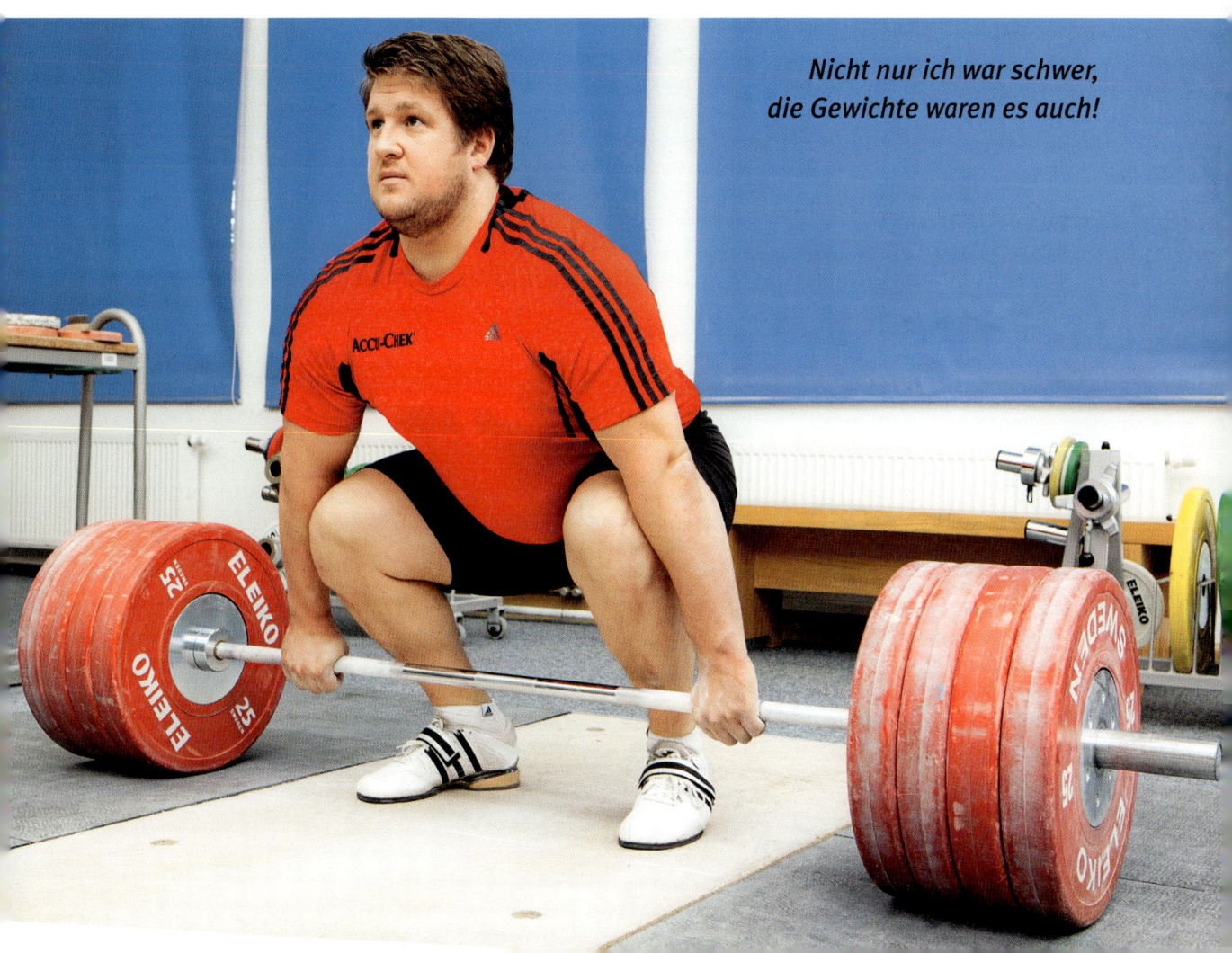

Nicht nur ich war schwer, die Gewichte waren es auch!

gute Kraftentwicklung zeigte und ich von ihm die entsprechende Leistung abrufen konnte. Aber in den Wochen vor dem Wettkampf und am Wettkampftag selbst hatte ich aufgrund der Gewichtsreduktion Federn lassen müssen. Noch mehr hungern ging nicht mehr. Der logische Schluss: Ich musste die Gewichtsklasse ändern.

Und das hieß „+ 105 Kilo", also Superschwergewicht. In dieser Gewichtsklasse starten die „Dicken", die „Superschweren". Mindestens 105,1 Kilo Körpergewicht muss man dazu auf die Waage bringen. Aber um mit den ganz Großen mithalten zu können, sollte man dann schon eher 140 Kilo oder mehr wiegen – die Skala ist nach oben offen ... Denn je mehr Körpermasse du auf die Waage bringst, desto einfacher ist es, die ungeheuren Gewichte, die du stemmen musst, unter Kontrolle zu bringen. Dabei gibt es allerdings eine natürliche Grenze, weil die Beweglichkeit und die Dynamik des Körpers erhalten bleiben sollten.

Nun bin ich eitel, mein durchtrainierter Körper hat mir gefallen. Jeder einzelne Muskel war definiert. Auch wenn es, wie bereits gesagt, beim Gewichtheben nicht darum geht, einen Schönheitswettbewerb zu gewinnen – mein muskulöser Körper war dennoch ein positiver Nebeneffekt. Diesen Vorzeigekörper musste ich nun aufgeben – für meinen großen Traum.

Bis Peking 2008 sollte ich 40 Kilo mehr auf den Rippen haben. Im Prinzip konnte ich essen, was und so viel ich wollte.

Damit ich leistungsfähig blieb, durfte die Gewichtszunahme aber nicht allein durch Essen erreicht werden.

Essen macht müde, denn der Körper ist mit Verdauen beschäftigt. Der Verdauungstrakt ist in dieser Zeit intensiv durchblutet und entzieht dem Muskelgewebe und dem Gehirn Energie, wodurch man träge wird. Hätte ich also ununterbrochen gegessen, wäre mein Körper nur noch am Verdauen gewesen. Insofern nahm ich vor allem auch Kohlenhydrat- und Eiweißshakes zu mir, um zu den jeweiligen Trainingseinheiten mit nicht ganz so vollem Magen antreten zu können.

Insgesamt hat mein Zunehmen drei Jahre gedauert. Bei einem untrainierten Körper wäre dies sicherlich schneller gegangen, doch ich verbrannte beim Training sehr viele Kalorien.

Mein Kalorienbedarf gegenüber einem „normalen" Bedarf

Ein 80 Kilogramm schwerer Mann benötigt pro Tag etwa 2000 bis 2900 Kilokalorien, je nach körperlicher Anstrengung. Eine 60 Kilo schwere Frau etwa 1300 bis 2300 Kilokalorien. Ich musste durchschnittlich 6000 Kilokalorien pro Tag zu mir nehmen – an harten Trainingstagen sogar bis zu 8000!

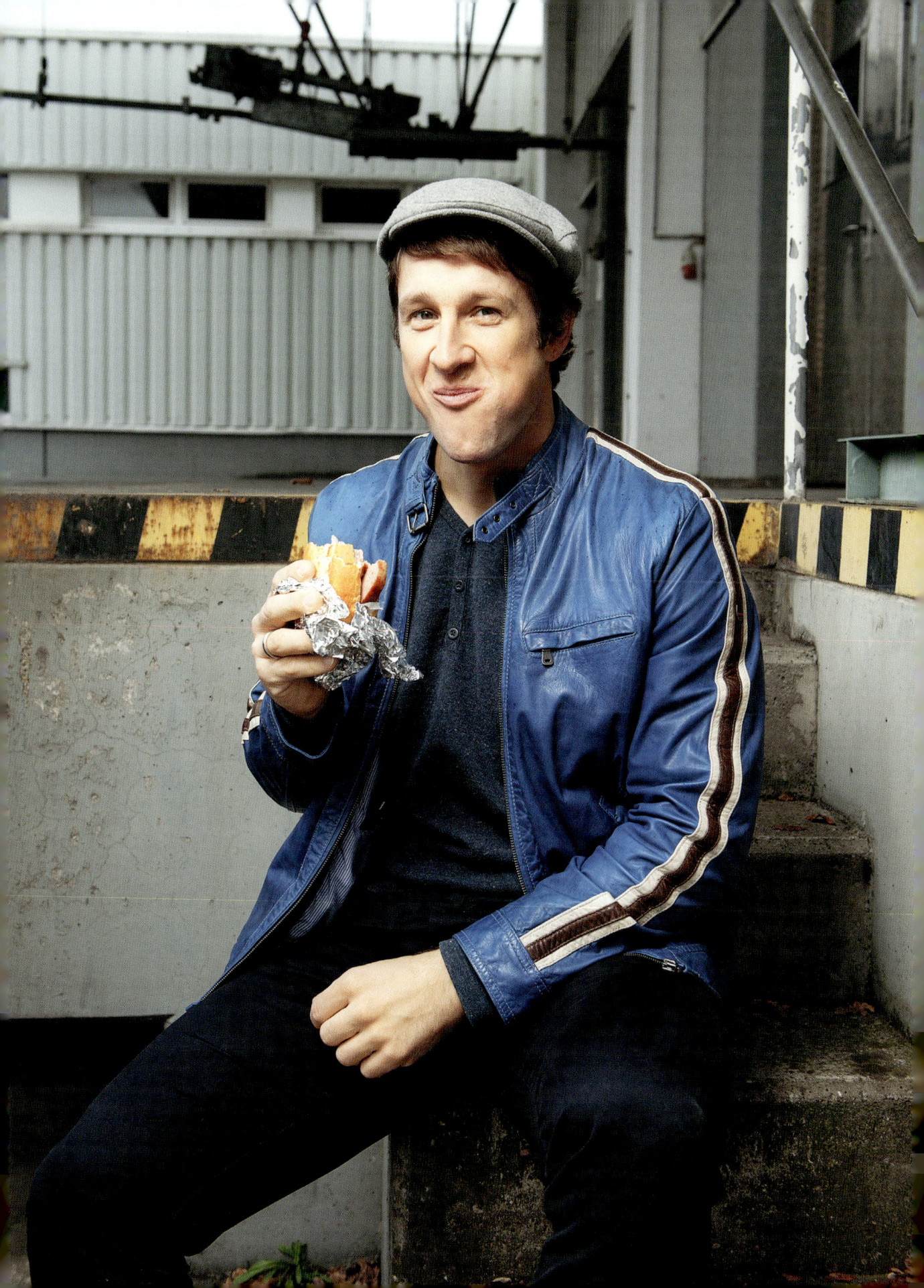

Vorurteil: Gewichtheben hat nichts mit Sport zu tun

Im Lauf der Jahre bemerkte ich, dass viele Menschen eine völlig falsche Vorstellung vom Gewichtheben haben. Vorurteile waren an der Tagesordnung. Zum Beispiel: Gewichtheber, vor allem die „Dicken" im Superschwergewicht, essen viel Fleisch – mindestens ein halbes Rind am Tag –, trinken Unmengen Weißbier und fressen auch sonst alles Mögliche in sich rein, um möglichst dick zu sein, damit sie die Hantelstange problemlos nach oben bringen. „Mit Sport hat Gewichtheben nicht viel zu tun", so oder so ähnlich dachten viele. Wenn ich mit dem Fahrrad unterwegs war, riefen mir Leute hinterher: „Sportlich, sportlich!" Oder: „Kompliment, Herr Steiner, heute sind Sie aber sportlich unterwegs!" Kurzum, nach allgemeiner Ansicht wurden wir Kolosse ausschließlich durch Essen stark.

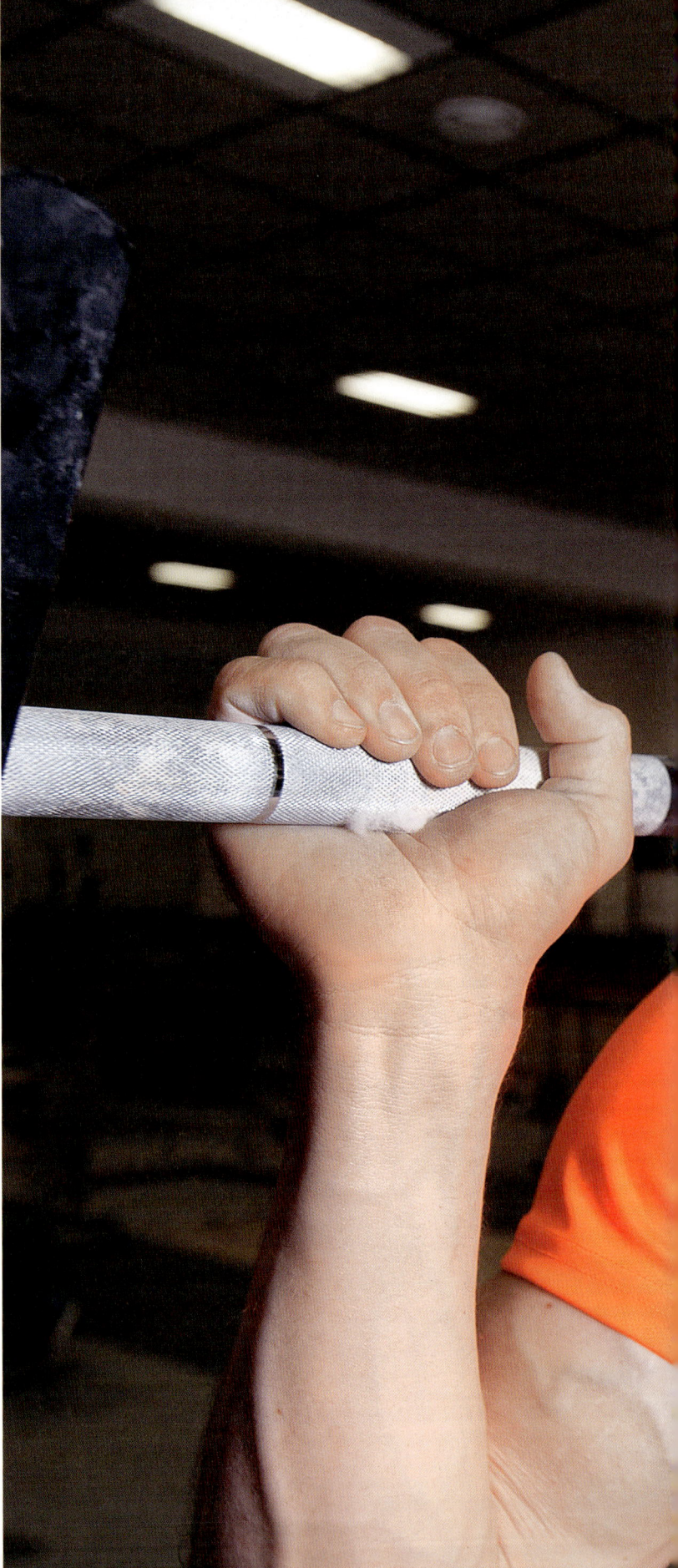

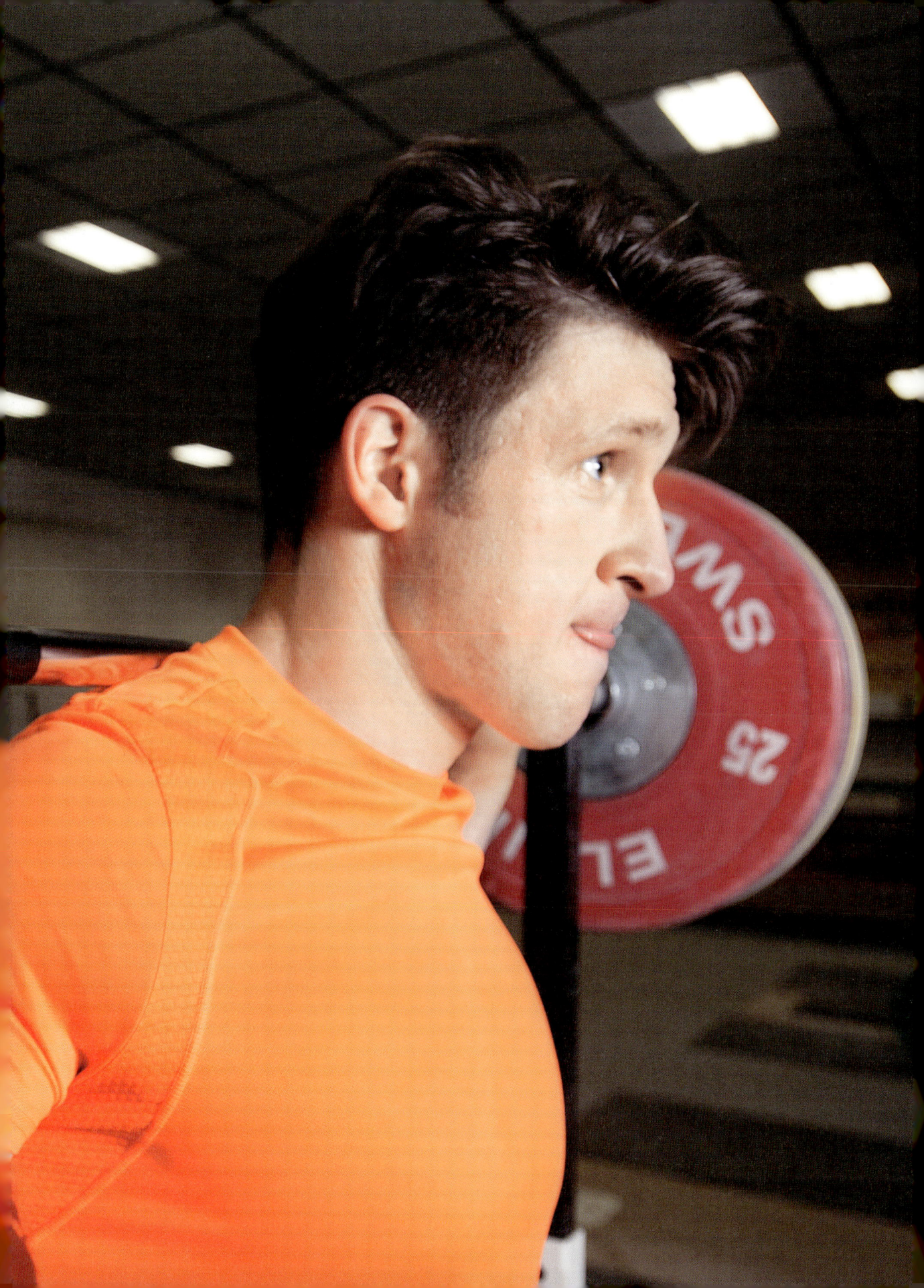

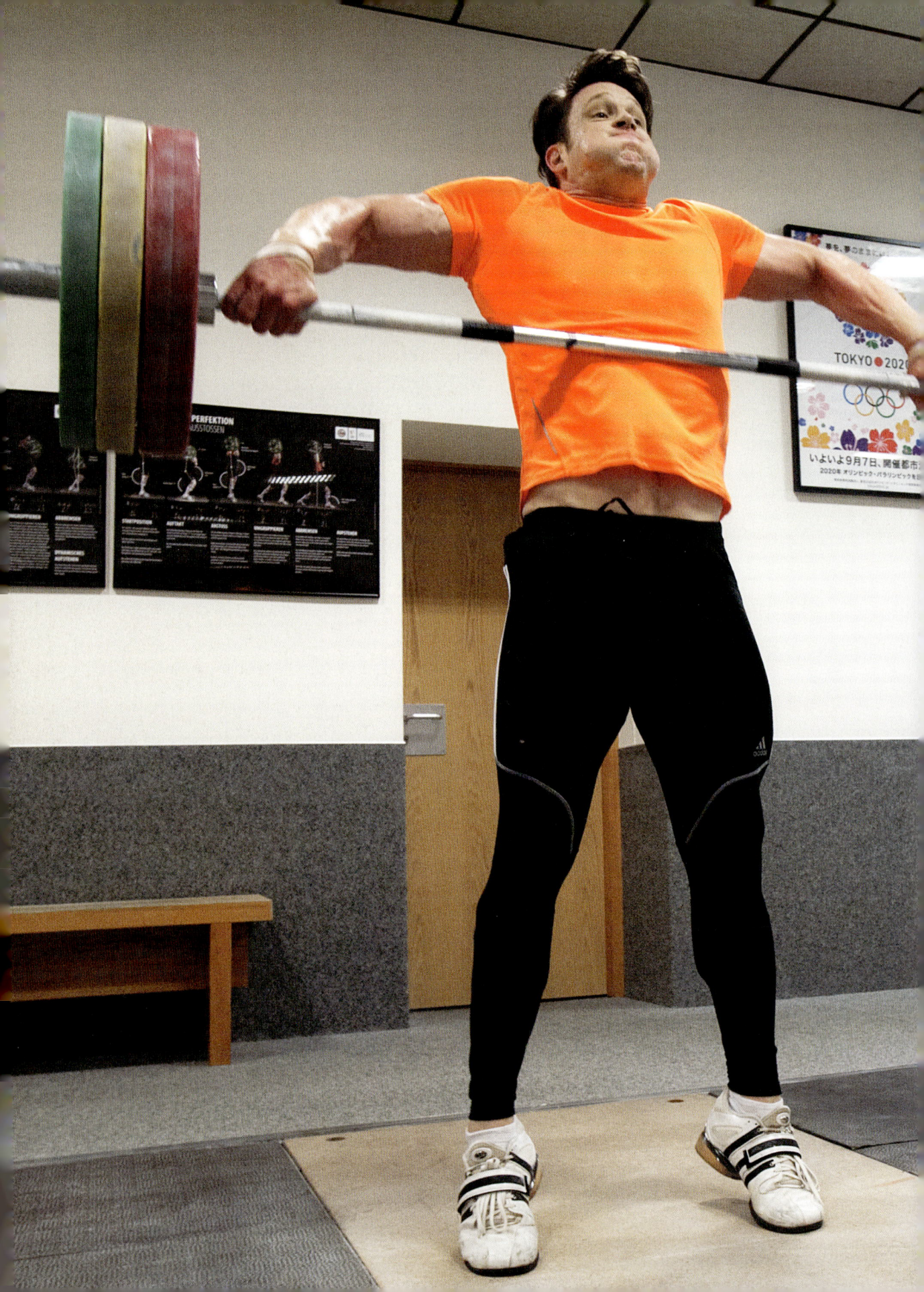

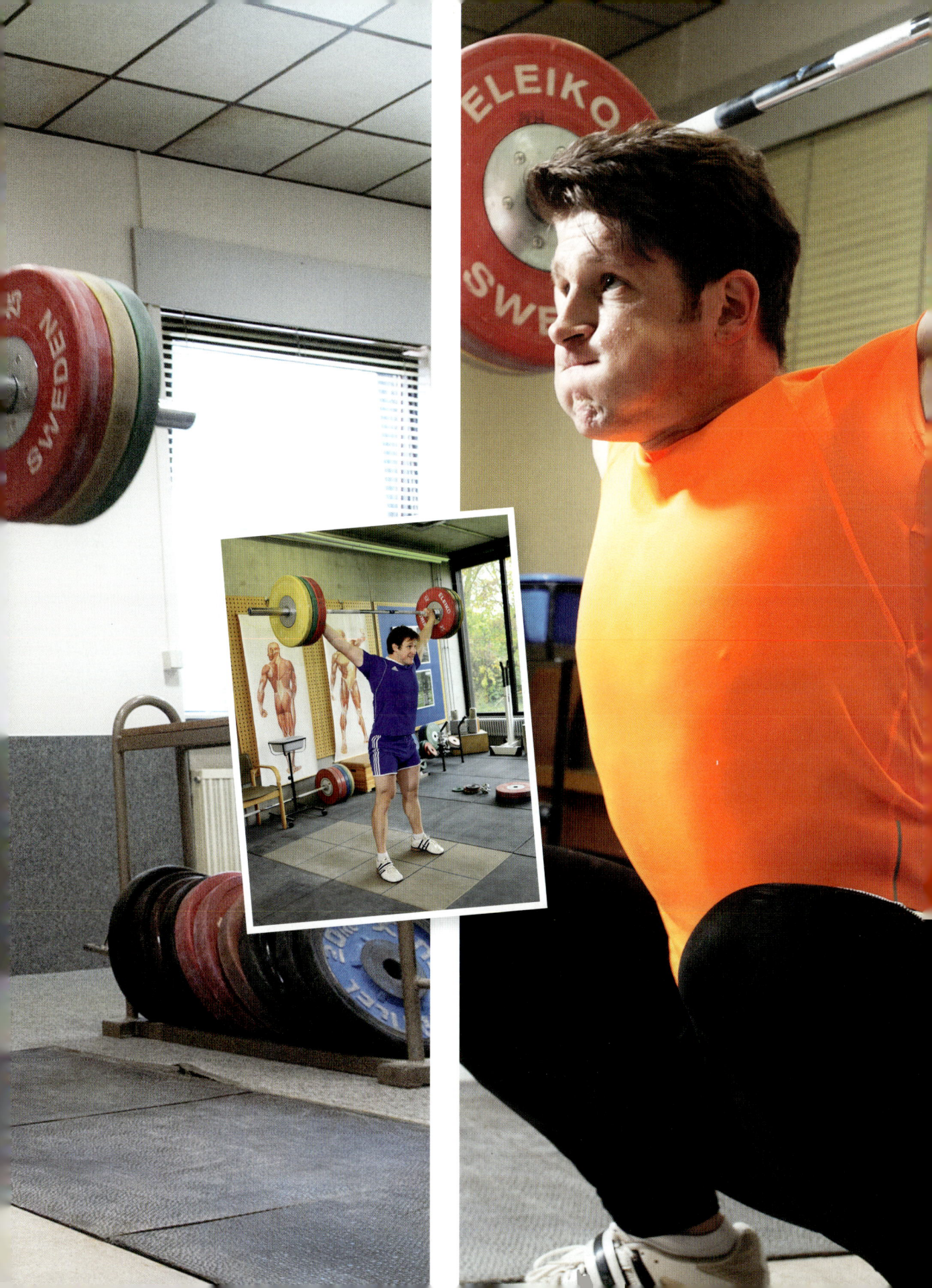

Was ein Luxuskreuzfahrtschiff und ich gemeinsam haben

Gerne möchte ich an dieser Stelle einen kleinen Exkurs über das Gewichtheben im Allgemeinen und im Superschwergewicht im Besonderen einfügen: Natürlich hatte ich mehr Masse als die Mehrheit der Menschen, aber das allein reicht nicht aus, um 258 Kilo zu stoßen und 203 Kilo zu reißen. Dahinter stecken harte Arbeit und jahrelanges Training: Zum Aufwärmen beginnen wir mit Übungen mit der leeren Hantelstange, die 20 Kilo wiegt. Die erste Last beim Aufwärmen hat in der Regel 70 Kilo, und dann wird in 10-Kilo- oder 20-Kilo-Schritten hochgesteigert, bis die Anfangslast des Trainingsplans erreicht ist. Diese Kilos werden in der Statistik nicht mitgerechnet. Erst ab der Anfangslast, die je nach Übung bei 100 bis 200 Kilo liegt, wird gezählt.

Laut Statistik stemmte ich pro Woche zwischen 50 und 100 Tonnen. Das sind, um es einmal bildlich darzustellen, 50 bis 100 Kleinwagen oder 10 bis 20 prächtig gewachsene Afrikanische Elefantenkühe. In meiner gesamten aktiven Laufbahn kamen so gezählte **40.000 Tonnen zusammen: ungefähr das Gewicht eines modernen Kreuzfahrtschiffs.** Oder vier Mal das Gewicht des Eiffelturms in Paris.

Gewichtheben ist eine Sportart, die einem alles abverlangt. Das liegt vor allem daran, dass der ganze Körper arbeiten muss, sobald man die Hantel vom Boden weghebt.

Nicht umsonst steht Gewichtheben bei anderen Sportarten, wie Diskuswerfen, Sprint, Weitsprung, Basketball und vielen anderen, auf dem Trainingsplan. Denn mit kaum einer anderen Sportart werden der ganze Körper und die Schnellkraft so effektiv trainiert.

Leider wird die Technik von vielen unterschätzt, weshalb Gewichtheben im Ruf steht, es sei schlecht für Gelenke und Knochen. Dabei ist genau das Gegenteil der Fall! Da wir kontrollierte Bewegungen ausführen – die richtige Technik vorausgesetzt –, ergeben sich kaum Abnutzungserscheinungen. Fußballer, Handballer, Tennisspieler und Leichtathleten plagen sich mit Knie-, Hüft- und vor allem Sprunggelenksbeschwerden herum, weil sie ihren Körper unkontrolliert abbremsen müssen, einseitige Bewegungen machen oder Körperkontakt mit ihren Gegnern haben.

Ich kann nur für mich sprechen. Nach meinem Unfall bei den Olympischen Sommerspielen in London 2012, wo mir durch einen technischen Fehler (und blinden Ehrgeiz, ich gebe es zu ...) die Hantelstange mit 196 Kilo in den Nacken krachte und über den gesamten Körper rollte, wurde ich von oben bis unten durchgecheckt: MRT, Röntgenbilder, CTG. Die Ärzte konnten nicht glauben, dass ich mir nicht alle Knochen gebrochen hatte. Doch es waren lediglich meine Nackenbänder angerissen, mein Brustbein geprellt und gequetscht und die Muskeln im Bereich der Brustwirbelsäule gezerrt. Sicher hatte ich in London ein Riesenglück – Fakt ist aber auch, dass ein Mensch mit einem weniger trainierten Körper dies nicht überlebt hätte. (Ein Mensch mit einem weniger trainierten Körper hätte das Gewicht vermutlich gar nicht erst vom Boden hochbekommen ...)

Die Untersuchungen ergaben zudem, dass meine Wirbelsäule jungfräulich ist und ich eine besonders hohe Knochendichte habe. Die Qualität meiner Muskulatur ist extrem hoch. Das erklärt auch, warum ich trotz angerissener Nackenbänder keine Halskrause tragen musste: Meine Muskulatur war stark genug, um meinen Kopf zu halten.

Jetzt, wo ich wieder „erschlankt" bin, werde ich sehr häufig gefragt: „Was sagt denn Ihre Frau dazu, dass Sie jetzt so schlank sind? Die muss Sie doch jetzt richtig toll finden." Oder Leute sagen zu mir: „Wow, Sie sehen jetzt richtig sportlich aus!" oder: „Toll, Sie scheinen so fit zu sein wie

noch nie!" Das klingt für mich im Umkehrschluss so: Als Gewichtheber war ich offenbar nicht sportlich und fit, und meine Frau muss wohl dauerbenebelt gewesen sein, als sie Ja gesagt und später zwei wunderbare Kinder mit mir in die Welt gesetzt hat.

So, jetzt habe ich genug über das Gewichtheben erzählt. Bitte sieh mir nach, dass es mir ein Bedürfnis war, hier einmal klarzustellen, dass die Gewichtheber im Superschwergewicht wirklich alles andere sind als umherwandelnde Fleischklopse.

Es gibt aber auch viele Menschen, die sagen: „Sie sehen jetzt zehn Jahre jünger aus!" – und das freut mich. Mit 150 Kilo kann man durchaus alt aussehen, wie ich jetzt beim Betrachten von Bildern aus meiner aktiven Zeit feststellen muss. Dessen war ich mir damals gar nicht bewusst, denn meine Eigenwahrnehmung hatte sich verändert. Als so alt und so dick hatte ich mich während dieser Zeit nie empfunden. Aber darauf komme ich später (ab Seite 77) zu sprechen.

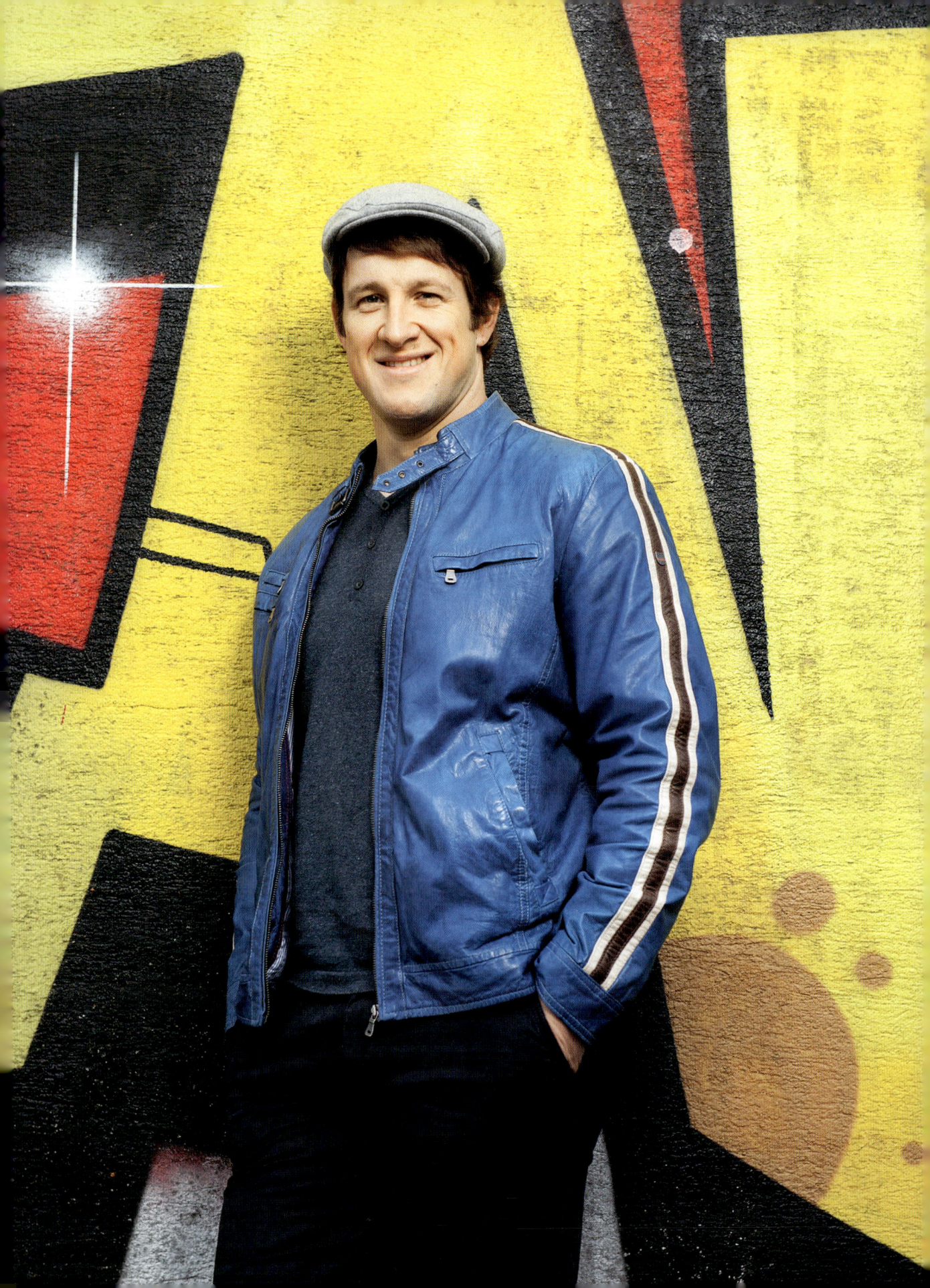

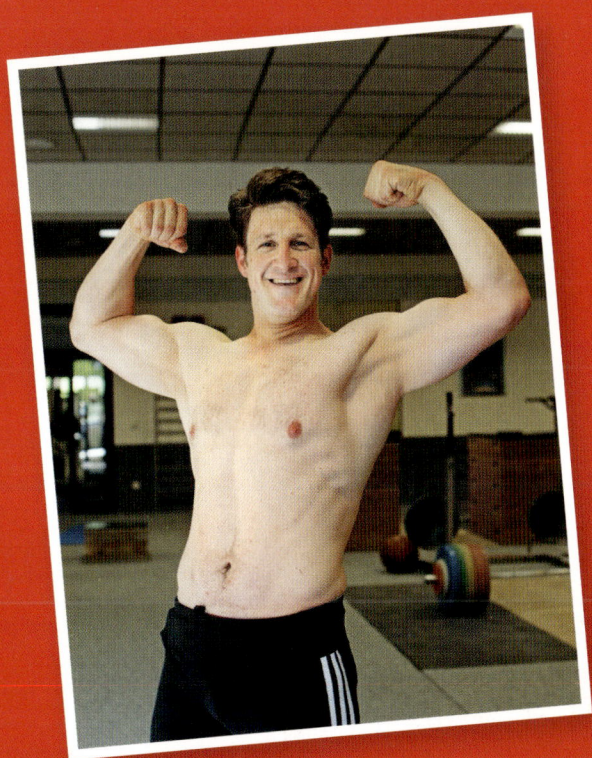

Kapitel 2

Mein Weg zurück zu 105 Kilo

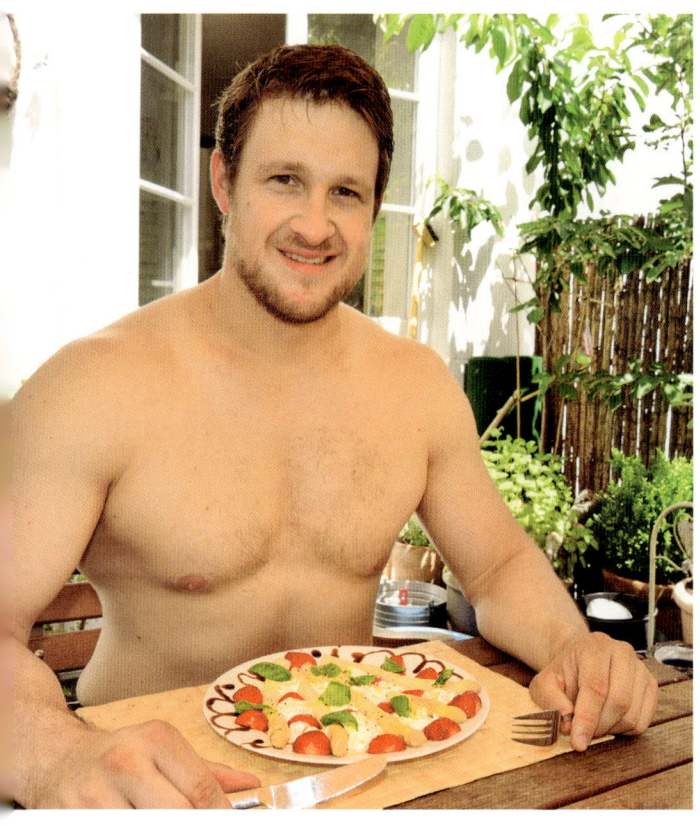

Sieht aus wie Pizza, ist aber Spargel mit Erdbeeren und Mozzarella. Und schmeckt mindestens genauso gut!

Mein Tagesablauf hat sich seit der Beendigung meiner Profisportkarriere komplett gewandelt. In meiner Zeit als aktiver Sportler war er durchgetaktet: 8 Uhr ausgiebiges Frühstück, 9:30 – 12 Uhr Training, ausgiebiges Mittagessen, Mittagsschlaf, um Körper und Geist zu erholen, 15 Uhr Kaffeepause, 16 – 18:30 Uhr Training, 18:30 – 19:30 Uhr Physiotherapie, Sauna und andere Regenerationsmaßnahmen, 20 Uhr ausgiebiges Abendessen, und ab 23 Uhr war Bettruhe angesagt.

Lediglich Mittwoch und Sonntag hatte ich meine freien Tage, aber sie dienten primär der Erholung – also viel schlafen oder auf der Couch faulenzen, nur regenerativ bewegen, gut und viel essen. Häufig waren wir auch mehrere Wochen am Stück im Trainingslager, um dieses „monotone Sportlerleben" noch intensiver gestalten zu können. Wichtig ist ja auch, nach dem „Eisenbiegen" mal etwas anderes zu erleben: zum Beispiel auf Teneriffa ins Meer zu springen oder einen wunderbaren Jamón Serrano, einen spanischen Schinken, zu verzehren.

Die Versuchungen des Alltags

In meinem „neuen" Leben ist jedoch kein Tag wie der andere. Nach wie vor gewöhnungsbedürftig sind für mich die Stunden, die ich jetzt sitzend verbringen muss – sei es vor dem Computer, bei Geschäftsessen oder auf Banketts, Preisverleihungen oder anderen Veranstaltungen. Dafür bin ich einfach nicht geboren. Langes Sitzen ist für mich eine Qual. Meine Mahlzeiten kann ich oft nur unregelmäßig einnehmen. Da ich Termine in ganz Deutschland und Österreich habe, verbringe ich viel Zeit auf Flughäfen, Bahnhöfen, in Zügen, Flugzeugen und im Auto. An ein ausgewogenes Kochen zu Hause ist an diesen Tagen nicht zu denken. Nicht zu vergessen die Dreharbeiten, wo es zwischendurch viel zu essen gibt: Den ganzen Tag über liegen Süßigkeiten, Sandwiches oder belegte Brote für „den kleinen Hunger" griffbereit, sodass man irgendwann doch versucht ist, zuzugreifen. Daneben stehen Softgetränke aller Marken, die einen anlächeln. Für das Mittagessen sind, wenn überhaupt, nur kurze Pausen eingeplant, wo man sein Essen schnell hinunterschlingt. Zu meinen Motivationsvorträgen habe ich meist eine lange Anreise, dann gibt es eine kurze technische Einweisung, und schon geht der Vortrag los – danach drängt dann häufig die Zeit, weil die Fragerunde mit anschließender Autogrammstunde doch wieder etwas länger gedauert hat. Oft wird es hektisch für mich, die Bahn oder den Flieger noch rechtzeitig zu erreichen. Im Prinzip geht

es mir so wie Millionen anderen Arbeitnehmern, die wie ich viel reisen müssen, unregelmäßige Arbeitszeiten haben oder den ganzen Tag am Schreibtisch sitzen müssen. Trotzdem habe ich es geschafft, 45 Kilo abzunehmen!

Natürlich ist es einfacher, wenn ich jeden Tag zu Hause gemütlich kochen kann und mein Kühlschrank nur mit gesunden Sachen gefüllt ist. Das geht aber nicht so oft, wie ich das gern möchte. Die Realität sieht halt anders aus. Also muss ich ganz einfach schauen, wie ich es trotzdem schaffen kann, mich einigermaßen ausgewogen zu ernähren und mehr zu verbrennen, als ich zu mir nehme.

Die kleinen Mahlzeiten zwischendurch summieren sich ...

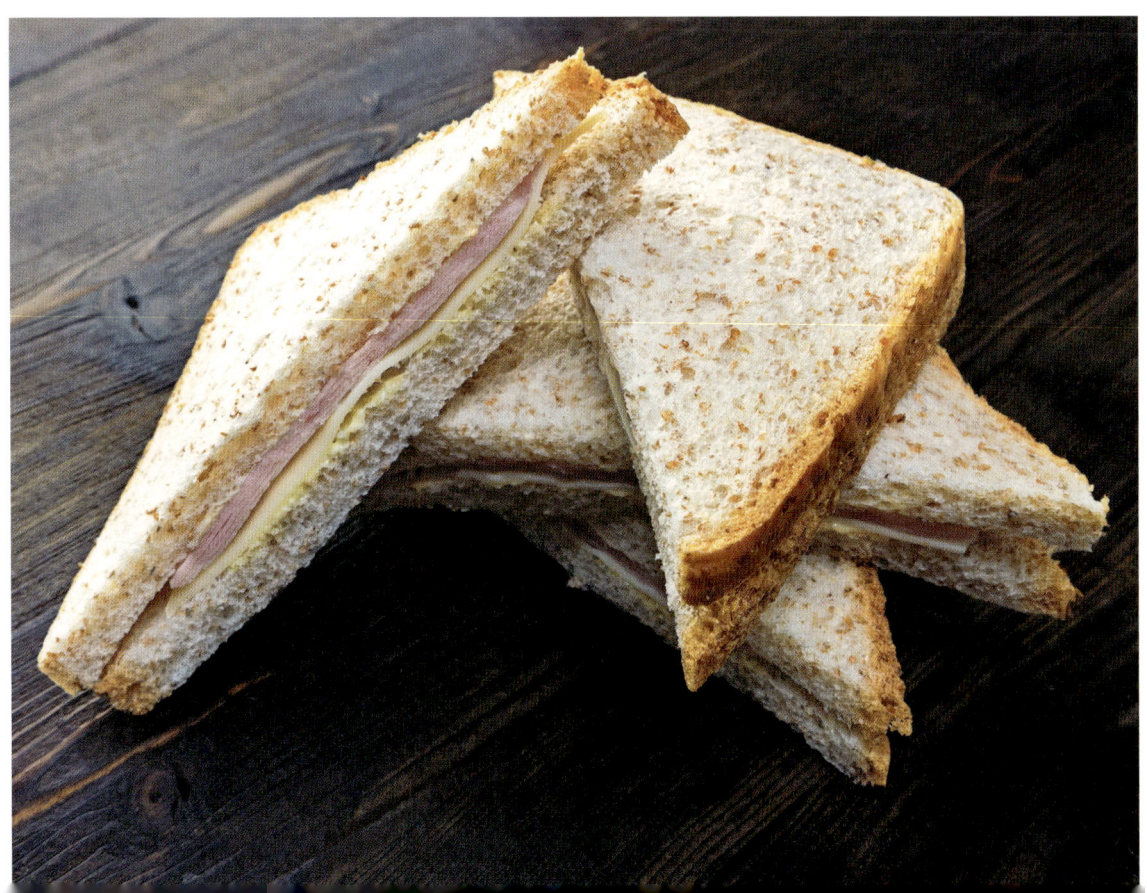

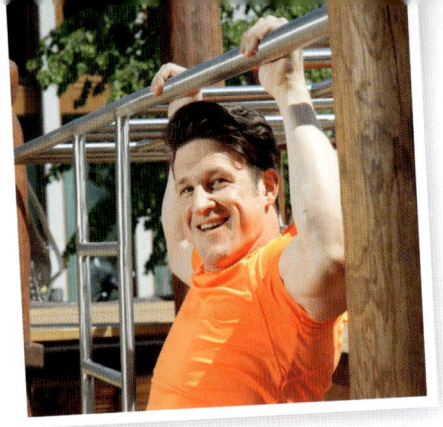

STEINER PRINZIP 1: Verbrenne mehr, als du zu dir nimmst!

Wie gelingt es mir am leichtesten, mehr zu verbrennen, als ich zu mir nehme? Mit Bewegung, wo und wann immer es geht! Sei es Joggen, Schwimmen, Nordic Walking, Tanzen oder was auch immer Spaß macht. Bei mir sind das Krafttraining, Fahrradfahren und (Berg-)Wandern. Tanzen, vor allem Tango, gefiel mir zwar schon immer, aber irgendwie reichte es nur zu einem Tanzkurs in meiner Jugend. Mit meinem holprigen Versuch beim Abschlussball, mich mit meiner Tanzpartnerin harmonisch übers Parkett zu bewegen, endete dieses Kapitel abrupt. Als der Fernsehsender RTL 2015 zum wiederholten Mal anfragte, ob ich denn nicht bei „Let's Dance" mitmachen wolle, sagte ich zu. In den Jahren davor, mit meinen 150 Kilo Körpergewicht, hätte eine Teilnahme an der Tanz-Live-Show für mich keinen Sinn gemacht. Aber jetzt mit 105 Kilo wollte ich mich dieser Herausforderung stellen und diese für mich völlig neue Art der Bewegung näher kennenlernen. Und

es hat sich gelohnt! Ich hätte nie gedacht, dass ich in der Lage wäre, meinen Körper so zu bewegen. Als Gewichtheber ist dein Bewegungsradius in der Hüfte eingeschränkt, zumindest seitwärts, deine Muskulatur ist auf alles andere als aufs Tanzen ausgerichtet. Da wird jeder Hüftschwung, jede Drehung, jede ausgreifende Bewegung zu einer absoluten Grenzerfahrung.

Ich sage immer: „Probieren geht über Studieren!" Wer nichts probiert, kann gar nicht wissen, ob ihm etwas Spaß macht oder nicht. Also, probier einfach verschiedene Sachen aus, wichtig ist, dass es dir Spaß macht!! Nur dann bleibt man an einer Sache dran. Wenn ich zu Hause in Heidelberg bin, plane ich immer eine Stunde am Tag ein, wo ich Sport treiben kann. Bin ich unterwegs, suche ich mir ein Hotel, das entweder einen geeigneten Fitnessraum hat, oder ein Hotel mit einem Fitness-Studio in der Nähe. Dort kaufe ich mir dann einen Tagespass. Ist beides nicht möglich, mache ich Übungen, für die ich keine Geräte benötige (Liegestütz, Klappmesser, Klimmzüge etc.) und gehe danach stramm spazieren. Es gibt immer Möglichkeiten, sich zu bewegen! Egal wo ich bin – ich achte immer darauf, dass ich Ausdauer UND Kraft trainiere. Dieses Intervalltraining hilft enorm beim Abnehmen, denn für die Fettverbrennung sind Muskeln sehr wichtig, vor allem, wenn man den Rest des Tages nur sitzt. Und: Muskeln stützen den Körper im Sitzen.

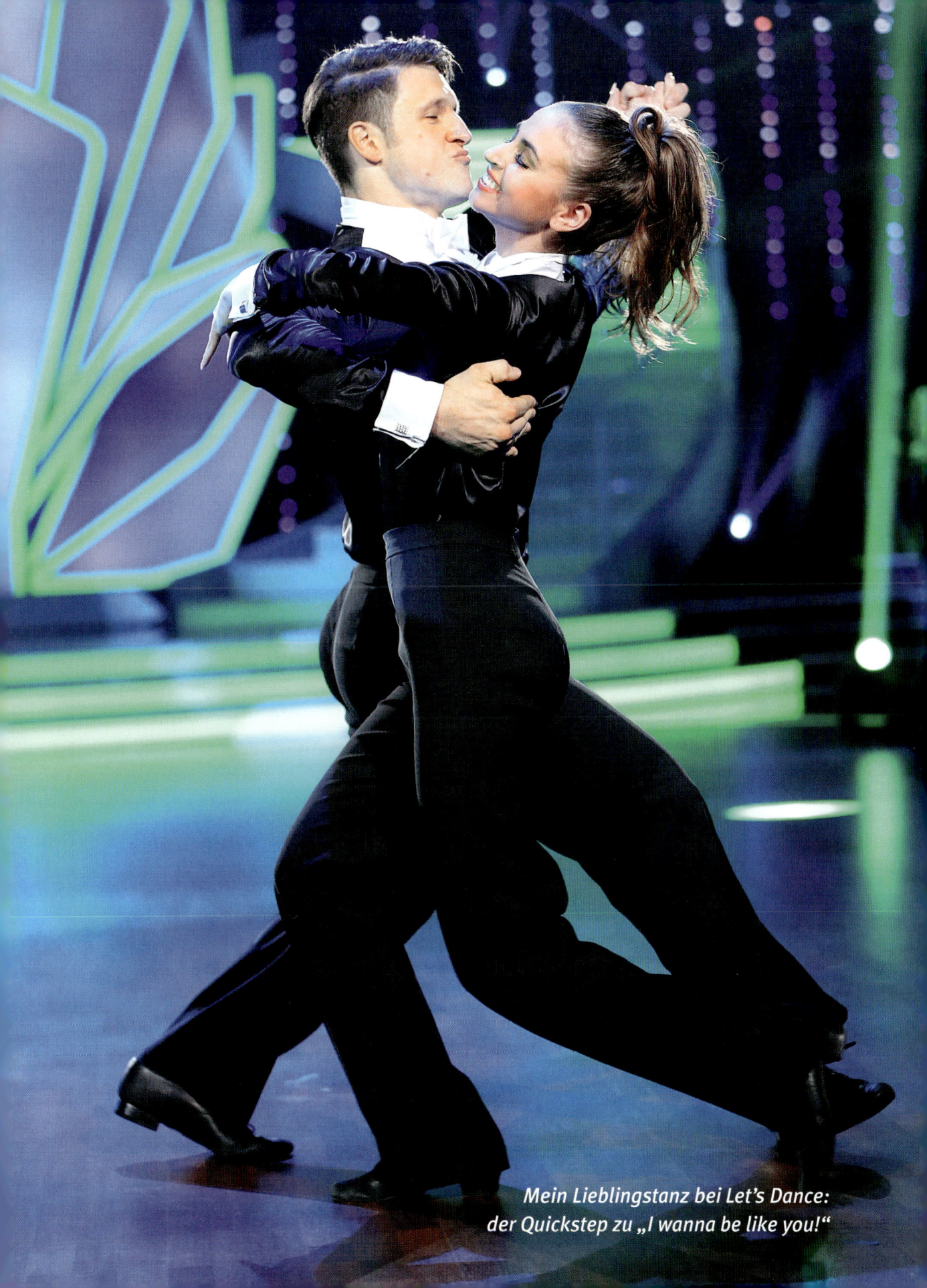

*Mein Lieblingstanz bei Let's Dance:
der Quickstep zu „I wanna be like you!"*

Steiner Prinzip 2: Trainiere Ausdauer UND Kraft!

Für die Ausdauer wandere ich auf unseren Hausberg, den Königstuhl, wenn man bei 567,8 Metern über dem Meeresspiegel überhaupt von einem „Berg" sprechen mag. Immerhin sind es rund 450 teilweise steile Höhenmeter. Berg hin oder her, hier gibt es wunderbare Wanderwege mit einem herrlichen Ausblick auf die Altstadt, die Luft ist klar und frisch, die Vögel zwitschern, hier kann man einfach abschalten und seinem Körper etwas Gutes tun.

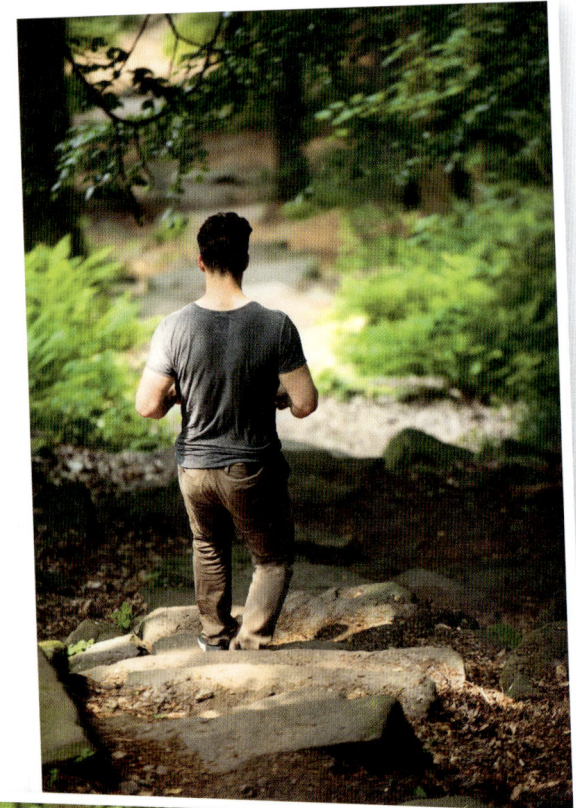

Das Wandern ist des Steiners Lust

Gerne steige ich die sogenannte Himmelsleiter hoch, eine Treppe mit über 1200 Stufen aus grob behauenen ungleichen Sandsteinen, die vom Heidelberger Schloss bis zum Gipfel des Königstuhls führt. Je nach Tempo schon eine kleine Herausforderung ...

Mit den „alten" 150 Kilo Körpergewicht wollte ich das meinen Knochen bewusst noch nicht zumuten. In dieser Zeit habe ich die normalen Wanderwege benutzt, zunächst die etwas flacher verlaufenden, dann die etwas steileren. Aber mit 130 Kilo begann ich ganz behutsam damit, auf der Himmelsleiter meine Ausdauer zu trai-

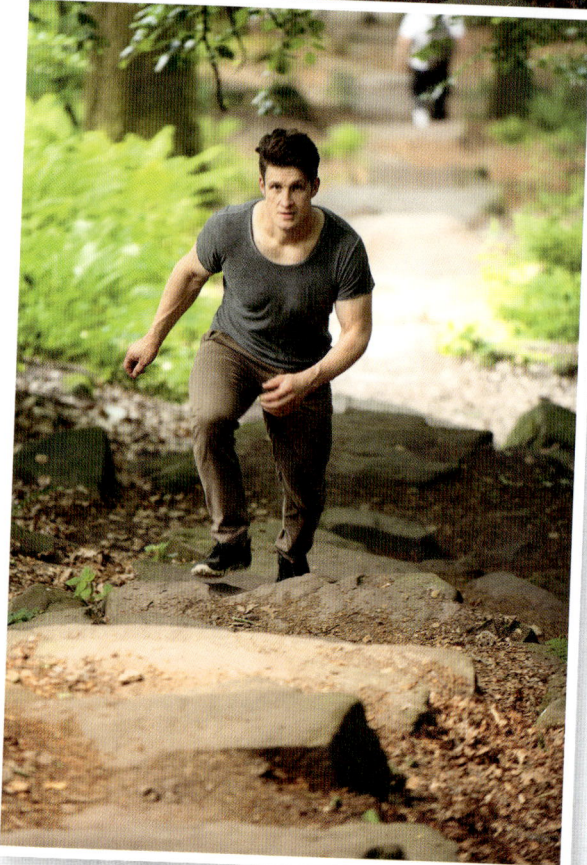

nieren. Am Anfang war es logischerweise noch etwas beschwerlich, ich musste ganz schön schnaufen, bis ich oben ankam, und der Schweiß rann nur so an mir runter, sodass ich anschließend mein T-Shirt auswringen konnte. Aber nach einigen Wochen bezwang ich die Stufen bis zum Gipfel bereits in 31 Minuten. Am nächsten Tag hatte ich dann einen ordentlichen Muskelkater in Oberschenkeln und Po. Aber ich habe mich gut gefühlt, auch im Kopf, weil ich wusste, dass ich etwas geleistet und meinem Körper etwas Gutes getan hatte.

Mit dieser Motivation als „Rückenstärkung" ging es von Woche zu Woche und von Kilo zu Kilo, das ich weniger mit mir rumschleppen musste, immer einfacher und schneller. Heute, mit 105 Kilo, schaffe ich die Himmelsleiter in weniger als 17 Minuten und freue mich jedes Mal wie ein Kind, dass ich danach immer noch fit bin wie ein Turnschuh. Mein T-Shirt allerdings muss ich noch immer auswringen ... Apropos Kind: Ab einem Körpergewicht von 125 Kilo legte ich noch eine Schippe drauf und schnallte mir meinen Sohn Max, damals ein Jahr alt, mitsamt seiner Trage auf den Rücken. Er liebte diese sanft schwingenden Bewegungen und schlief die meiste Zeit selig. So hatten wir alle was davon: Max war an der frischen Luft, Inge, meine Frau, hatte ein Stündchen Pause und ich ein zusätzliches Gewicht, um noch effektiver zu trainieren.

Am Ende waren es gut 11 Kilo „Extragepäck", dann musste ich damit aufhören, weil die Trage ihr Limit erreicht hatte, und auch weil Max inzwischen selber laufen konnte und auch sollte. Ich sage aber ehrlich: Das zusätzliche Gewicht ist nichts für Ungeübte!

Ich brauche diesen Extrakick. Auf Zeit zu laufen motiviert mich ebenso und hilft mir, den Spaß zu behalten. Oder ich gehe mit einem Freund, der vergleichbar fit ist wie ich. Motivation ist das A und O, darauf komme ich auf den Seiten 74 und 99 zu sprechen.

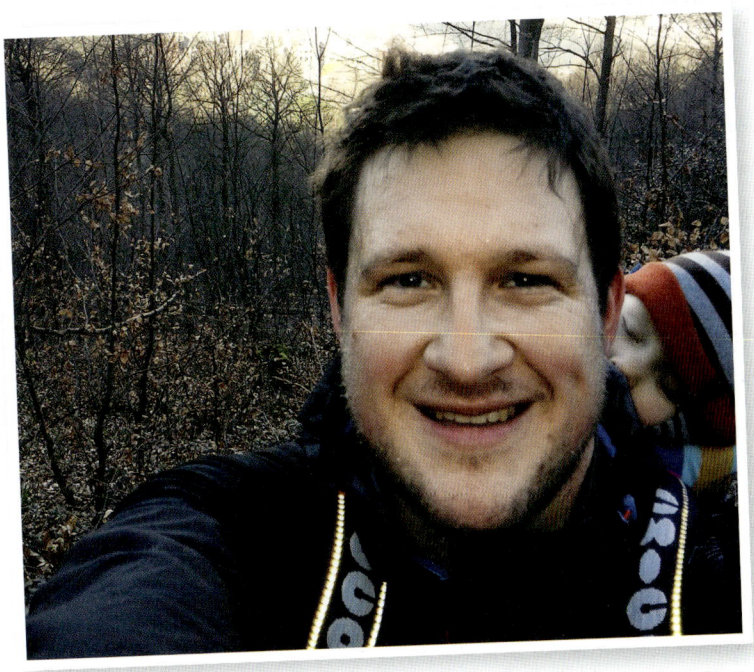

Da sind zwei selig!

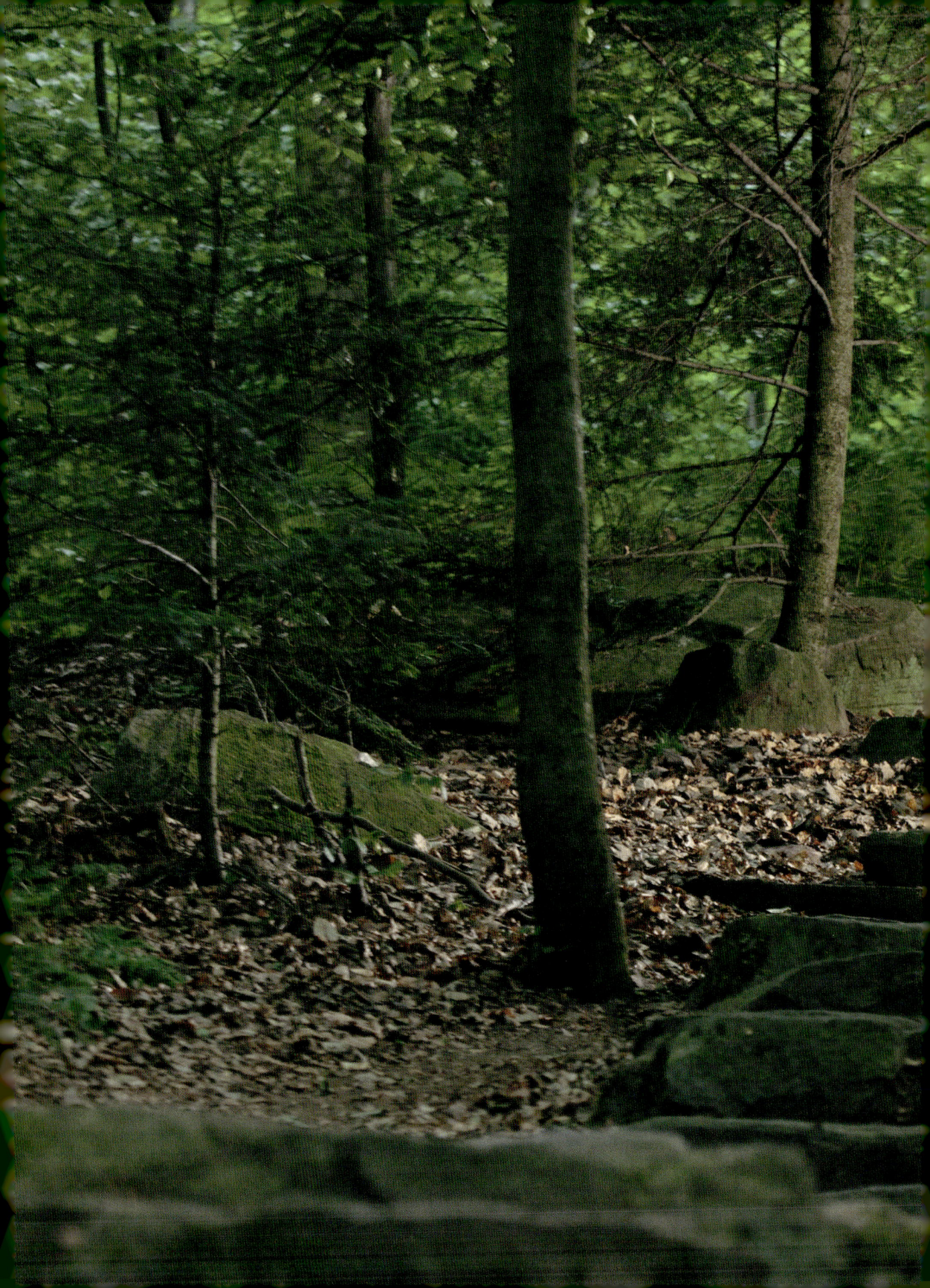

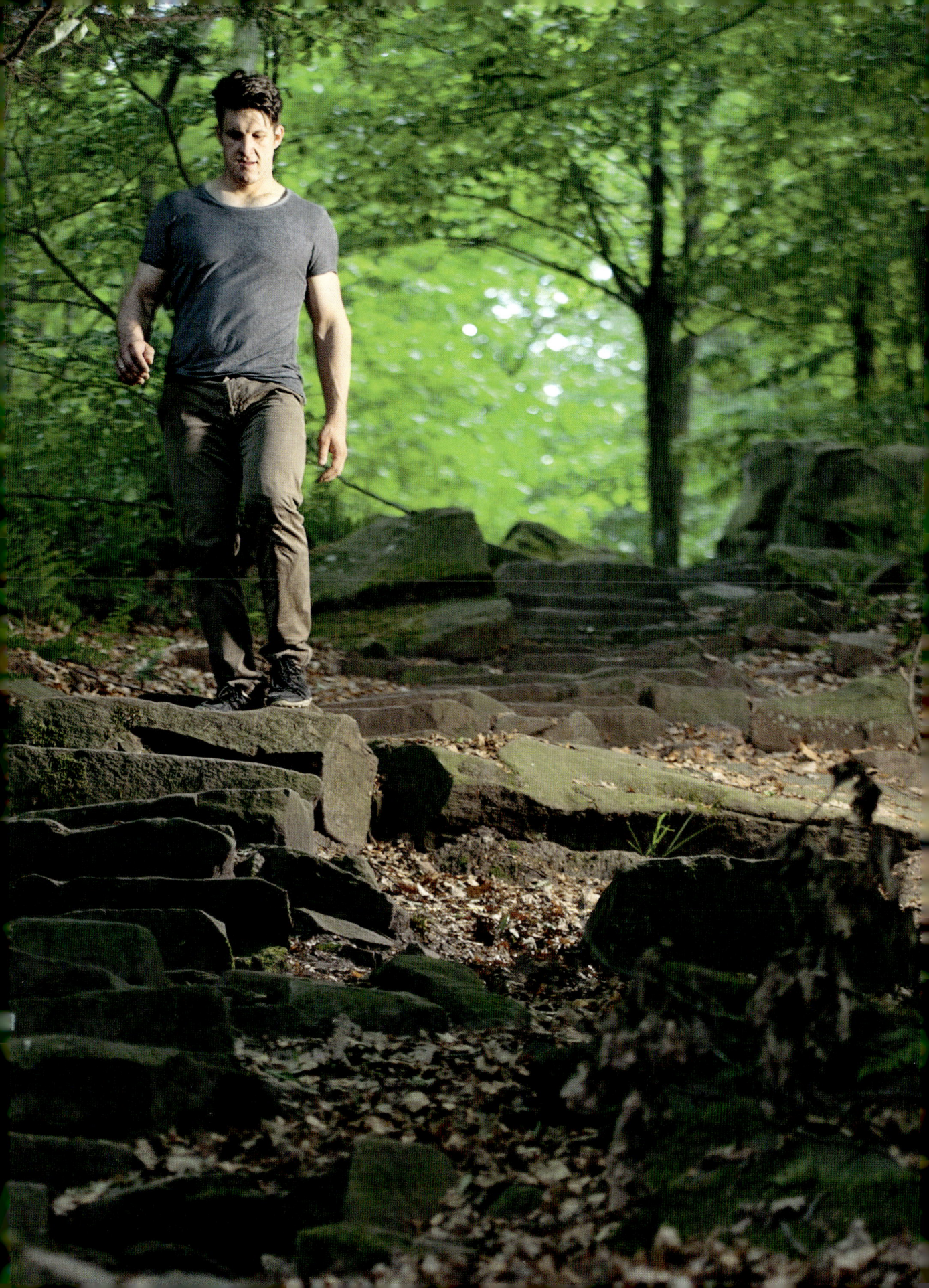

Ja, der Steiner ist mit dem Radl da!

Neben dem Wandern fahre ich für mein Leben gern Rad. Auch mit 150 Kilo ist dies eine gute Möglichkeit, die Ausdauer und die Muskulatur zu trainieren, ohne seine Knochen zu sehr zu belasten. In einem guten Fahrradgeschäft findest du ein passendes Rad mit Stahlrahmen, und auch ein Elektrobike ist sicherlich eine gute Alternative für Einsteiger. Du kannst so lange selber treten, bis du an deine Grenzen kommst, und dann schaltest du zusätzlich den Motor an. Besser so, als gar keine Bewegung! Ein Elektrobike kannst du mieten, um zu testen, ob du damit zurechtkommst. Die Anschaffung ist allerdings nicht gerade günstig: Wenn du ein gutes E-Bike haben möchtest, musst du mit rund 2000 Euro rechnen.

Egal, ob normales Fahrrad oder E-Bike – wenn du eine Stunde lang kräftig in die Pedale trittst, dann weißt du am nächsten Tag, was du gemacht hast. Ich habe mir eine schöne Strecke entlang des Neckars ausgesucht, deren Länge ich langsam gesteigert habe. So kann man Sport und Erholung für die Sinne wunderbar kombinieren.

Außerdem benutze ich in der Stadt fast ausschließlich das Fahrrad. Zum einen fällt das lästige Parkplatzsuchen weg, zum anderen kommen

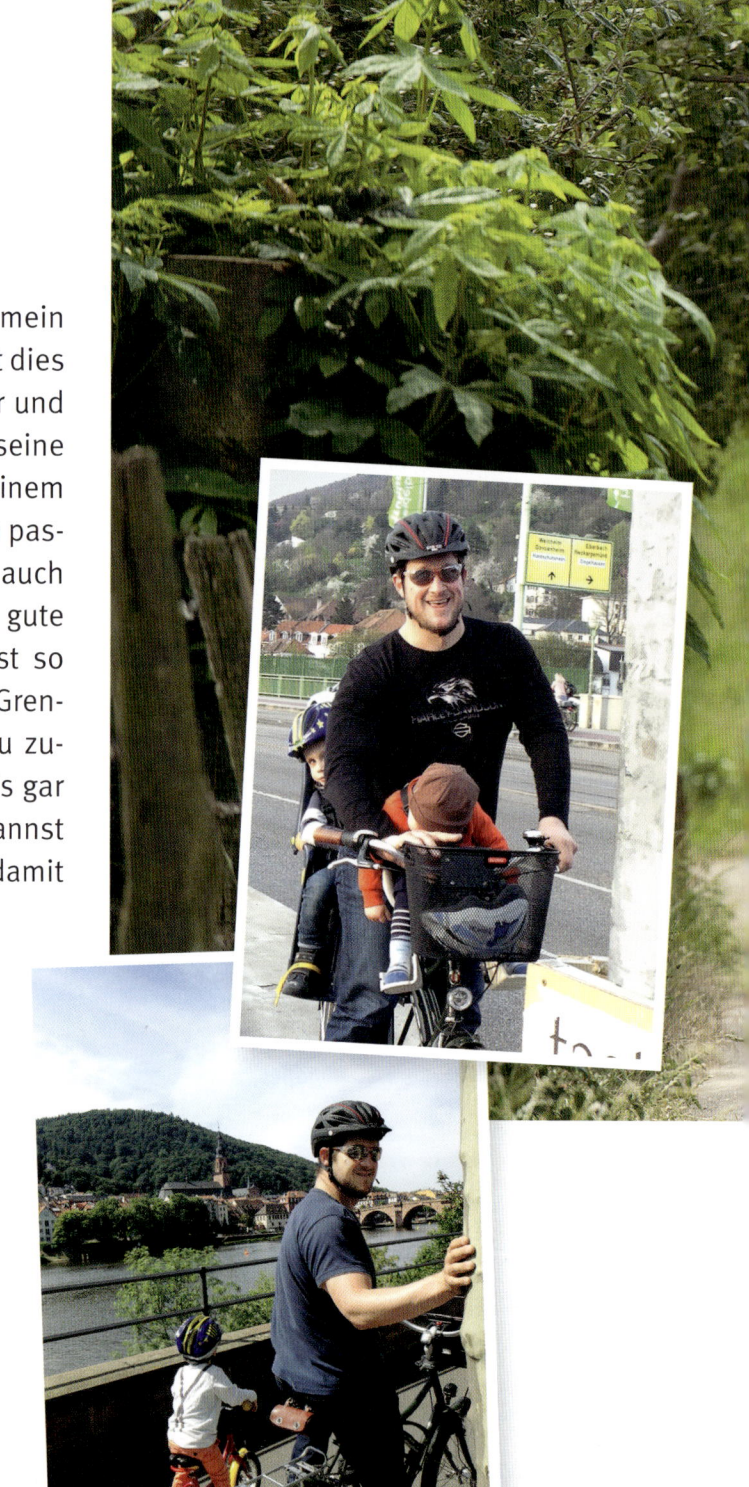

Radtour mit den Kids. So lange, bis der Kleine vorne schläft ...

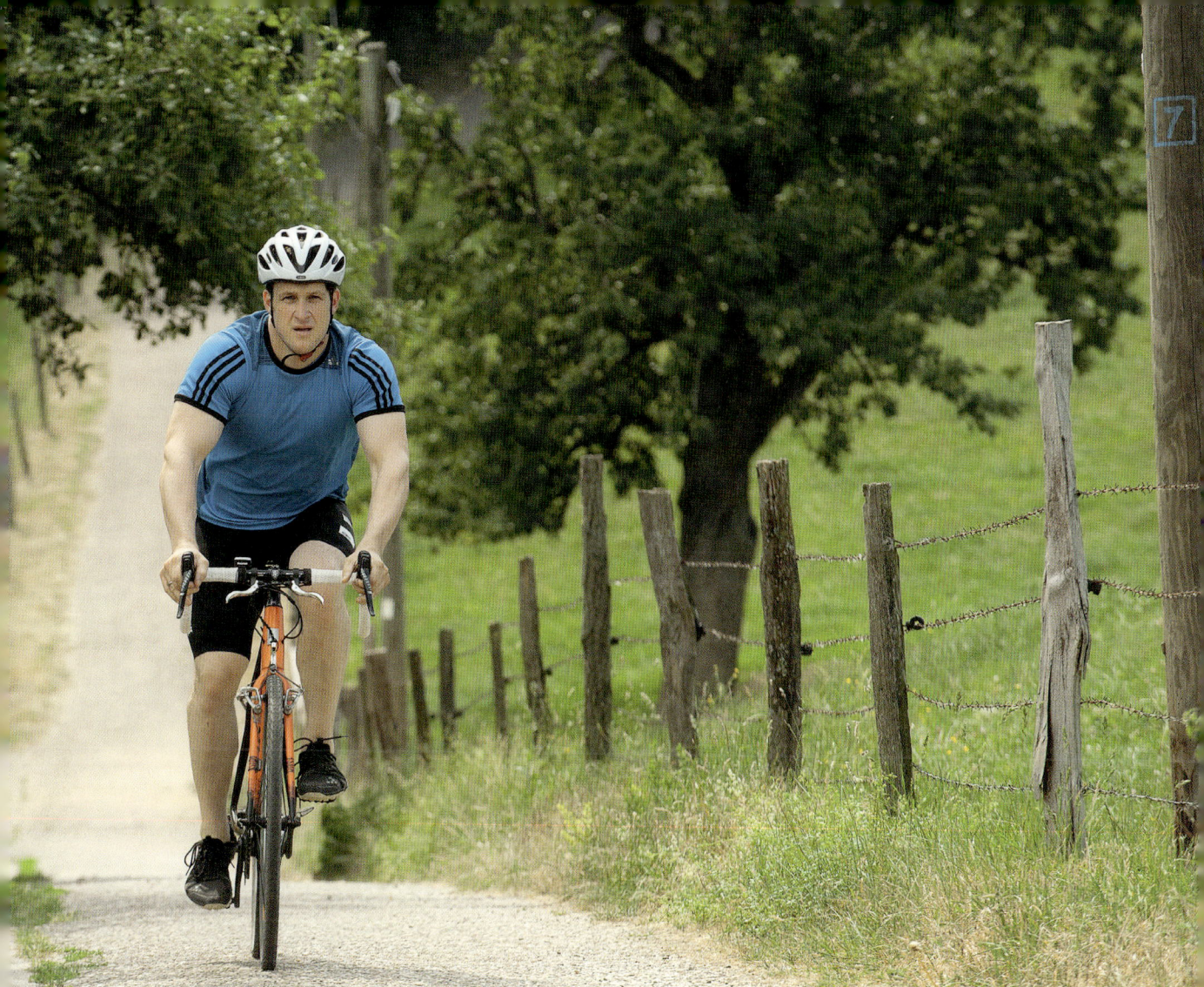

so im Lauf der Woche ganz nebenbei bestimmt 50 Bewegungskilometer hinzu,
und außerdem kann ich das Radfahren
prima mit dem Krafttraining kombinieren. Meine Muskeln stähle ich nach wie
vor am Olympiastützpunkt Rhein-Neckar,
der sechs Kilometer von meinem Zuhause
entfernt liegt. Zum Aufwärmen radle ich
stramm rüber und kann dann gleich mit
dem Krafttraining beginnen.

Leider fahren die meisten Menschen mit
dem Auto zum Fitness-Studio – dabei gibt
es nichts Besseres als Radfahren an der
frischen Luft, um sein Herz-Kreislauf-Sys-
tem in Schwung zu bringen. Und es ist
auch ein herrliches Gefühl, die Natur zu
spüren, egal, ob bei Regen oder Sonnen-
schein. Das Auto hat für mich weitere
Nachteile: Ich bin auf so kurzen Strecken
ziemlich aggressiv, da der Stadtverkehr
nie schnell genug vorangeht, und ich
brauche meist Wechselkleidung, da ich
ungern vor Ort dusche und folglich ver-
schwitzt ins Auto steigen muss. Mit dem
Fahrrad fahre ich entspannt nach Hause
und dusche dort ganz gemütlich.

Muskelaufbau durch Hantel- oder Gerätetraining

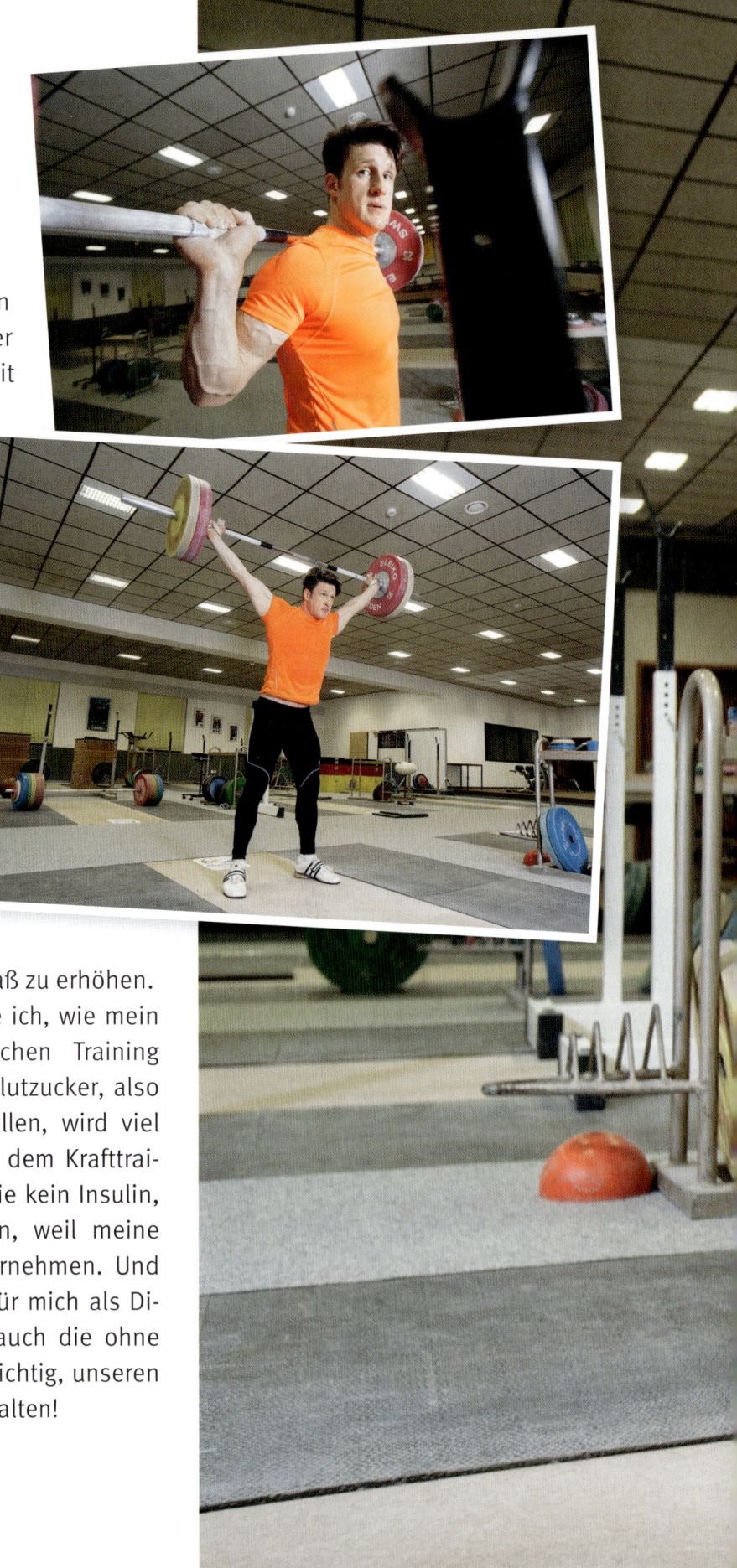

Meist trainiere ich an freien Gewichten, also Kurz- oder Langhantel, allerdings mit weitaus niedrigeren Lasten als früher zu Profizeiten. Aber ich mache auch viel für meine Bauchmuskulatur, zum Beispiel an der Schrägbank, und nutze diverse Geräte für Rücken und Oberschenkel, eben alles, was den Körper definiert und stützt. Außerdem habe ich mir vom Krafttrainer noch Tipps geholt, um neue Übungen reinzubringen und den Spaß zu erhöhen. Als Typ-1-Diabetiker merke ich, wie mein Körper nach einem solchen Training „nachbrennt". Denn der Blutzucker, also der Brennstoff in den Zellen, wird viel schneller verbrannt. Nach dem Krafttraining brauche ich so gut wie kein Insulin, um Zucker zu verbrennen, weil meine Muskeln diesen Part übernehmen. Und das ist gut so, nicht nur für mich als Diabetiker. Für uns alle – auch die ohne Diabetes – ist es enorm wichtig, unseren Insulinspiegel niedrig zu halten!

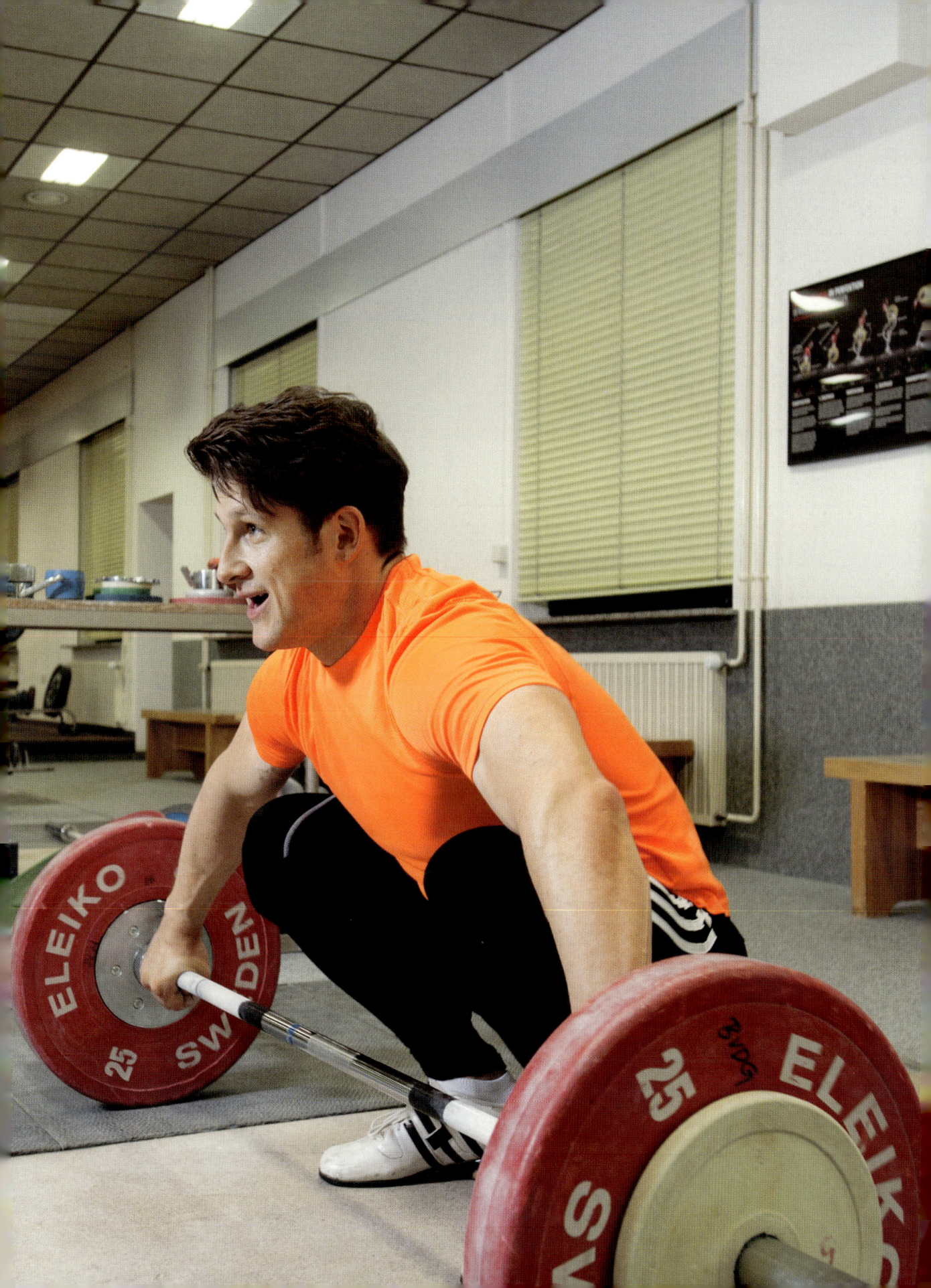

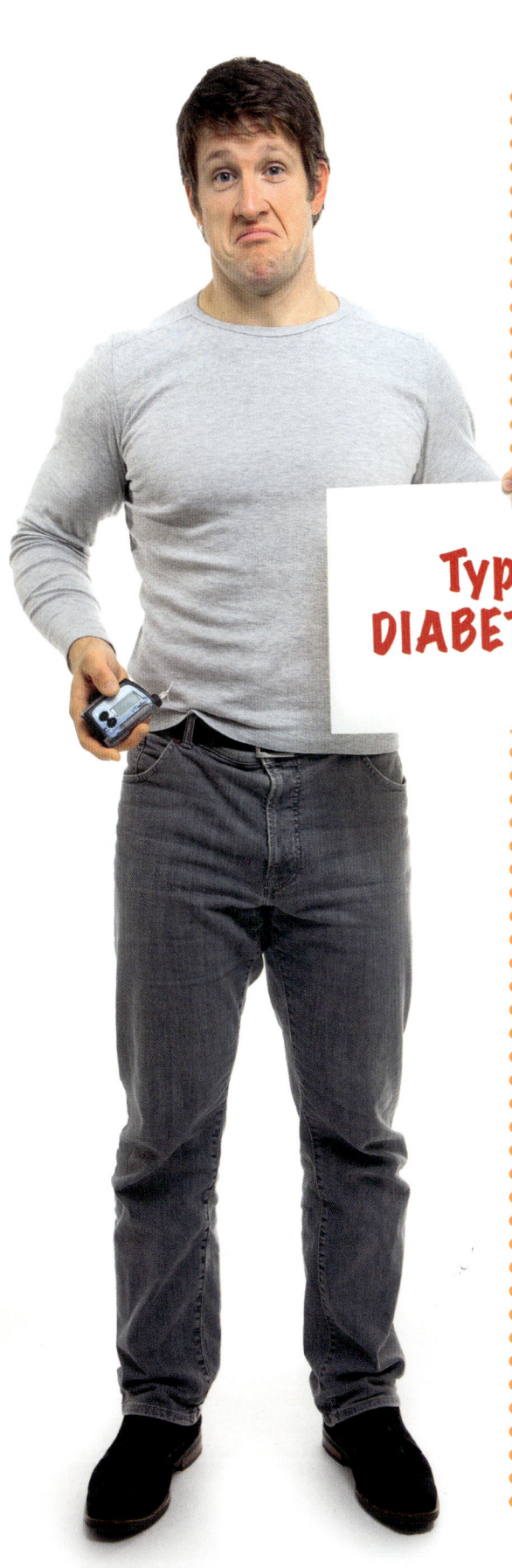

Typ 1
DIABETIKER

Wie ich durch eine verschleppte Grippe Typ-1-Diabetiker wurde

Mit der Wirkung von Insulin auf den Körper kenne ich mich sehr gut aus. Ich bin ein unfreiwilliger Experte auf diesem Gebiet, da ich mit knapp 18 Jahren Typ-1-Diabetiker wurde und damit inzwischen 15 Jahre Erfahrung auf dem Buckel habe.

Auslöser war eine Virusinfektion, eine verschleppte Grippe. Daher rate ich jedem, der eine Grippe oder einen grippalen Infekt mit Fieber hat, dies nicht auf die leichte Schulter zu nehmen, sondern zu Hause zu bleiben, mehrere Gänge runterzuschalten und sich einige Tage lang zu schonen, denn ein verschleppter Infekt kann im schlimmsten Fall zu einer Herzmuskelentzündung führen oder, wie in meinem Fall, zu einem Typ-1-Diabetes. Und beides verändert das Leben von einem auf den anderen Moment gravierend.

Ich war mitten in meiner Lehre zum Gas-Wasser-Installateur und Zentralheizungsbauer, außerdem bereits ambitionierter Gewichtheber. Ich musste morgens um 4:30 Uhr aufstehen, um rechtzeitig von meinem Heimatort Obersulz auf meiner Arbeitsstelle in Wien zu sein. Wir arbeiteten auf verschiedenen Großbaustellen, wo es kalt und windig war. Nach knapp neun Stunden Arbeit bin ich dann noch ins Training gefahren und habe meinem Körper das Letzte abverlangt, zwei bis drei Stunden lang. Als ich Halsschmerzen, Schnupfen und Fieber bekam, dachte ich: ‚Ach, alles nicht so schlimm, da schluckst du ein paar Tabletten, und dann geht das'. Pustekuchen! Das Resultat: Ich bekam wahnsinnigen Durst, verlor rapide an Gewicht und fühlte mich von Tag zu Tag immer schlapper und sah zudem immer schlechter.

Da meine Führerscheinprüfung bevorstand und ich mittlerweile Schwierigkeiten hatte, die Verkehrsschilder zu lesen, ging ich exakt einen Tag vor meinem 18. Geburtstag zum Arzt. Dort erhielt ich – anstelle einer neuen Brille – die für mich niederschmetternde Diagnose *Diabetes mellitus* („honigsüßer Durchfluss") Typ 1.

Im ersten Moment dachte ich: ‚Das war's', weil die Ärzte sagten, ich müsste mit dem (Leistungs-)Sport aufhören. Bevor dein Leben so richtig anfängt, ist es auch schon wieder zu Ende. Aber zum Glück, mit Hilfe von Freunden und der Familie, fand ich mich recht schnell mit meinem Diabetes zurecht.

Als ich noch 150 Kilo wog und mit Leuten über das Thema „Diabetes" ins Gespräch kam, wurde ich oft gefragt, ob das nicht vom vielen Essen käme (nach dem Motto: „Der hat sicher viele Süßigkeiten genascht!") oder weil ich eben „so stämmig" sei. Nein! Wir Typ-1-Diabetiker können schlicht und ergreifend nichts dafür, dass wir krank sind. Unser eigenes Immunsystem, das eigentlich in erster Linie der Abwehr krankmachender Keime dient, greift aus bislang unklaren Gründen die Insulin produzierenden Zellen unserer Bauchspeicheldrüse an und zerstört sie.

In der Folge kann die Bauchspeicheldrüse das Hormon Insulin nicht mehr produzieren, und wir müssen es uns spritzen. Das Insulin hat die Aufgabe, den mit der Nahrung aufgenommenen Zucker aus dem Blut in die Zellen zu schleusen. Es wäre einfacher für uns, man würde unsere Krankheit „Bauchspeicheldrüsen-Defekt" oder „irreparable Bauchspeicheldrüsen-Dysfunktion" nennen, aber irgendjemand hat ihr eben den Namen „Diabetes Typ 1" oder „juveniler Diabetes" gegeben.

Ich kann mit meiner Situation sehr gut umgehen. Aber ich habe großes Mitgefühl mit Kindern, die aufgrund ihres Diabetes oftmals keinen Kitaplatz bekommen, in der Schule gehänselt werden oder – noch schlimmer – vom Schulsport oder anderen Aktivitäten ausgeschlossen werden, weil Lehrer oder andere Aufsichtspersonen zu wenig Bescheid wissen über diese Erkrankung beziehungsweise keine Verantwortung für die daran erkrankten Kinder übernehmen wollen oder können.

Gerade Sport ist für uns Diabetiker so wichtig!

Wie anders wäre mein Leben verlaufen, hätte ich damals den Rat der Ärzte befolgt, mit dem Gewichtheben aufzuhören! Und das meine ich nicht vorwurfsvoll – die Ärzte in unsererm Krankenhaus waren keine ausgewiesenen Diabetes-Experten in Verbindung mit Sport. Die Suche nach einem Diabetologen meines Vertrauens war für mich wie die berühmte Suche nach der Nadel im Heuhaufen. Ich musste einen Arzt finden, der sich auch mit den veränderten Anforderungen an den Körper eines zuckerkranken Leistungssportlers auskennt. Nach langer Suche hatte ich in Österreich einen gefunden: Prof. Paul Haber in Wien. Aber mein Glück währte nicht lange, denn ich wechselte ja nach

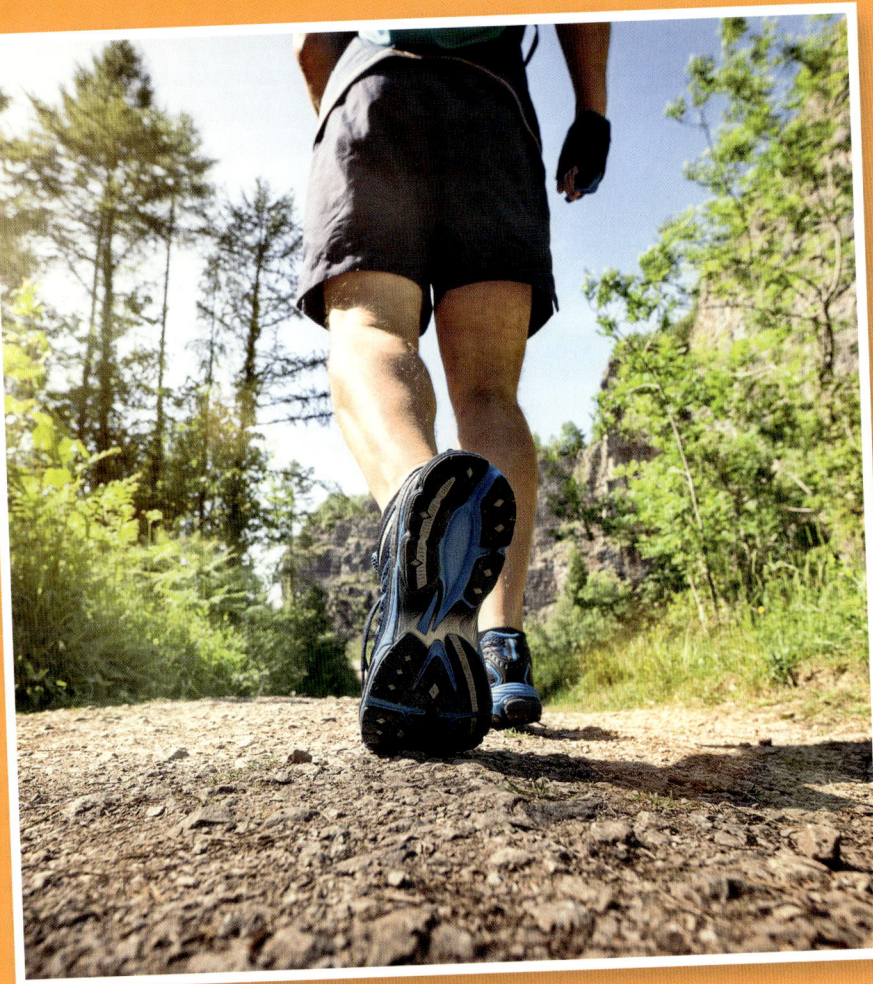

Deutschland. Glücklicherweise habe ich mit Priv. Doz. Dr. Matthias Frank, Facharzt für Innere Medizin, Endokrinologie/Diabetologie am Städtischen Klinikum in Neunkirchen, Saarland, auch in Deutschland den Arzt für meine „Zuckerbelange" gefunden. Einen

Mann, der genau weiß, wie es mir geht, zum einen, weil er selbst Typ-1-Diabetiker ist, zum anderen, weil er es versteht, auf jeden

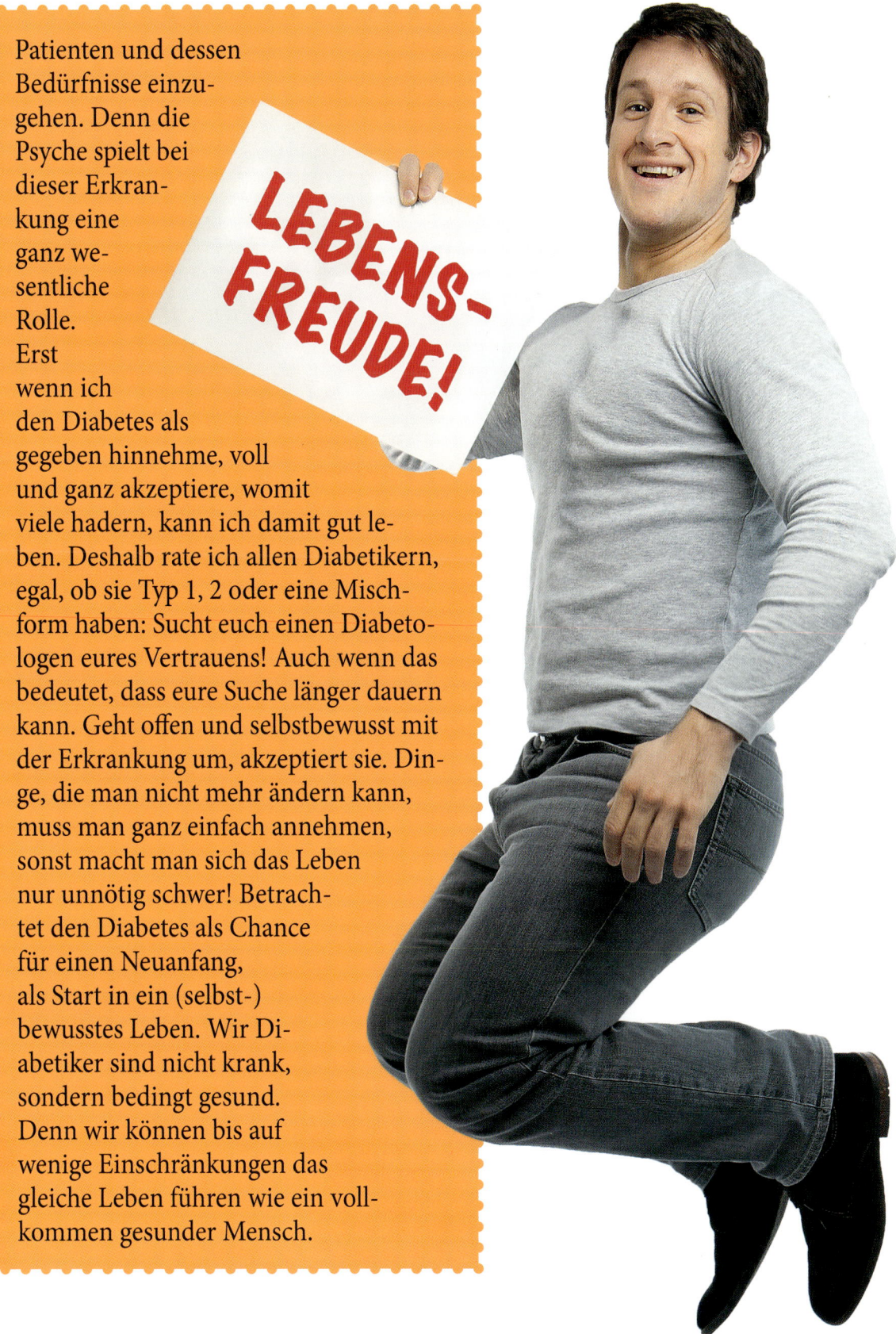

Patienten und dessen Bedürfnisse einzugehen. Denn die Psyche spielt bei dieser Erkrankung eine ganz wesentliche Rolle. Erst wenn ich den Diabetes als gegeben hinnehme, voll und ganz akzeptiere, womit viele hadern, kann ich damit gut leben. Deshalb rate ich allen Diabetikern, egal, ob sie Typ 1, 2 oder eine Mischform haben: Sucht euch einen Diabetologen eures Vertrauens! Auch wenn das bedeutet, dass eure Suche länger dauern kann. Geht offen und selbstbewusst mit der Erkrankung um, akzeptiert sie. Dinge, die man nicht mehr ändern kann, muss man ganz einfach annehmen, sonst macht man sich das Leben nur unnötig schwer! Betrachtet den Diabetes als Chance für einen Neuanfang, als Start in ein (selbst-) bewusstes Leben. Wir Diabetiker sind nicht krank, sondern bedingt gesund. Denn wir können bis auf wenige Einschränkungen das gleiche Leben führen wie ein vollkommen gesunder Mensch.

LEBENS-FREUDE!

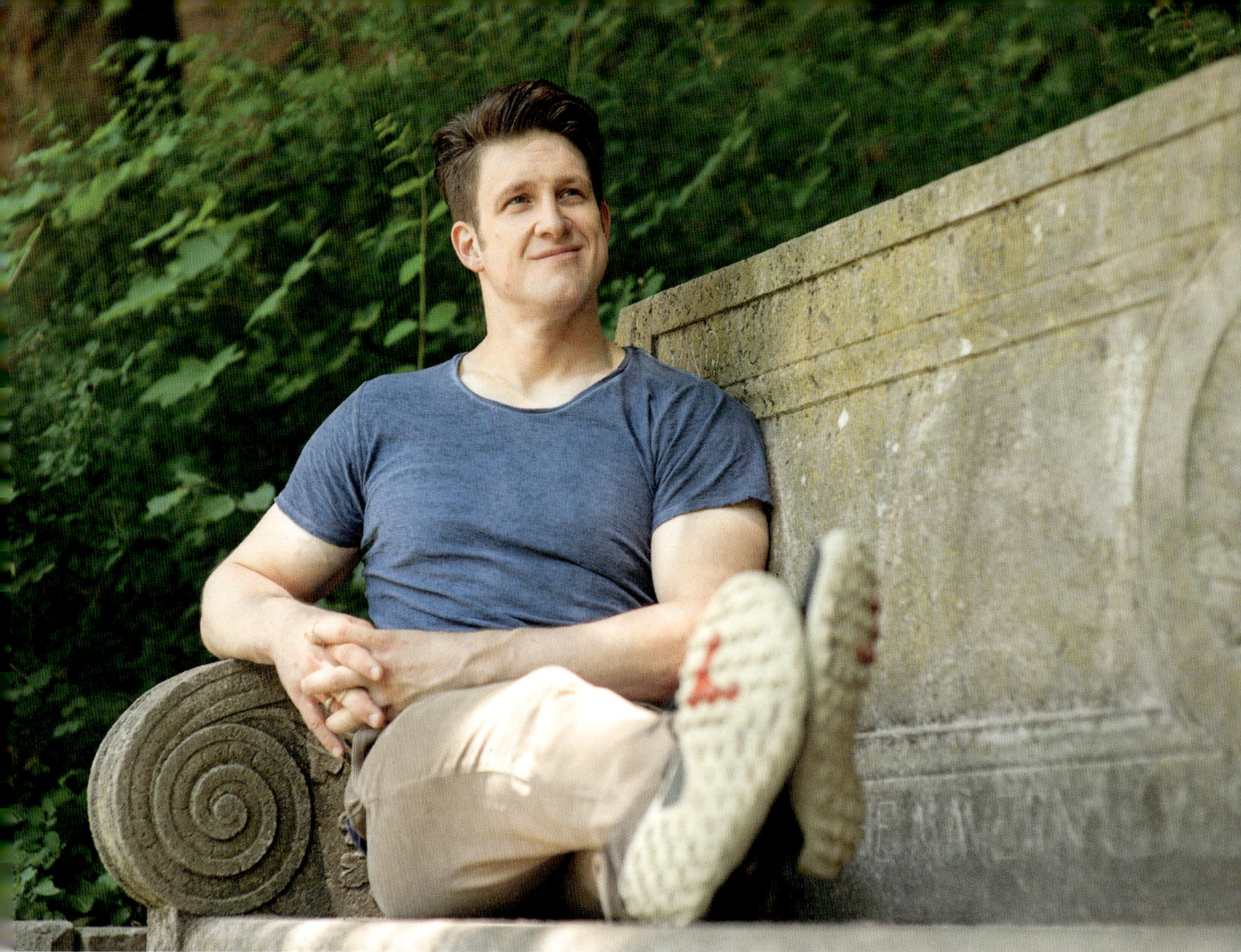

Als Typ-1-Diabetiker kenne ich meinen Körper

Als Typ-1-Diabetiker lernst du zwangsläufig deinen Körper kennen oder, um es positiv zu formulieren: Im Verhältnis zu einem Gesunden kennst du dich mit deinem Körper einfach besser aus.

Du weißt, wie Lebens- und Genussmittel auf deinen Körper wirken, weil du durch die konstante und häufige Blutzuckermessung immer genau sehen kannst, durch welche Aktivität oder durch welche Lebensmittel dein Blutzuckerspiegel steigt und fällt. Dieses Wissen ist enorm wichtig, wenn du abnehmen möchtest. Ab Seite 80 gehe ich auf dieses Thema ausführlich ein.

In meiner Zeit als aktiver Leistungssportler musste ich dieses Wissen hintanstellen, sonst hätte ich mein Gewicht nicht über die lange Zeit halten können, aber beim Abnehmen kam es mir natürlich zugute. Wenn du dieses Wissen und auch ein Körperbewusstsein hast, dann macht das Abnehmen Spaß, und der Spaß sollte beim Abnehmen immer im Vordergrund stehen!

Steiner Prinzip 3: Finger weg von Diäten!

Ich halte nichts von einem straffen Ernährungsplan, wo täglich die Anzahl der Kalorien festgelegt wird. Kalorienzählen macht mürbe und hilft selten beim Abnehmen. Wenn du langfristig abnehmen möchtest: Finger weg von den klassischen Diäten! Bei dieser strengen Kalorienbeschränkung baut der Körper in den ersten Diättagen hauptsächlich Kohlenhydrate und Proteine ab. Dabei wird Wasser freigesetzt, was den schnellen Gewichtsverlust hauptsächlich ausmacht. Körperfett hingegen wird kaum verbrannt. Deshalb kannst du mit einer Diät dein Gewicht nicht langfristig reduzieren. Im Gegenteil: Meist futterst du dir nach einer Diät noch mehr an, als du schon auf den Rippen hattest – der Jo-Jo-Effekt lässt grüßen!

Viel sinnvoller ist es, wenn du dich mit den Lebensmitteln auseinandersetzt, sie kennenlernst, nach Lust und Laune abnimmst und zwischendurch auch mal wieder ein oder zwei Kilo zunimmst, weil du dann doch mal wieder die Finger nicht von Schokolade, Pizza oder Eis lassen konntest. Mal habe ich eine Woche, wo ich an sechs Tagen Lust verspüre, mich möglichst bewusst zu ernähren, mal nur an vieren. Ich kann es nur immer wiederholen: Der Spaß steht im Vordergrund! Die Lust daran, dich zu verändern und deinem Körper etwas Gutes zu tun.

Steiner Prinzip 4: Hungere nie – iss regelmäßig!

Das Wichtigste dabei: Ich habe beim Abnehmen nie gehungert, und ich habe immer regelmäßig gegessen!!! Glaub mir: Ein Salat mit Putenbrust macht genauso satt wie Currywurst mit Pommes, Rührei mit Tomate, Kräutern und Rindfleischsülze genauso wie Rahmgeschnetzeltes mit Knödeln.

Wenn du mit Freude bei der Sache bist, dann hast du auch Lust, Dinge auszuprobieren. So habe ich einfach mit Gemüse drauflosgekocht, und es kam immer etwas Leckeres dabei heraus. Oder ich habe nach dem Rezeptbuch gekocht, dabei aber bestimmte Zutaten wie Sahne, Sauerrahm, Zucker, Honig etc. einfach

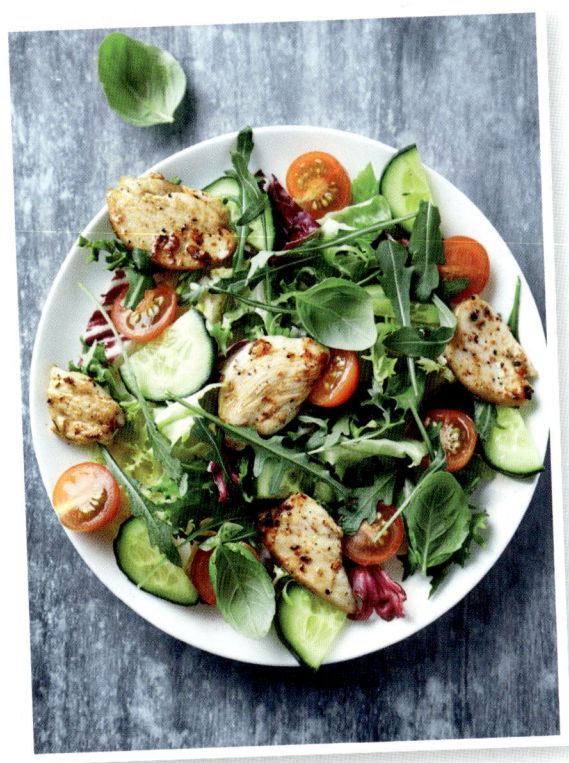

weggelassen oder wesentlich weniger davon verwendet. Zum Beispiel werden die meisten Suppen als „Cremesuppen", also mit viel Sahne, angeboten. Mir schmeckt eine Zucchinisuppe pur aber wesentlich besser, verfeinert mit Kürbis- oder Pinienkernen, die ich ohne Fett in einer beschichteten Pfanne anröste.

Wenn ich wusste, in einem Monat würde ich in meine alte Heimat Obersulz fahren, dann habe ich das gleich von vornherein in meine Abnehmpläne integriert. Denn ich kenne mich und liebe nun einmal Schnitzel mit Kartoffelsalat, und mein Freund Stofferl macht in seinem Gasthaus „Schlegl" einfach die besten Schnitzel der Welt. Da führt kein Weg dran vorbei, da muss ich hin, und dann wird hemmungslos geschlemmt. Und meine Mutter kocht dann auch noch all meine Lieblingsgerichte. Logisch, dass ich da nicht Nein sagen kann. Aber das ist auch kein Problem,

weil ich es ja schon vorher weiß und daher berücksichtigen kann. Und ich schlemme auch nur deshalb, weil ich diese Leckereien so selten bekomme. Nach meiner Heimattour habe ich grundsätzlich zwei bis drei Kilo mehr auf den Rippen. Die nehme ich danach eben wieder ab. Und das macht dann umso mehr Spaß, weil ich davor ja ohne Ende genießen konnte. Trotzdem: Den Diabetes vergesse ich dabei natürlich nie!

Mein Ziel war klar: +/- 40 Kilo sollten runter. Um dies zu erreichen, habe ich mir Teilziele gesteckt. Die ersten 10 Kilos purzelten mehr oder weniger von allein. Dann setzte ich mir weitere 10 Kilo zum Ziel. Anschließend bin ich in 5-Kilo-Schritten voranmarschiert. Waren die 5 Kilo runter, habe ich das jeweilige Gewicht dann immer für acht Wochen gehalten. Das gibt dem Körper die Möglichkeit, sich daran zu gewöhnen, und man kann zwischendurch auch Tage einlegen, wo man nach Herzenslust „sündigen" kann. Schließlich gibt es immer wieder Anlässe, wie Geburtstagsfeiern, Weihnachten, Hochzeiten u. ä.,

SCHNITZEL

an denen gutes Essen Tradition ist, und da solltest du dich nicht kasteien oder gar mit schlechtem Gewissen teilnehmen. Ich finde diese Auszeiten enorm wichtig. Denn so entwickelst du keinen Heißhunger. Verzicht bringt auf Dauer nichts! Der Spaß steht im Vordergrund!

Mein Körpergewicht hat sich inzwischen auf +/- 105 Kilogramm eingependelt, mein absolutes Wohlfühl-Gewicht. Viel weniger möchte ich aufgrund meiner körperlichen Konstitution und Muskelmasse gar nicht wiegen. Kritiker sagen jetzt: „Ich bin mal gespannt, wie lange du dieses Gewicht halten kannst. Es gab schon viele, die abgenommen haben, aber sein Gewicht dauerhaft zu halten, steht auf einem anderen Blatt Papier!"

Da entgegne ich: „Ich bin mir sicher, dass ich es problemlos über Jahre halten kann (bei Erscheinen dieses Buchs bereits seit über einem Jahr!), weil ich keine Diät gemacht habe, sondern weil ich meinen Lebensstil und mein Essverhalten nach dem Steiner Prinzip geändert habe!"

Das Steiner Prinzip, die Art, wie ich meine 45 Kilo loswurde, kann jeder für sich anwenden. Später im Buch auf Seite 158 verrate ich Typ-1-Diabetikern noch ein paar Extratipps, wie auch sie leichter abnehmen können.

Salate so bunt wie möglich anrichten. Dann finden auch die Kinder etwas, das ihnen schmeckt!

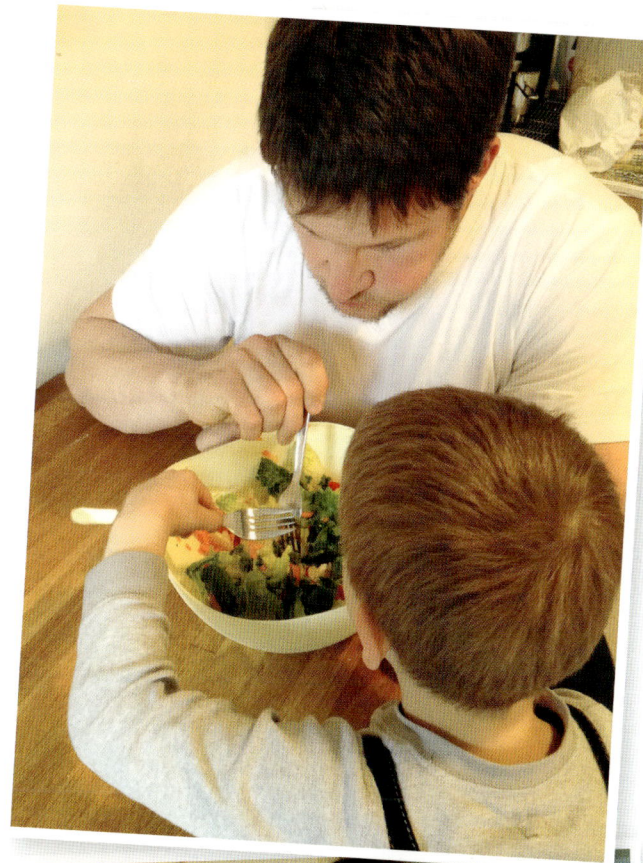

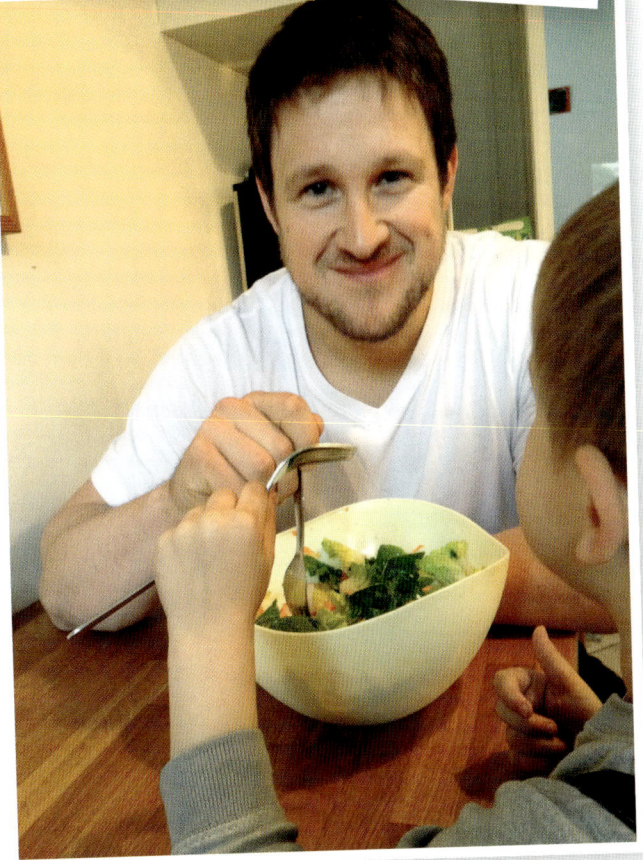

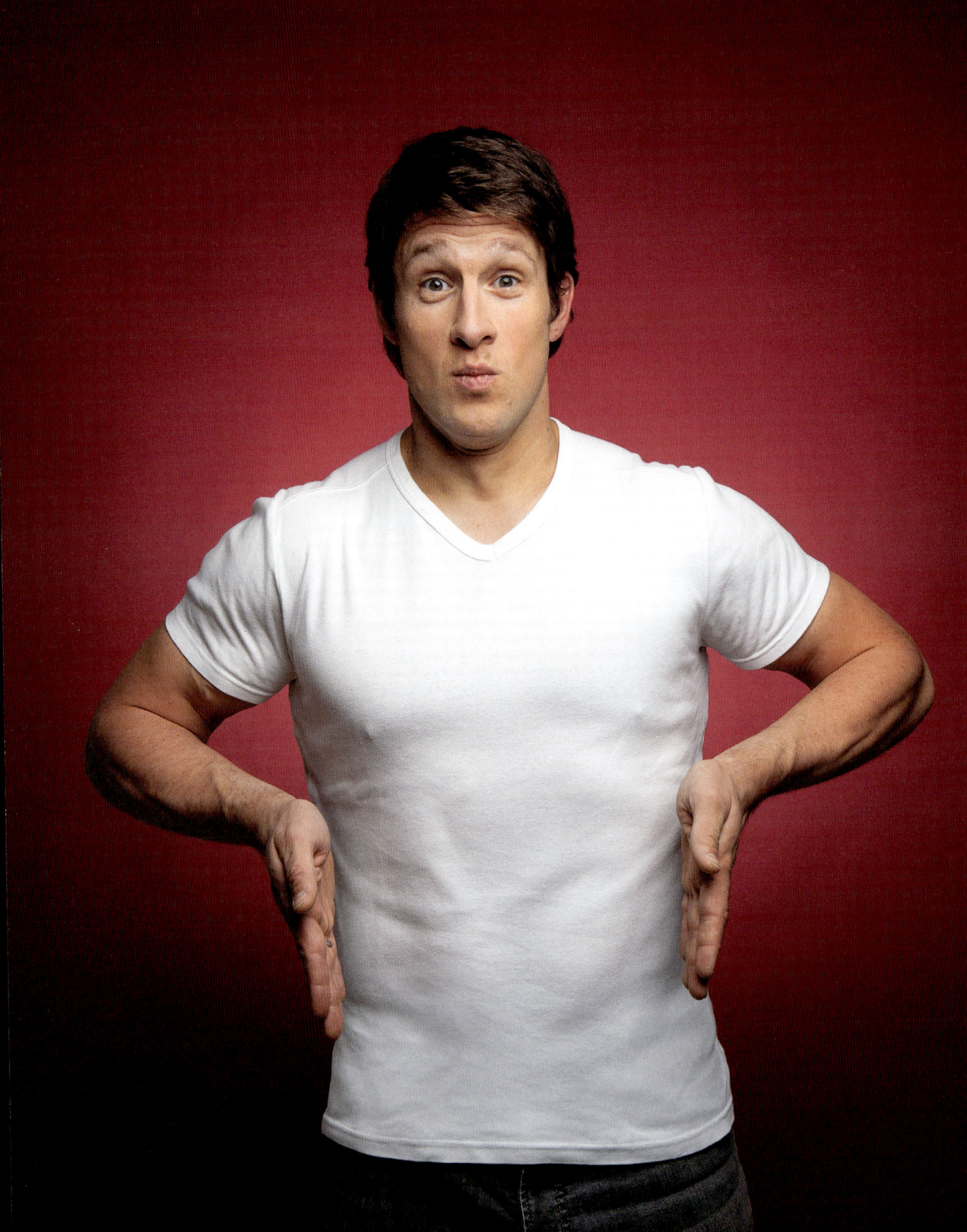

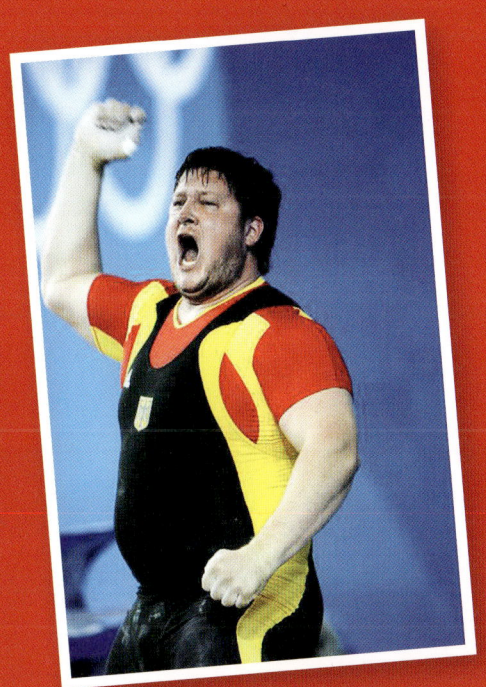

Kapitel 3

Dein Weg zum Erfolg

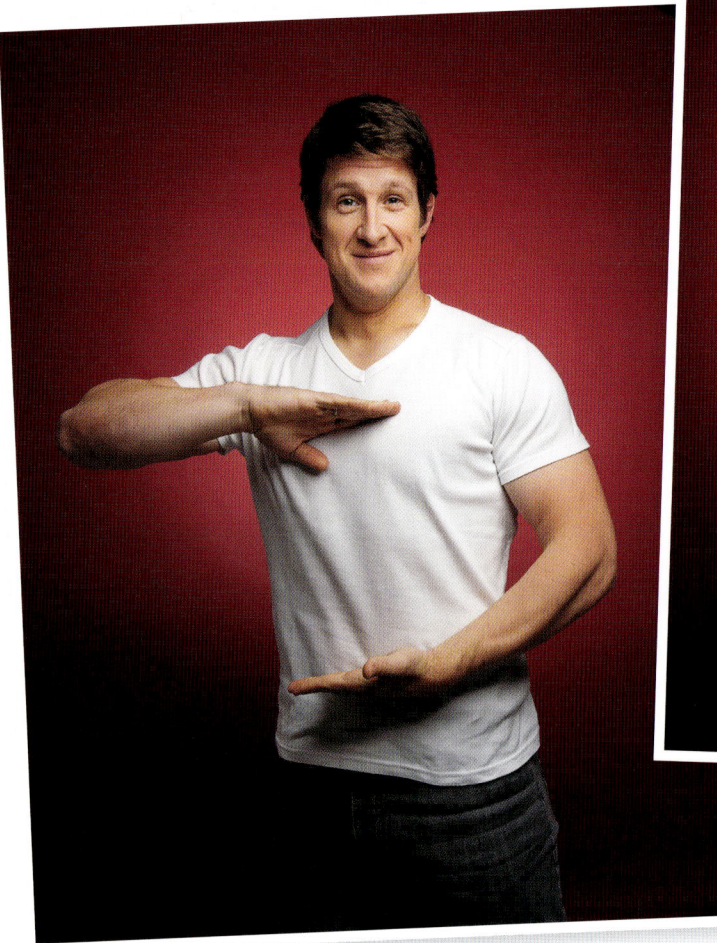

Der Begriff „Diät" leitet sich vom griechischen Wort δίαιτα (díaita) her und bedeutete ursprünglich „Lebensführung" oder „Lebensweise". Und genau das ist das Steiner Prinzip: meine Fett-weg- und Wohlfühl-Lebensweise! Keine Diät, wie man heute umgangssprachlich eine Schlankheitskur nennt, bei der Kalorien gezählt werden, unnötig gehungert wird, man nur kurzfristig abnimmt und sich hinterher noch mehr anfuttert.

An dieser Stelle möchte ich ausdrücklich betonen, dass ich über meine eigenen Erlebnisse und praktischen Erfahrungen berichte. Ich bin weder Mediziner, Ernährungsberater oder Psychologe noch Wissenschaftler oder gar Prophet, sondern lediglich ein ehemaliger Leistungssportler und Typ-1-Diabetiker, der sich für Ernährung und Nahrungsmittel interessiert. Wenn du ein ernsthaftes, gesundheitsbedrohliches Gewichtsproblem hast, solltest du bitte unbedingt zusätzlich einen Experten zurate ziehen!

Ich möchte hier keine leeren Versprechungen abgeben, denn es wird ein längerer Weg zu dir selbst sein. Du wirst nicht über Nacht an Gewicht verlieren, so wie du nicht über Nacht zugenommen hast. Aber das ist auch gut so, denn du willst ja die Pfunde nicht morgen wieder draufhaben, sondern dich langfristig von den Kilos verabschieden. Gut Ding will Weile haben! So wie du nicht über Nacht ein Hobby, ein Musikinstrument oder eine Fremdsprache erlernen kannst, so erlernst du auch ein bewusstes Essverhalten nicht im Handumdrehen. Die meisten erwarten Wunder und sind bei deren Ausbleiben schnell frustriert. Wenn du dich aber über Jahre hinweg falsch ernährt hast, womöglich weil es dir bereits deine Eltern (unbewusst) falsch vorgelebt haben, dann dauert es auch einige Zeit, bis dir in Fleisch und Blut übergeht, wie du dich zum einen bewusst ernährst und gleichzeitig körperlich aktiv bist.

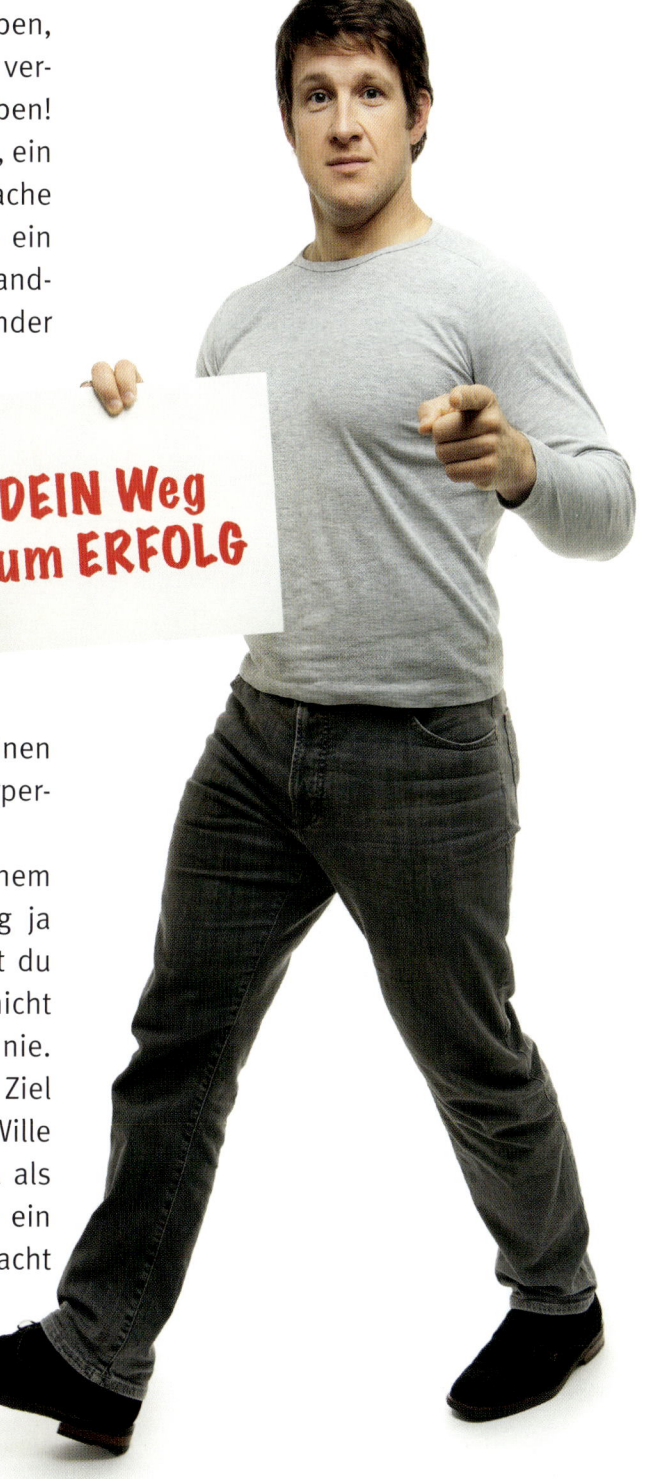

Abnehmen ist vergleichbar mit einem 110-Meter-Hürdenlauf. Der Start mag ja noch gut gelingen, aber dann siehst du vor lauter Hürden erst mal das Ziel nicht und hast das Gefühl, du schaffst das nie. Aber von Hürde zu Hürde wird das Ziel deutlicher, und am Ende, wenn der Wille und die Ausdauer da sind, läufst du als Sieger über die Ziellinie. Und so wie ein Weltklasse-Hürdenläufer nicht über Nacht erfolgreich wird, so dauert es auch beim Abnehmen, bis du einen Erfolg siehst. Lass dir also bitte Zeit – ich habe mir mehr als ein Jahr Zeit genommen!

DEIN Weg zum ERFOLG

Lächeln wie Moses

Wichtig ist, dass du die richtige Grundeinstellung fürs Abnehmen findest: Du kannst schlecht gelaunt durchs Leben gehen, du kannst es aber auch mit einem Lächeln versuchen.

In Eric-Emmanuel Schmitts wunderbarem Buch *Monsieur Ibrahim und die Blumen des Koran* gibt es eine Passage, die treffend beschreibt, wie viel einfacher der Alltag mit nach oben gezogenen Mundwinkeln zu bewältigen ist: „Höflich sein ist gut. Freundlich sein besser. Versuch es mal mit einem Lächeln, und du wirst sehen". Diesen Rat gibt Monsieur Ibrahim, der Kolonialwarenhändler, der die Geheimnisse des Glücks und des Lächelns

kennt, dem zwölfjährigen Moses, als in dessen Leben nicht alles so läuft, wie sich dieser das vorstellt. Am nächsten Tag beschließt Moses, jeden anzulächeln.

Und dann passiert etwas, das Moses noch nie erlebt hat: Er wird nicht angeschnauzt, wird nicht getadelt, er bekommt Dinge, die er ohne Lächeln nie erhalten hätte, die Menschen um ihn herum lächeln zurück, klopfen ihm anerkennend auf die Schulter. Und Moses stellt fest, dass ihm Monsieur Ibrahim die wirksamste aller Waffen an die Hand gegeben hat: das Lächeln. Und fortan befeuert Moses die ganze Welt mit seinem Lächeln. Lächeln versetzt in der Tat Berge. Selbst wenn du schlecht gelaunt bist, kannst du dich zu einem Lächeln zwingen, und schon nach

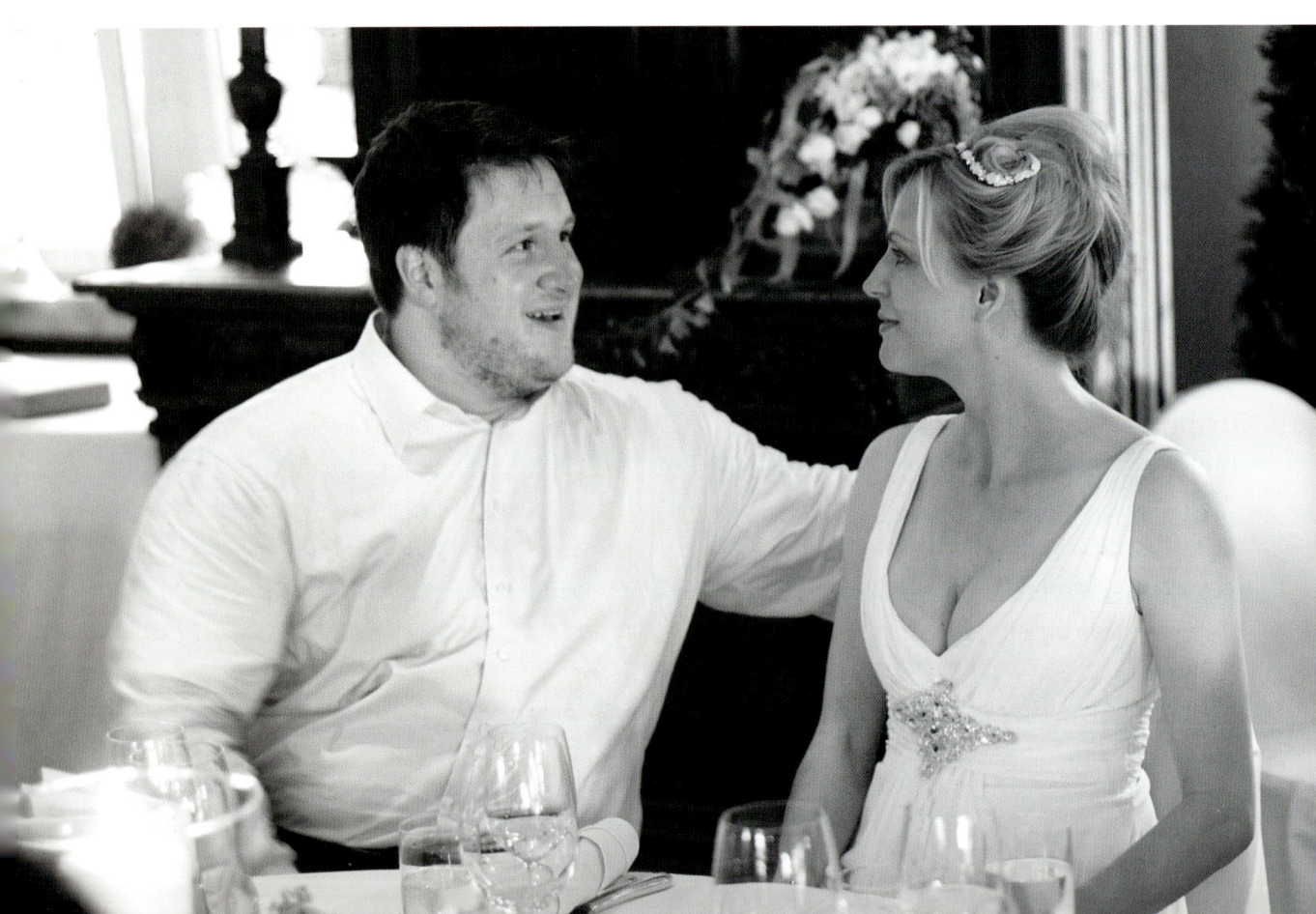

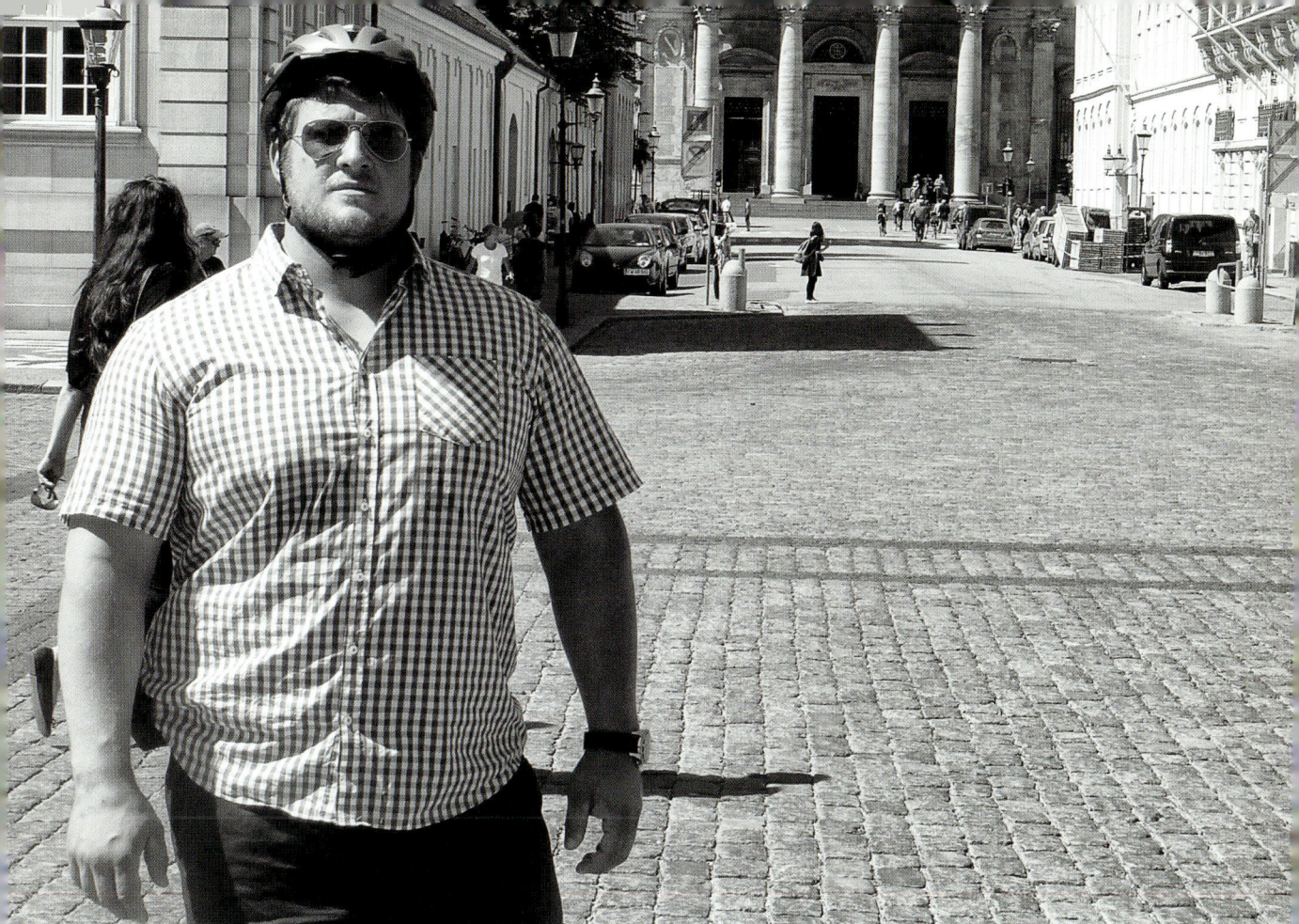

einigen Minuten merkst du, wie deine eigene Laune steigt und ganz automatisch auch die deiner Mitmenschen. Gute Laune ist ansteckend.

Ich versuche nicht erst seit *Monsieur Ibrahim und die Blumen des Koran* lächelnd durch Leben zu gehen, aber das Buch hat mich in meinem Handeln bestätigt. Eines ist mir ganz wichtig: Essen macht Spaß und soll auch weiterhin Spaß machen.

Links der Beweis: Inge hat mich als „Dicken" geheiratet! Oben: Mit dem Rad durch Kopenhagen – der Helm passte gerade noch. Ein passendes Leihfahrrad zu finden, war allerdings nicht leicht ...

Abnehmen soll auch Spaß machen. Spaß ist ein wichtiger Antrieb. Also tief durchatmen und das Ganze laaaaaangsam angehen. Es wird schon!

Warum bin ich zu dick?

Als erstes gilt es, innerlich „die Hosen runterzulassen" und ehrlich zu dir selbst zu sein. Oft hat Übergewicht seelische Ursachen. Warum also isst du zu viel? Suchst du eine Ersatzbefriedigung für deine innere Leere oder benutzt du Essen als Stimmungsaufheller, Trostspender, Beruhigungstablette, zur Belohnung, aus Gewohnheit oder bei Langeweile, Stress ...?

63

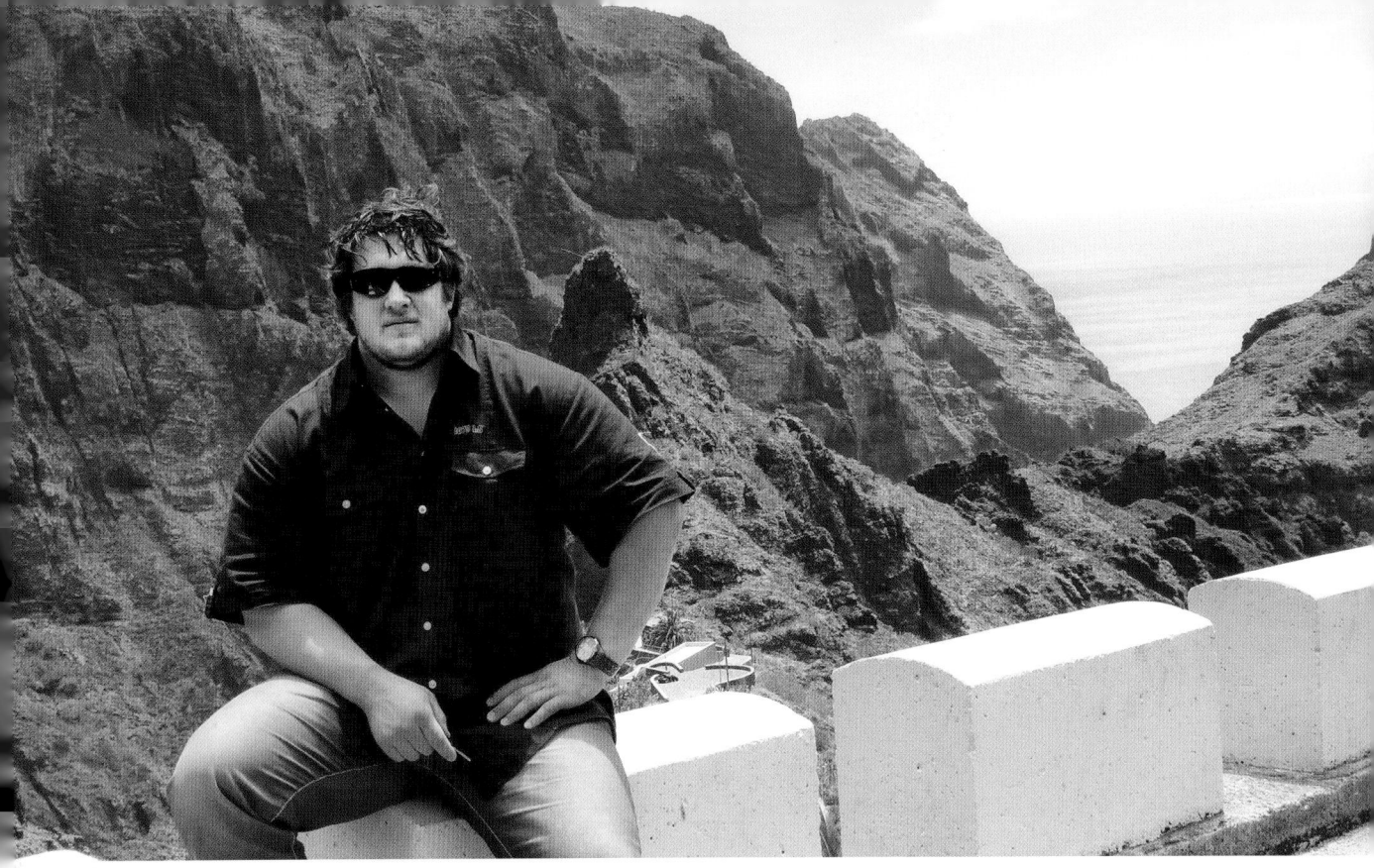

Trainingslager auf Teneriffa. Man sieht die Felsen kaum, bei dem Brocken im Vordergrund ... Rechts: Johann Lafer hat immer ein paar Genusstipps für mich parat. Hier bei meinem 30. Geburtstag. Auch wenn ich da wesentlich älter aussehe.

Sei bitte wirklich ehrlich zu dir selbst! Was bringt es dir, wenn du eine Ausrede vorschiebst: „In meiner Familie waren alle dick!", wenn du aber tief in deinem Inneren den wahren Grund kennst und das Essen nur ein Trostpflaster für dich ist.

Ein Gespräch mit einer neutralen Person kann ungemein helfen, die eigene Vergangenheit aufzuarbeiten, damit du überhaupt den Kopf frei bekommst und die Kraft findest, einen neuen Lebensstil zu beginnen. Es gibt tolle Therapeuten, hab keine Scheu, einen aufzusuchen. Sobald du den wahren Grund für dich formuliert hast, ist die erste Hürde auch schon geschafft!

Wo ein Wille ist, ist auch ein Weg!

Jetzt stell dir bitte die Frage: „Will ich an diesem Zustand wirklich etwas ändern?" Und da kommt der Wille ins Spiel. Ohne Wille kein Abnehmen. Da helfen auch die besten Ratschläge nichts. Ist dein Wille nicht groß genug, dann solltest du dich gar nicht erst ans Abnehmen machen. Am Ende ist dein Frust nur noch größer, wenn du – als logische Folge – scheiterst. Will ich also wirklich schlanker werden? Will ich wirklich wieder fitter sein? Erst wenn du dir zu 100 Prozent sicher bist, solltest du mit dem Steiner Prinzip starten.

Am Anfang steht das Ziel

Die Zielsetzung ist das Wichtigste überhaupt beim Abnehmen und auch in anderen Bereichen des Lebens. Sie steht direkt mit dem Willen in Verbindung. Wenn ich kein Ziel habe, weiß ich nicht, worauf ich hinarbeite. Mit einem Ziel kann ich all meine Kräfte bündeln, mich auf etwas fokussieren. Ich kann daran festhalten, auch wenn es mal nicht so gut läuft. Leistungssportler, aber auch in anderen Berufen erfolgreiche Menschen haben immer ein klares Ziel vor Augen, selbst wenn es oft Jahre entfernt liegt. Der eine plant über

Jahre, sich selbstständig zu machen, der andere tüftelt so lange an einem Produkt herum, bis er es erfolgreich auf den Markt bringen kann, und ich habe darauf abgezielt, Olympiasieger zu werden. Dabei habe ich in einem Zyklus von vier Jahren gearbeitet, von den Olympischen Spielen in Athen 2004 bis zu den Olympischen Spielen in Peking 2008. Vier Jahre habe ich auf diesen einen Tag, auf diese zwei Stunden Wettkampf, auf diese eine Sekunde, die über Sieg oder Niederlage entscheidet, hintrainiert. Ich habe mir immer wieder vorgestellt, wie es ist, ganz oben auf dem Treppchen zu stehen, und plötz-

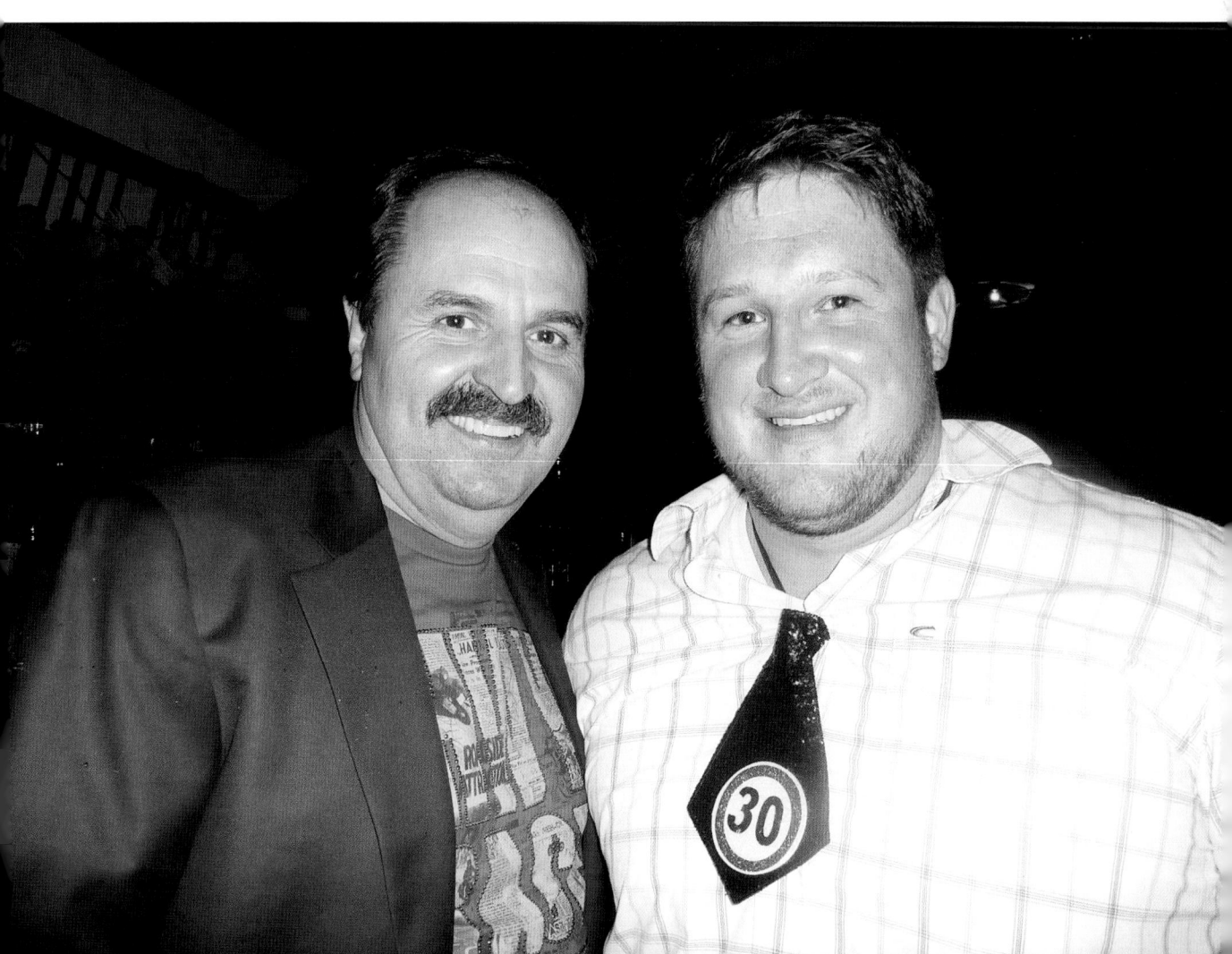

lich hatte ich dieses Ziel erreicht. Natürlich stehen einem immer Hürden im Weg, die genommen werden müssen, sei es eine Verletzung, ein Leistungstief, persönliche Schicksalsschläge – was auch immer. Wenn du aber ein klares Ziel vor Augen hast, dann schaffst du es, auch durch diese schwere Zeit zu kommen, denn das Ziel gibt dir selbst in der schwersten Zeit Halt und eine Richtung. Mein Ziel nach meiner Gewichtheber-Karriere lautete: Ich will wieder +/- 105 Kilo wiegen. Auch dieses Ziel habe ich erreicht. Also lass dich nicht von deinem Weg abbringen, wenn es mal ein paar Wochen gibt, in denen du nicht abnimmst und wo du das Gefühl hast: ‚Nichts geht mehr'. Erst im Ziel wird abgerechnet!

Was ist dein Ziel?

Ganz wichtig: Setz dir kein zu hohes Ziel, dein Ziel muss realistisch sein! Was bringt es dir, wenn du dir als Ziel setzt, dass du den Mount Everest ohne Sauerstoffmaske bezwingen möchtest, wenn du schon beim Treppensteigen außer Puste kommst?

Also, was ist dein Ziel?

- Du wolltest schon immer einen Hund haben, traust dich aber nicht, dir einen zuzulegen, weil man mit dem Hund mehrmals am Tag Gassi gehen muss.
- Du möchtest wieder in deine Lieblingshose passen, die leider eine Nummer zu klein ist – oder auch zwei …
- Du willst endlich nicht mehr die mitleidigen Blicke der anderen ertragen müssen oder das Tuscheln hinter vorgehaltener Hand.
- Du willst wieder mit deinen Kindern oder Enkelkindern rumtoben können.
- Du willst endlich wieder aktiv am Leben teilhaben.
- Du willst endlich deine Knie- oder Rückenprobleme oder andere Zipperlein loswerden.
- Du willst der Lethargie entfliehen und endlich wieder einen Job finden.
- Du willst wieder attraktiver aussehen, weil du wieder einen Partner finden möchtest oder im Freibad gut aussehen willst.
- Du willst (wieder) ohne Probleme tanzen können.

Es gibt tausend Gründe, warum es sich lohnt, abzunehmen und dir und deinem Körper damit etwas Gutes zu tun. Oft ist eine Krise der perfekte Zeitpunkt für einen Neubeginn, wenn du die Krise als Chance begreifst. In jedem Ende liegt auch ein Neuanfang. Vielleicht hast du dich gerade von deinem Partner getrennt, du hast deinen Job verloren oder du warst lange krank, dann kann das der richtige Zeitpunkt sein, dein Leben und deinen Körper wieder in die Hand zu nehmen. Wenn es dir schwerfällt alleine, ein Ziel zu verfolgen, dann such dir Gleichgesinnte. Deinen Partner, deine Partnerin, die beste Freundin, den besten Freund, die Nachbarin, den Nachbarn, Arbeitskollegen …

Sicher gibt es Menschen in deinem Umfeld, die auch gerne abnehmen möchten. Sucht euch ein gemeinsames Ziel.

Egal, ob nun alleine oder gemeinsam: Schreib dein Endziel auf! Damit wirst du automatisch „gezwungen", deine Gedanken zu sortieren, sie klar zu formulieren und auf den Punkt zu bringen. Erst wenn auf dem Papier steht: „Ich will ...!", geht's weiter mit dem nächsten Schritt.

Arbeite mit Teilzielen!

Wenn das Langzeitziel klar definiert ist, gilt es, mit Teilzielen zu arbeiten. So funktioniert es jedenfalls bei mir am besten. Als ich mit dem Gewichtheben begonnen habe, dachte ich nicht im Entferntesten an Olympische Spiele. Zuerst wollte ich die Technik richtig beherrschen, dann wollte ich besser werden als mein Vater – er hält bis heute zahlreiche Weltrekorde im Seniorenbereich –, dann Österreichischer Meister ... und irgendwann ist in mir der Gedanke gereift: ‚Ich will Olympiasieger werden!'

Beim Abnehmen war es ähnlich. Natürlich war mein Endziel mein „altes" Gewicht. Zunächst habe ich es laufen lassen und geschaut, was passiert, wenn ich einfach weniger esse als früher. 10 Kilo hatte ich schnell weg, hauptsächlich Muskelmasse. In Richtung 130 Kilo Körpergewicht bewegte ich mich dann schon bewusster. Ich aß nicht mehr nur weniger, sondern

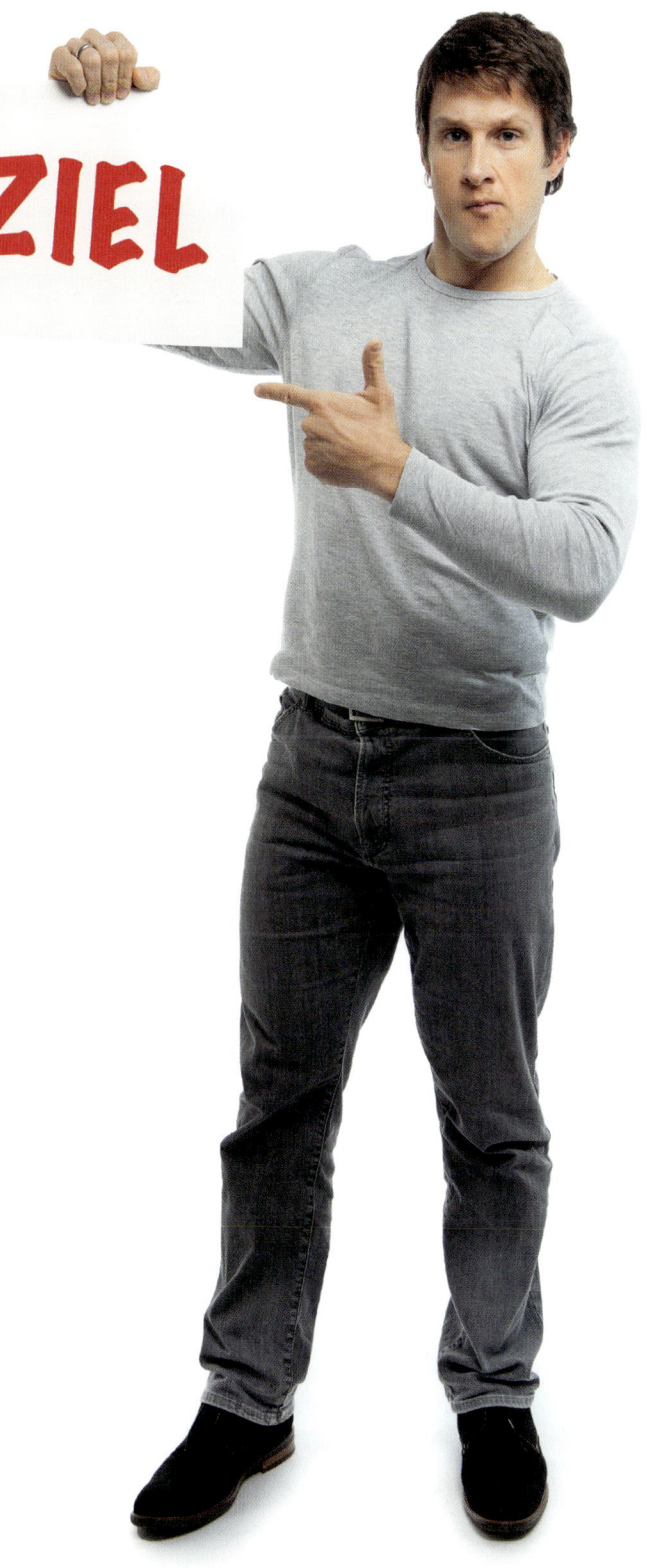

achtete auch wieder vermehrt darauf, *was* ich zu mir nahm. Mit 130 Kilo begann ich dann mit meinem Ausdauertraining. Die 1200 Stufen der „Himmelsleiter" in Heidelberg und mein Fahrrad waren (und sind) meine „Trainingspartner". Und natürlich weiterhin das Gewichtheben, das ich wahrscheinlich nie aufgeben werde (jetzt allerdings auf gehobenem Hobbysportler-Niveau), oder ein anderes Krafttraining.

Vor Weihnachten steckte ich mir das Ziel, auf 125 Kilo Körpergewicht zu kommen, da ich wusste, dass ich über die Feiertage schlemmen und zunehmen würde. Ich wollte aber auf keinen Fall die 130-Kilo-Marke wieder überschreiten. Ich muss sagen, nach Weihnachten war ich von Stolz erfüllt, als die Waage tatsächlich „nur" 128 Kilo anzeigte. Teilziel erreicht! Dann habe ich es gemächlicher angehen lassen: alle 2 Monate 5 Kilo. Ich wollte Ende Februar wieder unter 125 Kilo sein, Ende April bei 120 Kilo, Ende Juni bei 115 Kilo und zu meinem Geburtstag Ende August bei 110 Kilo. Das hatte zwei einfache Gründe: 1.) Je länger man abnimmt und gleichzeitig Ausdauer und Kraft trainiert, umso langsamer nimmt man ab, weil man Fett in Muskel umwandelt und Muskel nun mal mehr wiegt als Fett. 2.) Um meiner Haut die Zeit zum Zurückbilden zu geben. Mit den letzten Kilos habe ich mir dann noch mehr Zeit gelassen, dafür habe ich meinen Körper aber immer weiter definiert, sodass aus dem Koloss oder „Herkules", wie ich von der Presse gerne mal genannt wurde, beziehungsweise aus dem mächtigen „Silberrücken" (ein männlicher Gorilla mit dem charakteristischen silbrig-grauen Fell, der bis zu 230 Kilogramm wiegen kann), wie mich meine Frau immer liebevoll nannte, wieder ein ganz normaler Mensch wurde.

Was sind deine Teilziele?

Was sind deine Teilziele? Du willst bis Weihnachten 5 Kilo abnehmen? Bis zu deiner Hochzeit 3 Kilo? Bis zur Einschulung deines Kindes 10 Kilo? Was auch immer dein Anlass ist – wichtig ist, dass du dein Ziel nicht aus den Augen verlierst!

Der Ist-Zustand: Was isst und trinkst du?

Dein Ziel, deinen Antrieb hast du nun für dich klar definiert. Perfekt, noch eine Hürde bezwungen. Geht doch! Auf geht's zum nächsten Schritt. Jetzt gilt es, eine Bestandsaufnahme zu machen. Ich höre immer wieder: „Ich esse eigentlich gar nicht so viel und nehme trotzdem zu" oder: „Ich verstehe nicht, warum ich nicht abnehme, obwohl ich keine Süßigkeiten esse". Wenn ich die Betreffende oder den Betreffenden dann bitte, mal aufzuschreiben, was sie oder er in einer Woche wirklich isst bzw. gegessen hat, dann ist das Erstaunen groß. Viele von uns essen und trinken nebenbei, ohne es bewusst zu tun. Im Büro trinkst du den einen oder anderen Milchkaffee (Milchzucker und Fett), zwischendurch gönnst du dir eine Cola oder einen Orangensaft (Zucker, Zucker, Zucker), beim Telefonieren naschst du Schokolade oder anderen Süßkram, auf dem Nachhauseweg kaufst du schnell beim Bäcker noch eine Brezel oder ein Stück Pizza, das du im Auto, Bus oder in der S-Bahn verdrückst. Gerade diese Snacks zwischendurch sind so fatal, weil du vor dich hinträumst oder auf andere Dinge konzentriert bist, und so gar nicht mitbekommst, was du alles gegessen hast oder gar komplett vergisst, dass du etwas gegessen hast. Beim Fernsehabend knabberst du dann noch Chips und trinkst ein Bierchen dazu oder gönnst dir ein Glas Rotwein mit Käse …

Ein Tag ist lang, und man unterschätzt die aufgenommene Nahrungsmenge. Also schreib dir bitte mindestens eine Woche lang auf, was du tatsächlich alles isst und trinkst. An sieben aufeinanderfolgenden Tagen inklusive Wochenende. Und verbuche hier wirklich jedes Stück Schokolade, jeden Cappuccino, jede Apfelsaftschorle, einfach alles, jeden Krümel!

Wenn du ins Restaurant gehst: Vergiss nicht, zu notieren, was du in der Zeit gegessen hast, bis das Essen kam. Womöglich Weißbrot mit Butter oder Olivenöl, das dir der Kellner so ganz nebenbei auf den Tisch gestellt hat. Auch der „Gruß aus der Küche" gehört dazu. Und wenn du „nur" einen Salat bestellst, achte darauf, welches Dressing du gegessen hast. In Fertigsoßen ist viel Zucker drin. Essig und Öl dagegen haben wesentlich weniger Kalorien. Und vergiss nicht die gerösteten Brotwürfelchen oben auf dem Salat. Hast du etwas anderes getrunken als Wasser? Das dann bitte auch aufschreiben. Gerade in Erfrischungsgetränken steckt wahnsinnig viel Zucker!

Du wirst erstaunt sein, schwarz auf weiß zu sehen, was du dir tatsächlich so alles zuführst. Dadurch machst du dir vermutlich zum ersten Mal bewusst, was und wie viel du isst und trinkst. Nächste Hürde geschafft! Wenn dir das Aufschreiben bereits zu viel sein sollte (schließlich sind es ja nur ein paar Tage zur Kontrolle), dann stell dir bitte noch einmal die Frage: „Will ich wirklich abnehmen? Will ich mein Ziel erreichen?" Das Ziel sollte dir wichtig genug sein, sonst macht das alles wenig Sinn, und du wirst wieder enttäuscht sein.

Der Ist-Zustand: Wie viel bewegst du dich?

Jetzt gilt es, zu schauen, wie viel du dich im Alltag bewegst. Läufst du zu Fuß zur Arbeit oder fährst du mit dem Auto? Nimmst du den Fahrstuhl in die Wohnung oder die Treppe? Benutzt du im Kaufhaus die Rolltreppe oder die Stufen? Schreib auch bitte hier eine Woche lang ganz genau auf, wann und wie du dich bewegst. Ein einfacher Schrittzähler (5 – 10 €) kann dir dabei helfen.

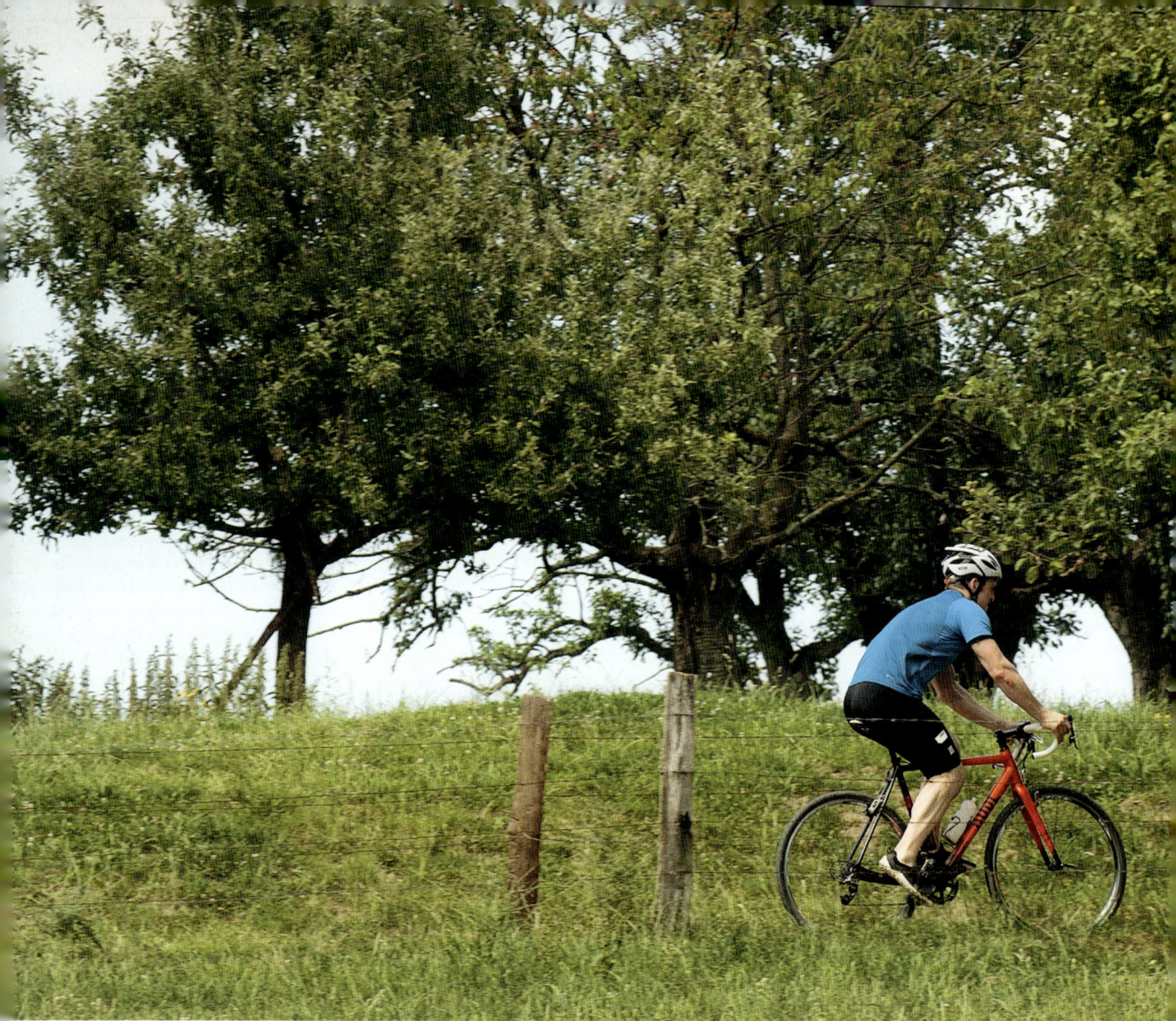

Kluge Menschen denken mit Papier

Steiner-Prinzip-Tipp: Beginne damit, ein Abnehm-Tagebuch zu führen. Am einfachsten besorgst du dir einen handelsüblichen Jahreskalender im Hosentaschenformat und machst dir darin kurze Notizen. Der passt in die Handtasche oder den Aktenkoffer und kann überallhin mitgenommen werden. Oder du notierst

dir alles in deinem Smartphone. Das trägt man eh meist am Körper, oder es liegt griffbereit neben einem auf dem Tisch. Noch einfacher ist, du fotografierst alles mit deinem Smartphone, bevor du es verdrückst oder trinkst, auch wenn es nur ein Gummibärchen ist. Damit du auch verinnerlichst, was du da den ganzen Tag über fotografiert hast, schreibst du vor dem Zubettgehen alles in dein Tagebuch.

Zuerst notierst du den Ist-Zustand: eine Woche lang alles, was du isst und trinkst und wie viel du dich bewegst. Sicher wird dir nach dieser einen Woche bewusst, wo deine eigentlichen Schwächen liegen: Vielleicht isst du zu viel oder du bewegst dich zu wenig, oder dir fällt auf, dass du zu viel isst und dich zu wenig bewegst. Um dies auch wirklich feststellen zu können, ist es wichtig, dass du tatsächlich eine Woche lang alles minutiös aufschreibst. Also halt bitte durch! Denn es geht um dich, deinen Körper und deine Gesundheit!

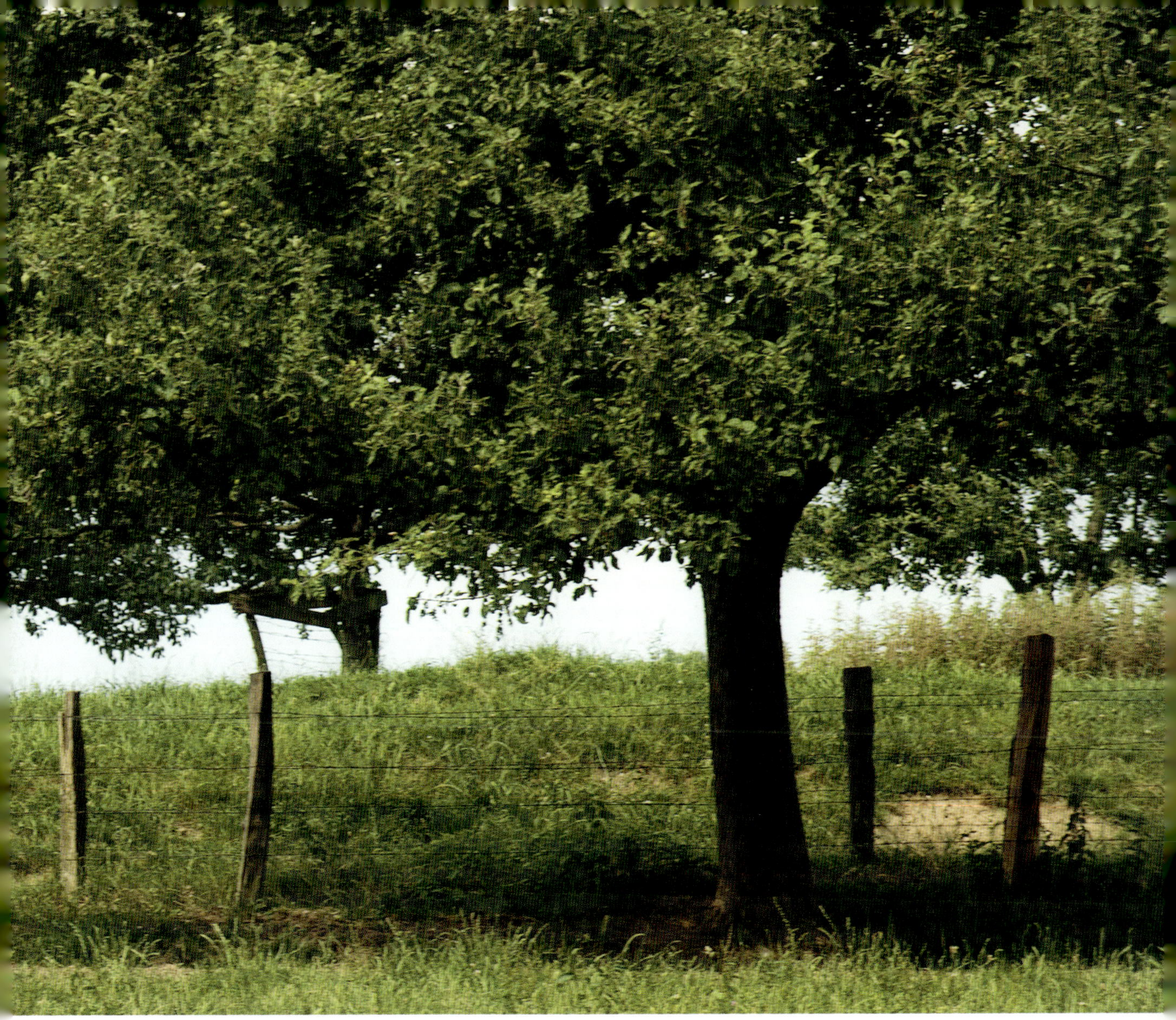

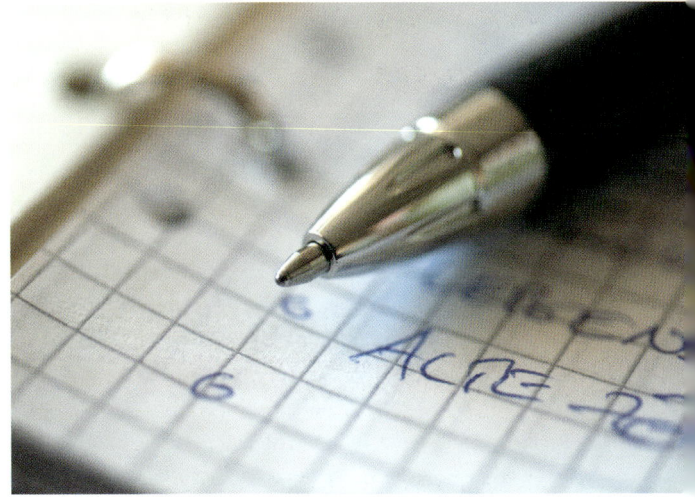

12. Oktober Ist-Zustand / Gewicht: 107 Kilo

Uhrzeit	Bewegung	Essen
9:00 Uhr	30 m Wohnung – Auto	1 Müsliriegel, 1 Milchkaffee
9:15 Uhr	15 m Auto – Fahrstuhl – Büro	
10:00 Uhr		2 Stücke Schokolade, 1 l Zitronenlimonade
12:00 Uhr	50 m zum Imbiss gegangen	1 Pizza, 1 Salat (mit Fertigsauce)
12:30 Uhr	50 m zurück ins Büro	
14:30 Uhr		1 Milchkaffee, 4 Kekse
18:00 Uhr	200 m Bäcker	1 Brezel, 0,5 l Cola
18:05 Uhr	200 m zum Auto	
18:35 Uhr	30 m Auto – Wohnung	
19:00 Uhr		3 Schinken-Käse-Toasts, 1 Bier
20:00 Uhr		½ Tüte Paprika-Chips, 1 Glas Wein
21:00 Uhr		1 Glas Wein

13. Oktober Ist-Zustand

Uhrzeit	Bewegung	Essen
9:00 Uhr	30 m Wohnung, Auto	1 Kaffee mit 2 Teelöffeln Zucker und Milch, 1 Toast Haselnusscreme, 1 Toast Marmelade
9:15 Uhr	15 m Auto – Fahrstuhl – Büro	
10:00 Uhr		Kuchen (Geburtstag der Kollegin), Tee mit 2 Teelöffeln Zucker
13:00 Uhr	50 Stufen Büro – Kantine	Spaghetti Bolognese, Nugatcreme, 0,5 l Sprite
13:45 Uhr	20 m Kantine – Fahrstuhl	
14:30 Uhr		Kekse vom Kollegen, 1 Milchkaffee
15:00 Uhr		0,5 l Cola
18:00 Uhr	200 m Büro – Supermarkt	1 Schokoriegel, 0,25 l Energiedrink
18:30 Uhr	200 m Supermarkt – Auto	
19:00 Uhr	30 m Wohnung – Auto	1 Fertigpizza, 0,5 l Cola
21:00 Uhr		2 Gläser Rotwein, ½ Tüte Erdnussflips, 2 Scheiben Käse, 3 Gewürzgurken

Erst wenn du deinen Ist-Zustand kennst, geht es ans Abnehmen: Erst dann startest du bitte dein Steiner Prinzip. Schreib dir möglichst jeden Tag in deinen Kalender, was du gegessen und getrunken und vor allem, wie viel du dich bewegt hast.

19. Oktober: Start mit dem Steiner Prinzip

Ausgangsgewicht: 107 Kilo
Nach dem Aufstehen: 5 Minuten Gymnastik
Frühstück: 1 Banane und 1 Birne, Kaffee mit 1 Teelöffel Zucker
Mittagessen: Lasagne, 1 Eis, 0,25 l Cola, dann 15 Minuten Spaziergang ...

Wenn es zwischendurch mal zwei, drei Tage gibt, wo du keine Lust hast, alles aufzuschreiben, ist das kein Problem. Aber viermal die Woche solltest du dir dafür schon Zeit nehmen. Und natürlich schreibst du immer mal wieder dein aktuelles Gewicht dazu. Wiege dich aber nur so oft, wie du möchtest. Ich habe mich einmal in der Woche gewogen, weil mich diese Art der Kontrolle zusätzlich angespornt hat. Einmal in der Woche reicht als Referenzwert, denn dann siehst du, ob deine Gewichtstendenz nach oben oder unten geht. Wenn du zwei Tage hintereinander Sport treibst oder dich umgekehrt zwei Tage hintereinander der Völlerei hingibst, zeigt sich das Ergebnis nicht am nächsten Morgen auf der Waage, sondern zeitverzögert zwei bis drei Tage später. Insofern reicht die wöchentliche Kontrolle völlig aus. Ich wiege mich auch heute noch wöchentlich, aber eher, um zu sehen, dass ich mein Gewicht problemlos halten kann. Das motiviert mich. Wenn der Schritt auf die Waage bei dir aufgrund vieler missglückter Diäten negativ besetzt ist, dann wiegst du dich eben nur einmal im Monat oder alle zwei Monate und nimmst dir einen Gürtel oder eine enge Hose als Maßstab. Wenn er/sie weiter wird, merkst du automatisch, dass du abgenommen hast. Die genaue Kiloanzahl ist erst einmal nicht wichtig. Hauptsache, du hast Spaß!!!

Auch mein Schatz wandert gerne mit mir.

Die stummen Helfer: Notizbuch, Motivationsspruch und Foto

Der Vorteil eines Abnehm-Tagebuchs ist, dass du damit zugleich jemanden hast, der dich kontrolliert und ansornt. Wenn du nach vier, nach acht Wochen oder nach einem Jahr nachlesen kannst, welche Fortschritte du gemacht hast, wirst du dich freuen wie ein Schneekönig. Sportler machen das nicht anders. Sie führen auch ein Trainingstagebuch, um in der Rückschau sehen zu können, was sie geleistet haben. Vor allem aber auch, um für die Zukunft planen zu können. Das motiviert unheimlich! Und es hilft dir dabei, dich nicht selbst zu betrügen. Denn unser Gehirn verleitet uns gerne dazu, uns Dinge schönzureden. Im Rückblick ist gerne mal alles größer, weiter, besser oder weniger schlimm. Deshalb: Aufschreiben – dann hast du es schwarz auf weiß!

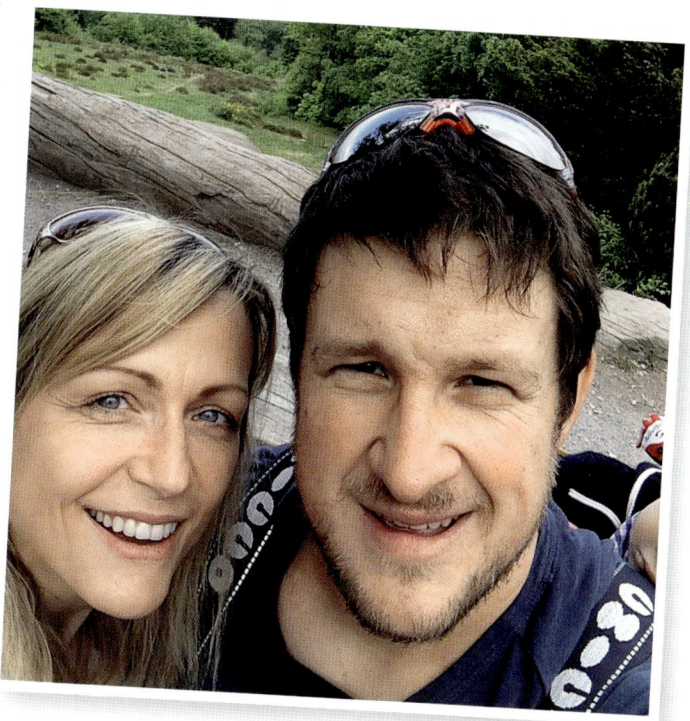

Wenn du dazu keine Lust hast, solltest du es bleiben lassen, denn sonst verlierst du den Spaß am Abnehmen, den Antrieb, etwas in deinem Leben zu verändern. Wichtig ist aber, dass du dir zumindest eine Woche lang deinen Ist-Zustand notierst.

Finde einen Motivationsspruch für dich!

Neben dem Tagebuch gibt es genügend weitere Hilfsmittel, um dich zu motivieren. Mir hilft es, wenn ich optisch an mein Ziel erinnert werde. In der Vorbereitung auf die Olympischen Spiele hing im Trainingsraum unübersehbar ein Plakat mit der Aufschrift: „Operation Medaille läuft – Wir schaffen das!", das unser Bundestrainer Frank Mantek für uns Athleten entworfen und aufgehängt hatte. Diesen Spruch gab es auch als Aufkleber, den ich mir auf meinen Spind, zu Hause auf meinen PC, aufs Auto und praktisch überallhin geklebt habe, um mir immer wieder mein großes Ziel vor Augen zu führen und um auch eine gewisse Vertrautheit und Verbindung mit und zu meinem Ziel zu bekommen.

Vielleicht hilft es dir ja auch, dein Ziel oder einen Motivationsspruch in großen bunten Buchstaben auf ein Plakat zu schreiben und es aufzuhängen. Ein Spruch, der mir in allen Lebenslagen hilft, ist: „Aufstehen, Mund abwischen, weitermachen!" Vielleicht kann er dir ja auch helfen ...

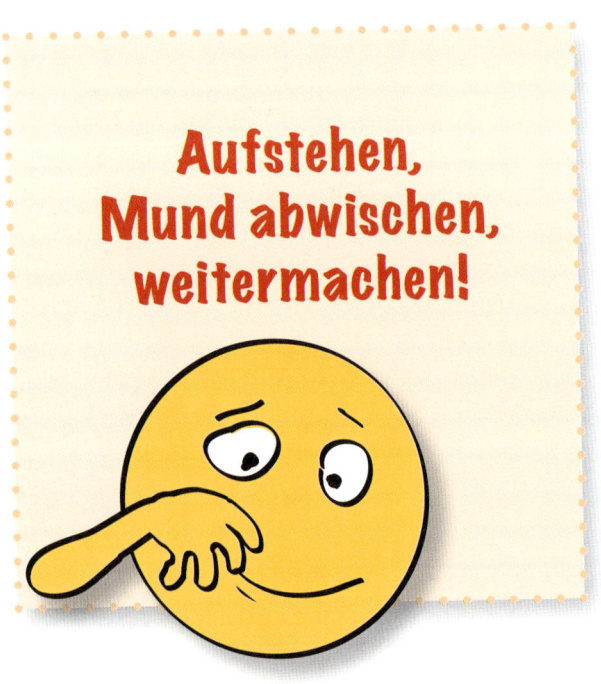

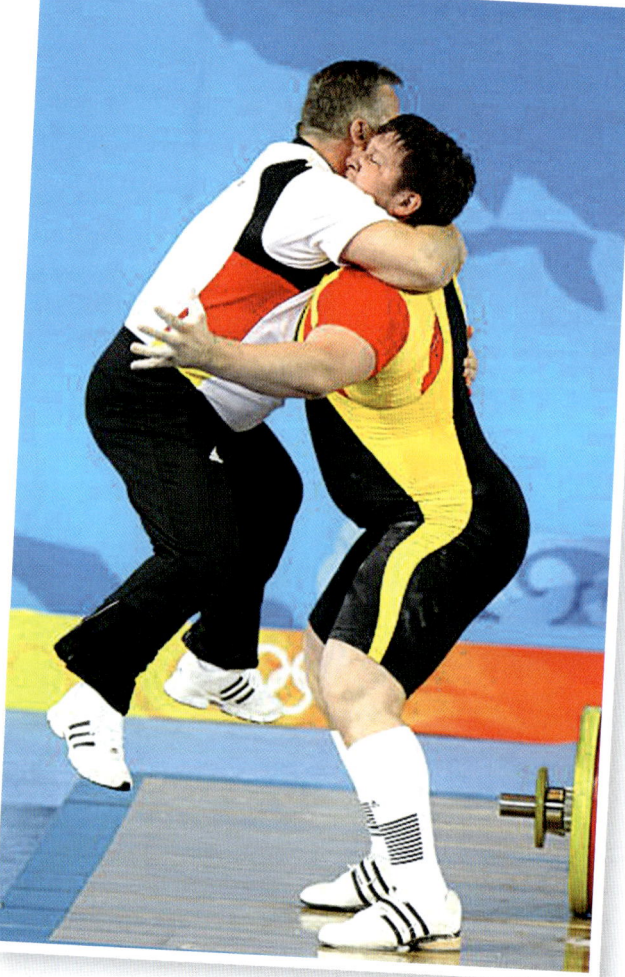

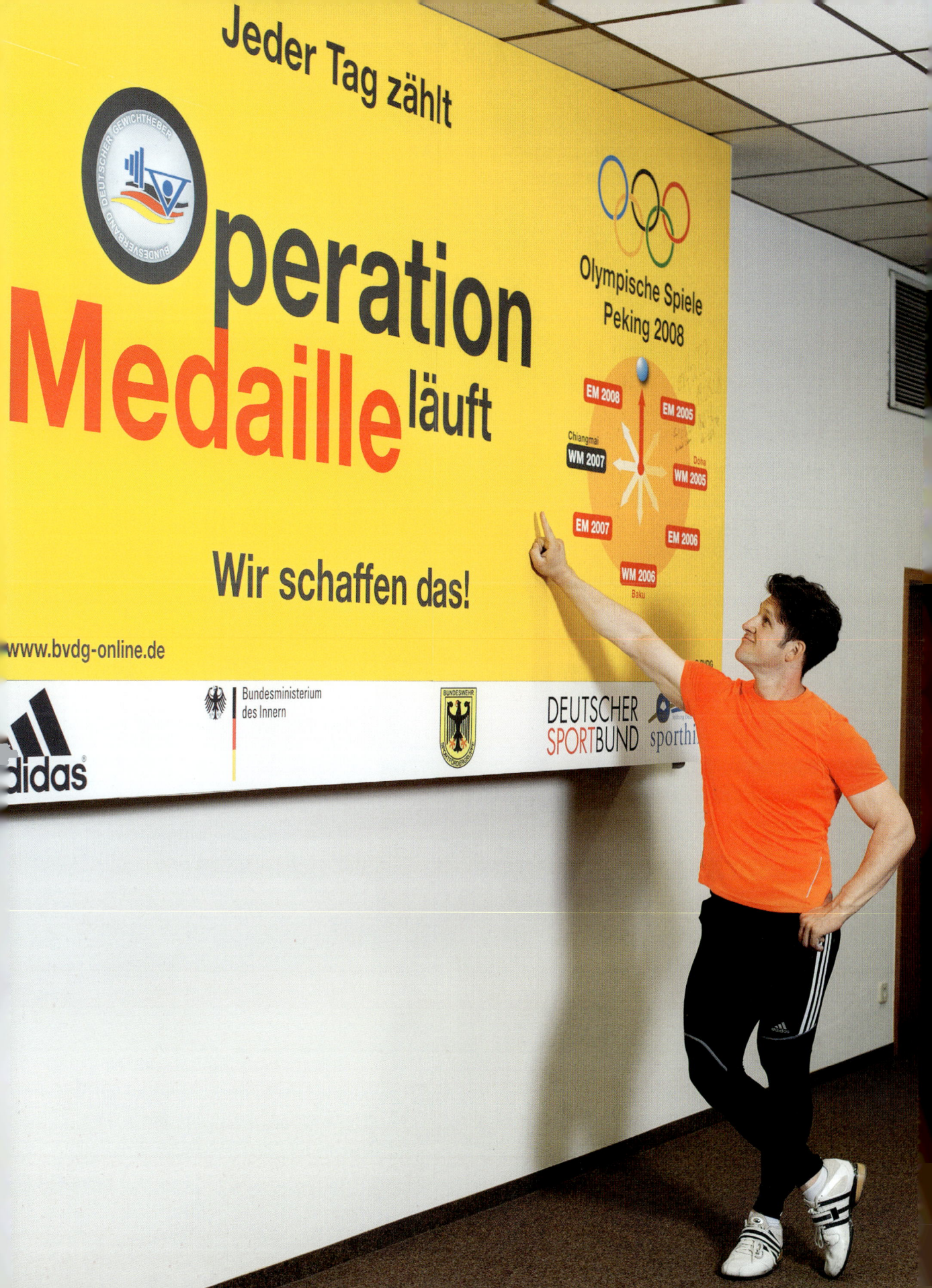

Ein Foto von dir als dein ständiger Begleiter

Mir hat beim Abnehmen zudem ein Foto von den Olympischen Spielen in Athen geholfen. Darauf bin ich mit meinem durchtrainierten Körper zu sehen, den ich wiederhaben wollte.

Probier es doch auch mal aus. Such dir ein Bild aus vergangenen Tagen, auf dem du die Figur hast, die du dir zurückwünschst, und häng es irgendwo auf, wo du es jeden Tag zu sehen bekommst. Am besten an einem Ort, wo die Verführung am größten ist: am Kühlschrank, auf dem Schreibtisch im Büro oder im Wohnzimmer neben dem Fernseher. Oder du arbeitest genau umgekehrt – mit einem Negativbeispiel. Schieß ein Foto von dir in deinem derzeitigen Ist-Zustand, zieh darauf aber bitte nicht den Bauch ein und reck auch nicht den Hals, damit man dein Doppelkinn nicht sieht, sondern mach ein ungeschöntes Bild. Das stellst oder hängst du an einem der genannten Plätze auf. Quasi als Abschreckung: So möchte ich nicht mehr aussehen!

Viele Menschen verlieren den Verstand, die meisten aber den Körper

Ein aktuelles Foto hilft dir dabei, dich besser wahrzunehmen. Im Spiegel siehst du gar nicht so dick aus oder anders ausgedrückt: Du empfindest es nicht so. Es ist leider so, dass du mit jedem Kilo, das du zunimmst, immer mehr das Gefühl für deinen Körper verlierst. Zuerst zwickt nur die Hose. Dann wird sie zu eng, und du kaufst einfach eine größere. Die Oberteile werden auch immer weiter, und da du dich ja tagtäglich im Spiegel siehst, bekommst du die Veränderung gar nicht mit, weil sie ja langsam vonstattengeht. Dein tägliches Umfeld, Freunde, Familie und Arbeitskollegen, gewöhnen sich genauso an deinen Anblick.

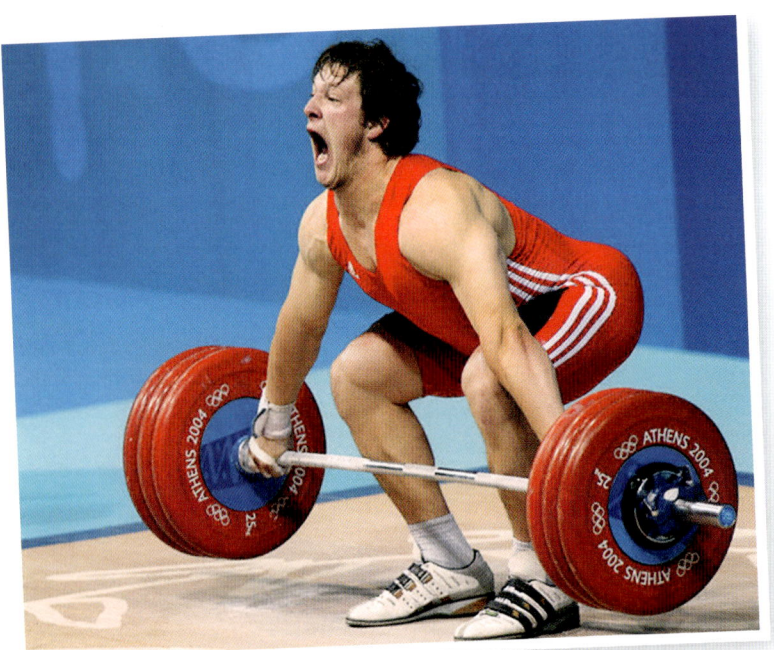

Ich als Jüngling bei meinen ersten Olympischen Spielen in Athen 2004. Immerhin ist dabei Platz 7 rausgesprungen!

76

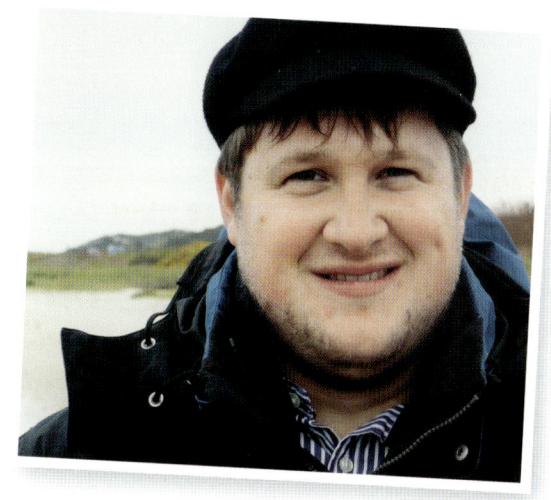

Ich habe es selbst nicht für möglich gehalten, aber auch ich, der ich – rein sportlich gesehen – die Kontrolle über meinen Körper hatte, erschrecke, wenn ich Fotos aus meiner aktiven Zeit sehe. Ich habe mich nicht als so dick empfunden, wie ich ausgesehen habe und wie ich auf andere gewirkt haben muss. Offensichtlich hatte auch ich das Gefühl für meinen Körper verloren, denn meine Selbstwahrnehmung war eine komplett andere. Ich habe mich mindestens 20 Kilo leichter gefühlt, als es der Matthias war, den ich da auf den Fotos sehe. Ich erinnere mich an eine Begebenheit mit meiner Mutter. Sie hatte mich nach meinem Wegzug nach Deutschland oft mehrere Monate lang nicht gesehen. Als ich dann mit stattlichen 140 Kilo vor ihr stand, war sie geschockt: „Bua, wia schaust du denn aus?" Ich jedoch hatte mich bereits an meinen Anblick gewöhnt. Will sagen: Fotos können enorm hilfreich sein, dir deiner selbst wieder bewusst zu werden, wieder ein Gefühl für deinen Körper zu bekommen.

Ich selbst habe während des Abnehmens auch immer wieder Fotos von mir gemacht. Das motiviert ebenfalls wesentlich mehr als der Blick in den Spiegel. Da du ja langsam abnimmst, spürst du die kontinuierliche Veränderung nicht so. Dein Hosenbund wird zwar weiter, doch du schiebst es eher darauf, dass die Hose ausgeleiert ist, statt auf die Tatsache, dass du tatsächlich abgenommen hast. Deine Gesichtszüge werden zwar schmaler und markanter, aber du denkst, es hätte sich nicht viel verändert, weil du dich ja mehrmals am Tag im Spiegel, in einem Schaufenster, in einer sich spiegelnden Fensterscheibe oder wo auch immer erblickst. Du schaust dich ständig irgendwo an – dreidimensional. Machst du aber ein Foto von dir, ist dies eine zweidimensionale Momentaufnahme, auf der du dich neutral, mit einem halben Meter Abstand, betrachten kannst. Du wirst feststellen, dass du jedes Mal ein Aha-Erlebnis hast.

Ja, diese Hose war mal fast zu eng ...

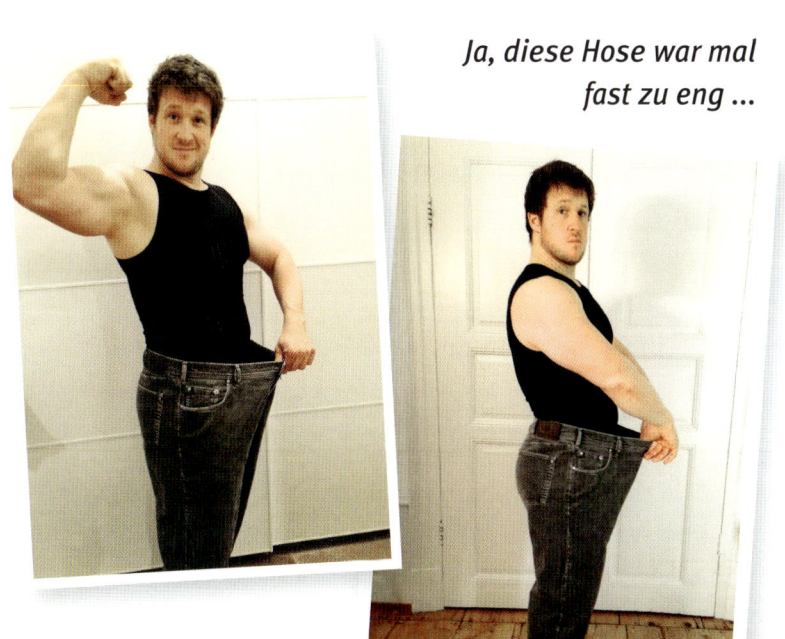

Starte dein Steiner Prinzip!

Dein Ziel ist gesetzt, du hast eine Woche lang aufgeschrieben, was du gegessen und getrunken und wie viel du dich bewegt hast, idealerweise führst du ab sofort Tagebuch (oder auch nur vorübergehend), das Foto oder der Spruch hängt an der Wand – dann kann es jetzt ja losgehen mit deinem Steiner Prinzip!

Keine Angst, ich verlange nicht von dir, dass du jetzt eine Stunde am Tag Sport treibst oder von jetzt auf gleich dein liebgewonnenes Essverhalten völlig umstellen musst. Wir gehen es ganz langsam, aber effektiv an!

Muskeln sind echte Kalorienfresser

Zunächst gilt es, nach und nach deine Muskulatur aufzubauen. Denn Muskeln sind wahre Kalorienfresser. Alle Menschen, die mit überschüssigen Pfunden kämpfen, sollten zu allererst mit leichtem Krafttraining anfangen.

Muskeln verbrauchen automatisch Energie – auch im Ruhezustand. Und sie verbrauchen 30 Mal mehr Energie als Fettgewebe! Du hast allerdings im Lauf der Jahre viele deiner Muskeln in Fett umgewandelt. Das heißt, von deinem einstmals großen Lagerfeuer, das die Kalorien nur so verbrannt hat, ist lediglich die Glut übrig geblieben.

Dieses Feuer werden wir gemeinsam wieder entfachen. Wir bauen deine Muskeln mithilfe von kurzen, intensiven Krafteinheiten wieder auf. Sie sorgen für eine Verdichtung deiner Muskeln und somit für eine erhöhte Fettverbrennung. Bereits während des Krafttrainings wird dein Hochofen angezündet, der noch Stunden danach die störenden Fettzellen verbrennt.

Die für mich effektivste Form des Muskelaufbaus ist das Gewichtheben. Nach einer Einheit Gewichtheben brennt mein Körper fast 24 Stunden nach! Als Typ-1-Diabetiker kann ich den Nachweis schwarz auf weiß beziehungsweise in meinem Fall „gelb auf schwarz" von meinem Blutzuckermessgerät ablesen: einen über viele Stunden niedrigen und vor allem konstanten Blutzuckerspiegel zwischen 70 und 100 mg/dl (Milligramm Zucker pro Deziliter Blut).

Wenn ich mit höheren Lasten als normal oder etwas länger trainiere, muss ich nach dem Training sogar gegensteuern, indem ich eine Kleinigkeit esse, damit mein Blutzuckerspiegel nicht wesentlich unter 70 mg/dl rutscht, was Unterzucker bedeuten würde.

Wenn du allerdings gemäßigtes Muskeltraining betreibst oder kurze, intensive Krafteinheiten, läufst du nicht Gefahr zu unterzuckern.

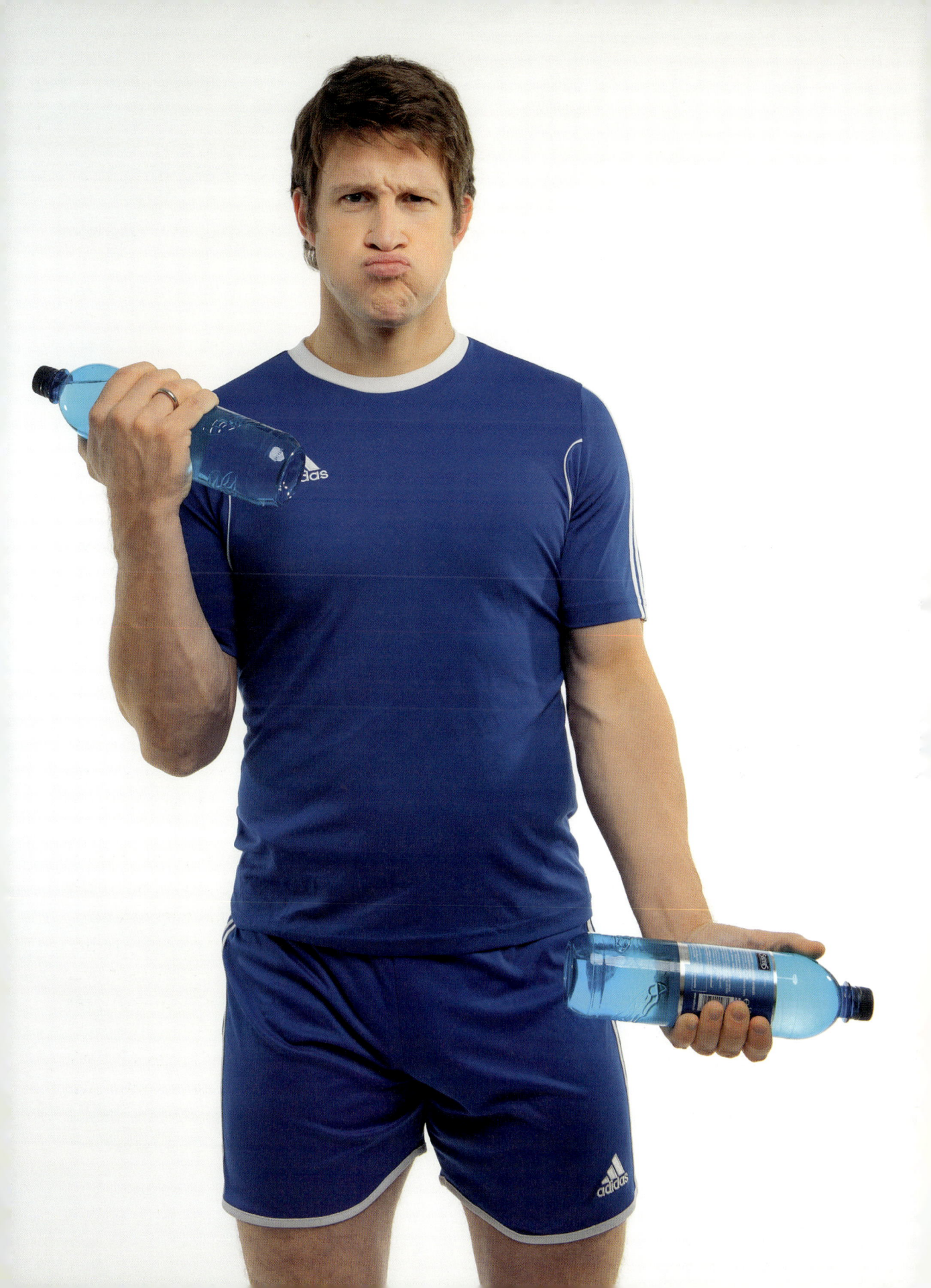

Was bedeutet Unterzucker oder ein zu hoher Blutzuckerspiegel?

Bei leichtem Unterzucker verspürt der Gesunde vor allem eines: Heißhunger! Manchmal auch Schwindel, Kopfschmerzen und Abgeschlagenheit. In eine richtige Unterzuckerung rutschst du als gesunder Mensch aber normalerweise nicht hinein, da unser Körper automatisch Hormone (u. a. Adrenalin und Glukagon) ausschüttet, die Zucker aus der Leber mobilisieren und so den Blutzuckerspiegel erhöhen.

Bei Typ-1-Diabetikern kann Unterzucker (unter 60 mg/dl) schnell weiterreichende Folgen haben: Wir verlieren die Kontrolle über uns, werden entweder apathisch, kindisch, sprechen unkontrolliert oder fallen im schlimmsten Fall gar in Ohnmacht, aus der wir, wenn alles schiefläuft, nicht mehr erwachen. Egal, ob Typ-1-Diabetiker oder nicht – du solltest vermeiden, in eine Unterzuckerung zu geraten, weil du dann nur noch eines willst: Süßes essen und das mit wahrem Heißhunger.

Du solltest aber auch das andere Extrem vermeiden: einen zu hohen Blutzuckerspiegel, denn der schadet langfristig deiner Gesundheit. Bei gesunden Menschen steigt der Zuckerspiegel nach dem Essen schnell an, er reguliert sich aber auch schnell ein. Wenn du jedoch Typ-2-Diabetiker bist oder ohne es zu wissen bereits auf dem besten Weg dorthin, dann schüttet dein Körper große Mengen an Insulin aus, um die Werte wieder zu normalisieren. (Typ-1-Diabetiker produzieren kein eigenes Insulin und müssen dann mehr Insulin spritzen.) In dieser Zeit stoppt die Fettverbrennung – du kannst also in dieser Zeit nicht abnehmen! (Darauf gehe ich ab Seite 110 noch genauer ein.) Daher wäre es von Vorteil, wenn auch du deinen Blutzucker misst, um ein Gefühl dafür zu bekommen. Gerade am Anfang, wenn du mit dem Steiner Prinzip beginnst, ist es sinnvoll, wenn du deine Blutzuckerwerte kennst. Bei Nicht-Diabetikern sinkt der Blutzucker kaum unter 60 mg/dl und steigt nach dem Essen auf höchstens 140 mg/dl. Um einen Referenzwert zu bekommen, misst du morgens mit nüchternem Magen und dann zwei Stunden nach dem Essen und Trinken. Dein Nüchternwert sollte idealerweise unter 100 mg/dl liegen. Zwei Stunden nach dem Essen und Trinken sollte der Wert bei Nicht-Diabetikern unter 140 mg/dl liegen, bei Diabetikern unter 160 mg/dl. Liegt dein Nüchternwert als Nicht-Diabetiker über 100 mg/dl, dann geh bitte zum Arzt, um das abklären zu lassen!

Du solltest deinen Blutzucker auch zwischendurch messen, zur Kontrolle, wenn du dich nicht wohlfühlst. Empfindungen bei zu hohem Blutzucker: Du hast das Gefühl, dein Herz muss kräftiger schlagen oder das Blut fühlt sich dickflüssig an. Du bist auch schneller außer Puste. Auch wenn du müde oder antriebslos bist, kann dies von einem zu hohen Blutzuckerspiegel herrühren. Leider macht sich ein hoher Blutzuckerspiegel oft auch gar nicht bemerkbar.

Schreib deine Werte am besten ebenfalls eine Woche lang in dein Abnehm-Tagebuch.

Keine Angst, der kleine Pikser in den Finger beim Messen tut nicht weh! Ich steche mich sehr oft, bestimmt zehnmal am Tag – und das seit 15 Jahren.

Du kannst deinen Blutzucker in jeder Apotheke messen lassen. Wichtig ist nur, dass du es morgens machst, bevor du etwas gegessen und getrunken hast. Zu Hause ist das natürlich bequemer. Einfache Blutzuckermessgeräte gibt es in Apotheken, aber auch in Drogeriemärkten bereits für wenig Geld. Wie alles beim Steiner Prinzip ist dies nur eine Anregung und keine Pflicht!

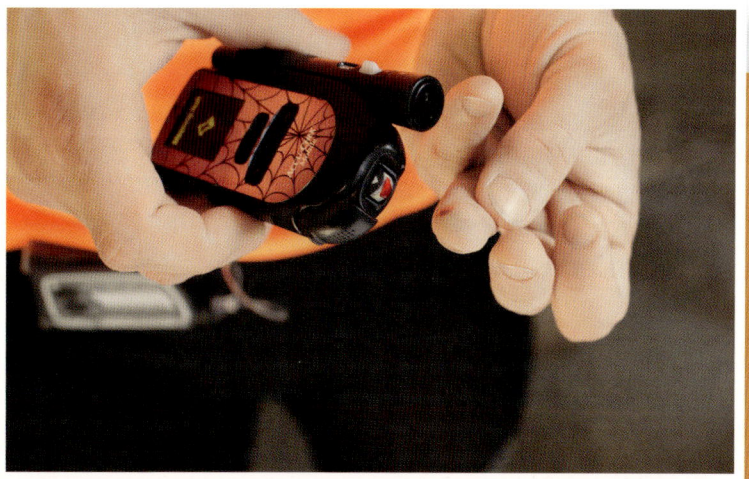

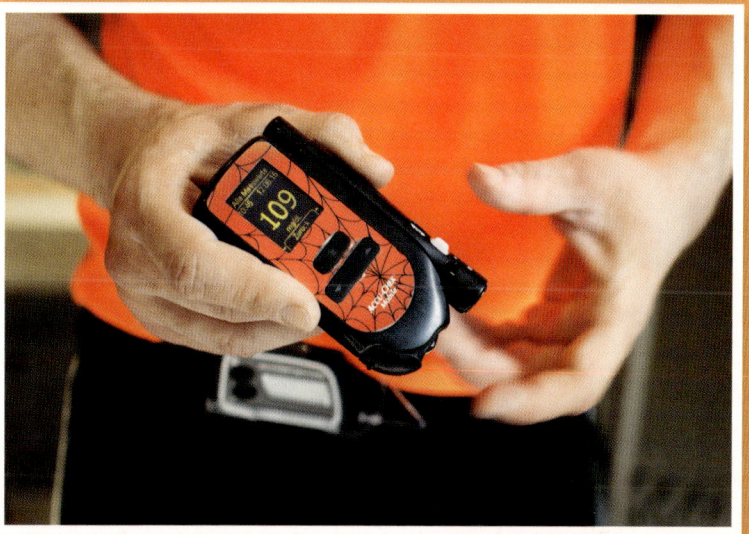

Zusammenfassung:
Blutzuckerwert in mg/dl (Milligramm Zucker pro Deziliter Blut) Nüchternwert:

unter 100 mg/dl beim Nicht-Diabetiker
unter 100 mg/dl beim Diabetiker, wenn er nachts keinen Unterzucker hatte, denn dann ist der Wert morgens erhöht

2 Stunden nach dem Essen/ Trinken:
– unter 140 mg/dl beim Nicht-Diabetiker
– unter 160 mg/dl beim Diabetiker

(Manche Blutzuckermessgeräte verwenden die Maßeinheit mmol/l (Millimol pro Liter). Hier musst du einfach mg/dl durch 18 teilen, dann erhältst du mmol/l. Umgekehrt musst du mmol/l einfach mit 18 malnehmen, das ergibt dann mg/dl.)

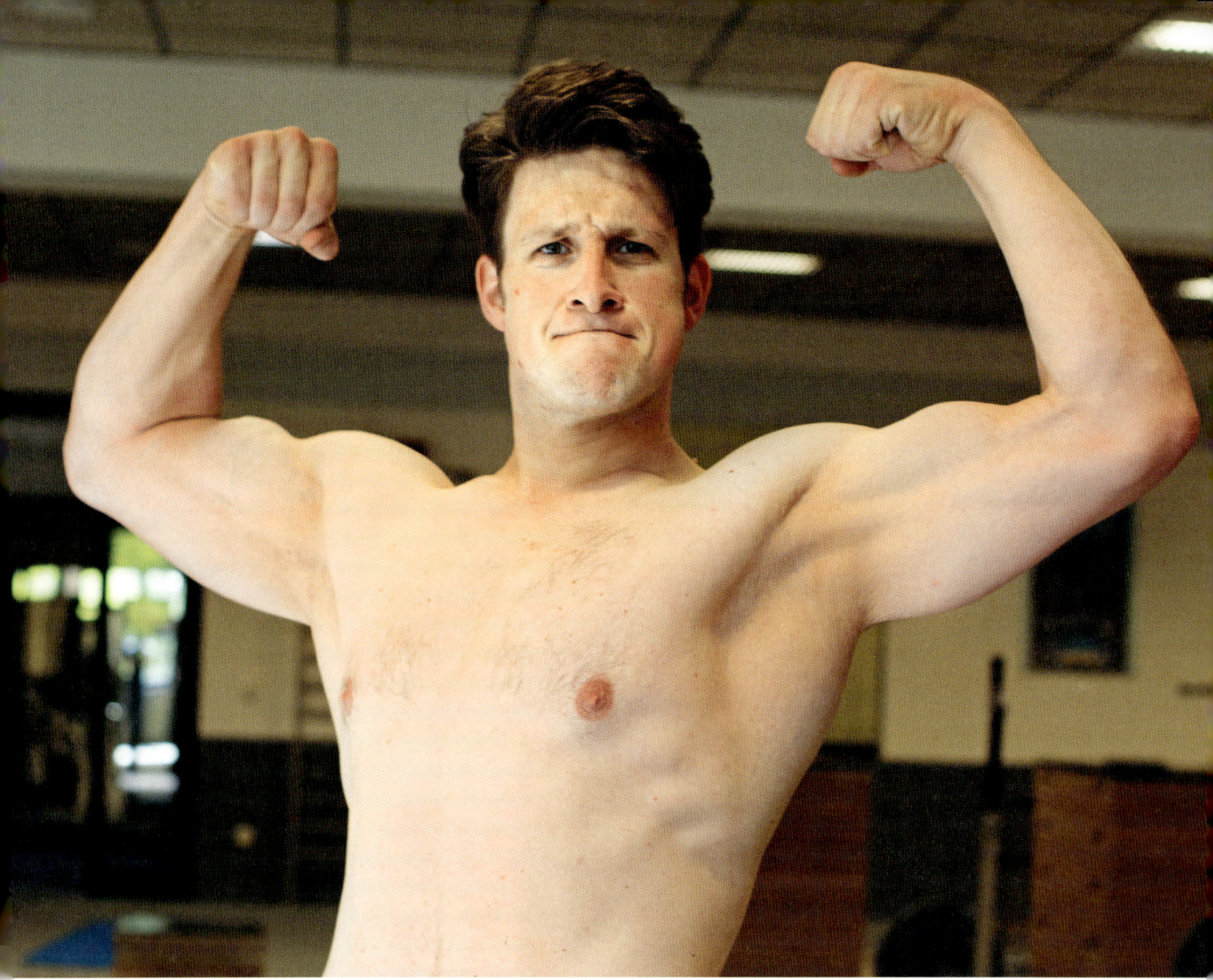

Muskeln wirken wie ein Bügeleisen von innen

Muskeln haben einen praktischen Nebeneffekt: Sie helfen dabei, die Haut zu straffen. Ich bin häufig gefragt worden, ob ich denn vom vielen Abnehmen eine „Hautschürze" am Bauch bekommen hätte, also überschüssige Haut, die schlaff herunterhängt. Es erreichten mich Briefe wie: „Herr Steiner, verraten Sie mir bitte, wo Sie sich haben operieren lassen". „Stört Sie Ihre Hautschürze nicht? Allein deshalb habe ich Angst, abzunehmen!" und ähnliches mehr.

Da ich nicht mithilfe einer Crash-Diät oder Magenverkleinerung abgenommen habe, wobei die Haut gar keine Zeit hat, sich auf die neue Situation einzustellen, habe ich auch keine Hautschürze. Mein Fett war allerdings auch gut über den gesamten Körper verteilt und lagerte nicht nur in der Bauchregion.

Einzig Geweberisse an der Hüfte und an den Oberarmen erinnern an meine starken Zeiten. Wobei ich die Geweberisse an den Oberarmen bereits mit 100 Kilo Körpergewicht hatte. Da war wohl irgendwann der Muskelumfang zu viel für mein Bindegewebe.

Wenn du langsam abnimmst und parallel dazu Muskeln aufbaust, hast du gute Chancen, dass sich deine Haut zurückbilden kann. Das kann auch nach dem Abnehmen noch einmal gut 1 – 1,5 Jahre dauern. Deshalb ist es wichtig, dass du, nachdem du dein Wohlfühlgewicht erreicht hast, weiterhin Kraft und Ausdauer trainierst. Natürlich hängt es auch davon ab, wie schnell und wie viel du zugenommen hast, sprich wie stark „mitgenommen" dein Bindegewebe ist. Hast du nur an einer Stelle zugenommen, oder ist das Fett eher gleichmäßig am Körper verteilt? Dein Alter und deine Genetik spielen auch eine Rolle. Frei nach dem Motto: „Umso jünger, umso besser die Rückbildung". Es gibt aber leider keine Garantie dafür, dass du trotz aller Bemühungen keine Hautschürze bekommst. Vielleicht hatte ich auch nur Glück …

Mit Geweberissen und Hautschürzen wollen wir uns aber nicht weiter beschäftigen, und der Gedanke daran soll dich schon gar nicht vom Abnehmen abhalten! Im Vordergrund stehen deine Gesundheit und das Dich-in-deiner-Haut-Wohlfühlen, da spielen ein paar harmlose Geweberisse oder womöglich eine Hautschürze überhaupt keine Rolle. Im Notfall kannst du dir eine Hautschürze tatsächlich operativ entfernen lassen.

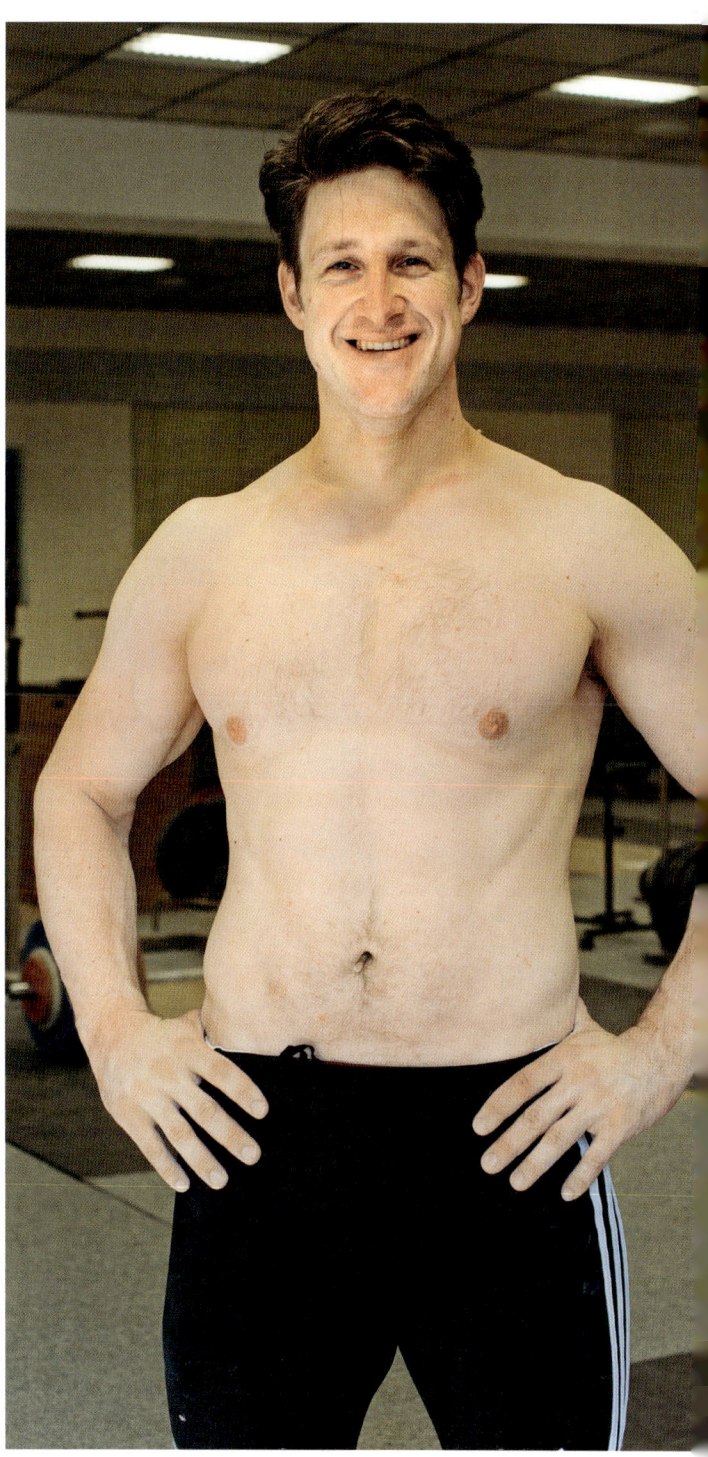

Wenn auch nicht so oft, ich laufe wieder gerne mal ohne T-Shirt.

Körperfett ist nicht gleich Körperfett

Du möchtest dich und deinen Körper wieder besser kennenlernen. Da schadet es nicht, zu wissen, was sich unter deiner Haut befindet. Es gibt nämlich unterschiedliche Arten von Fettzellen. Im Prinzip hast du fast überall in deinem Körper Fettzellen. Selbst um die Knochen deiner Finger, was ich nicht für möglich gehalten hätte – aber nach meinem Abnehmen musste ich mir meinen Ehering um drei Größen verkleinern lassen.

Die meisten Fettzellen sind harmlos, es stört lediglich die Tatsache, dass sie dich nicht ganz so schön aussehen lassen. Worauf du aber dringend achten solltest, sind die Fettzellen rund um deine Taille. Vor allem Männer sammeln gerne zusätzliche Pfunde um die Taille. Diese „Apfelform" birgt ein erhöhtes Krankheitsrisiko. Die „Birnenform", bei der sich das Fett vor allem an den Hüften und am Gesäß anlagert, gilt als weniger gefährlich. Gene und Geschlechtshormone entscheiden mit, ob sich dein Körper zur Kugel oder zum Tropfen formt.

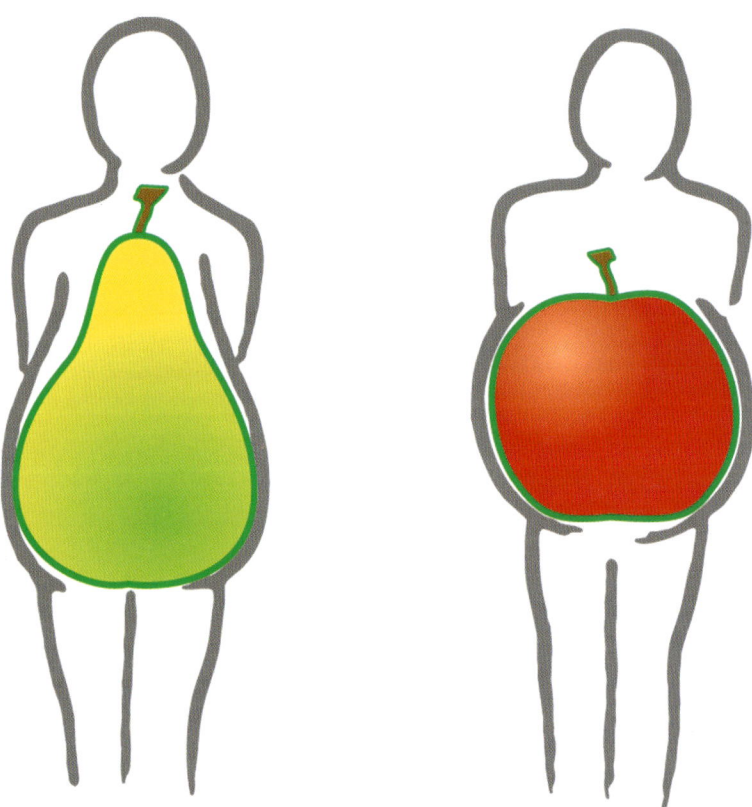

Die Apfelform birgt ein erhöhtes Krankheitsrisiko. Die Birnenform, bei der sich das Fett an Gesäß und Hüften ansammelt, gilt als weniger gefährlich.

Miss deinen Taillenumfang!

Bei Männern sollte der Taillenumfang 94 Zentimeter nicht überschreiten, bei Frauen sollte er nicht über 78,5 Zentimetern liegen. Denn laut einer im Jahr 2010 veröffentlichten Studie, an der über 25.000 Menschen in Potsdam und Umgebung teilnahmen, verdoppelt sich das Typ-2-Diabetesrisiko bei Männern, bei Frauen vervierfacht es sich sogar, wenn der Taillenumfang wesentlich über diesen Maßen liegt.

Frauen: Liegt dein Taillenumfang unter 78,5 Zentimetern?
Männer: Liegt dein Taillenumfang unter 94 Zentimetern?

Taille ist nicht gleich Taille und Bauch nicht gleich Bauch. Hängt dein Bauch nur schlaff herunter, ist das zwar nicht schön, aber gesundheitlich wesentlich weniger bedenklich, da er aus weichem Unterfettgewebe besteht, das als vergleichsweise harmlos gilt. Ganz anders sieht es mit dem typischen „Bierbauch" aus, der sich prall nach vorn schiebt. Er besteht aus sogenanntem viszeralem Fettgewebe.

Aber nicht immer wird dieses Fett als Bierbauch sichtbar, meistens versteckt es sich, kaum tastbar, innen am Rücken, an deinen Bauchseiten und zwischen deinen Eingeweiden. Du hast dann z. B. eine Fettleber. Das innere Bauchfett wird von Experten als hochgefährlich eingestuft, da es an fast allen Krankheiten, mit de-

nen Übergewicht einhergeht, maßgeblich beteiligt ist. Krankheiten wie Diabetes, Bluthochdruck, Schlaganfall, Herzinfarkt, Unfruchtbarkeit, Demenz und Krebs.

Denn das Viszeralfett heizt nicht nur deinen Hunger an, sondern begünstigt auch die Entzündung der Blutgefäße und führt hier zu einer beschleunigten Gefäßverkalkung, der Arteriosklerose, weil der Körper nicht mit der Überflutung durch zucker- und fetthaltige Nahrung zurechtkommt.

Doch glücklicherweise ist viszerales Fettgewebe der aktivste Teil des Fettgewebes. Es reagiert drastisch auf Kalorienentzug und Sport. Das heißt, es schmilzt viel schneller als andere Fettdepots. Deshalb lautet die Botschaft der Forscher: **Bewege dich, stemme Gewichte!**

Und daher widmen wir uns jetzt wieder dem Krafttraining. Wenn du bereits Probleme hast, in die Knie zu gehen, dann trainierst du zunächst nur den Oberkörper, um deine Gelenke und Knochen zu schonen. Wenn du gezielt Muskeln aufbauen willst, ist es sinnvoll, dich in einem Fitness-Studio anzumelden und dir von einem erfahrenen Trainer Übungen an Geräten zeigen zu lassen. Wenn dir Fitness-Studios zu teuer sind oder du vor langfristigen Mitgliedschaften zurückschreckst, dann kannst du ja erst mal eine Schnupperwoche oder einen Probemonat buchen.

Wenn du Kontrolle und Motivation brauchst, ist ein Studio sicherlich sinn-

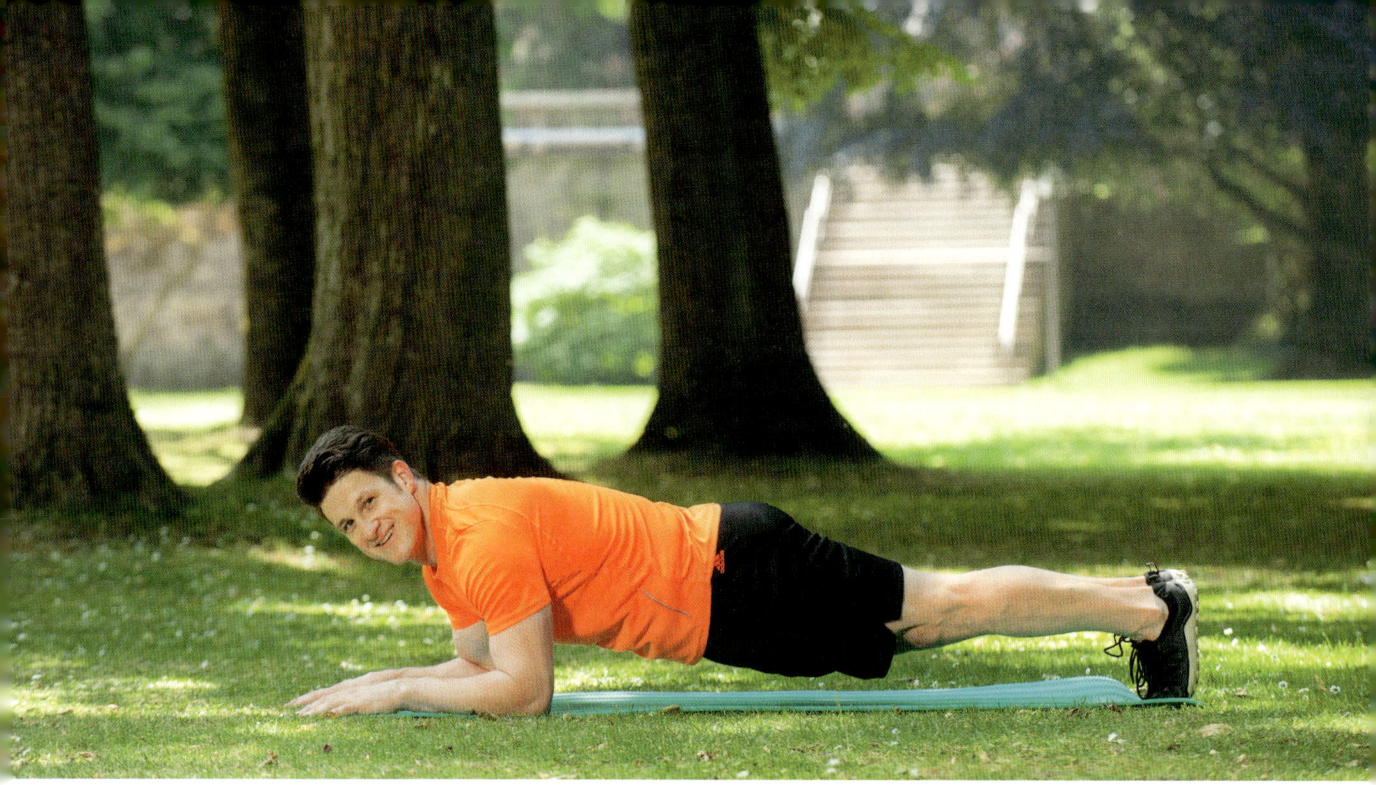

voll. Sollte das Fitness-Studio jedoch so weit von deinem Zuhause entfernt liegen, dass jeder Besuch dort für dich mit Riesenumständen verbunden wäre, dann verrate ich dir die Fitnessübungen meiner Frau. Inge sagt von sich selbst, dass sie sportlich sei, aber faul. Ein Sportler in der Familie reiche. Trotzdem hat sie im zarten Alter von fünfundvierzig Jahren und nach zwei Schwangerschaften einen absoluten Traumkörper – ohne stundenlanges Krafttraining. Auch sie lebt nach dem Steiner Prinzip: Muskelaufbau – Bewegung – Ernährung, allerdings stehen bei ihr Be-

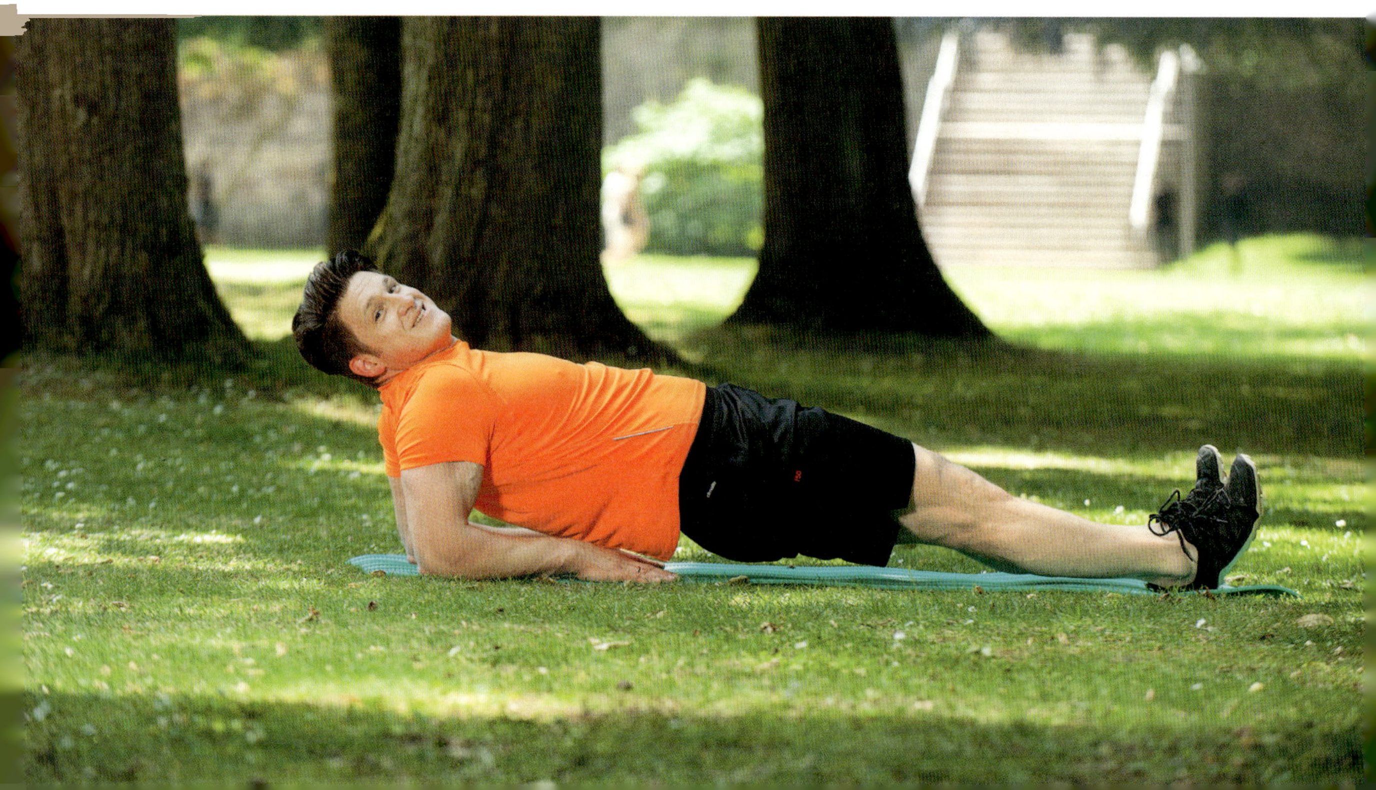

wegung und Ernährung im Vordergrund. Muskeltraining ist nicht so ihre Sache, und so beschränkt sich ihr Muskelaufbau auf diese hier abgebildeten einfachen, aber effizienten Übungen:

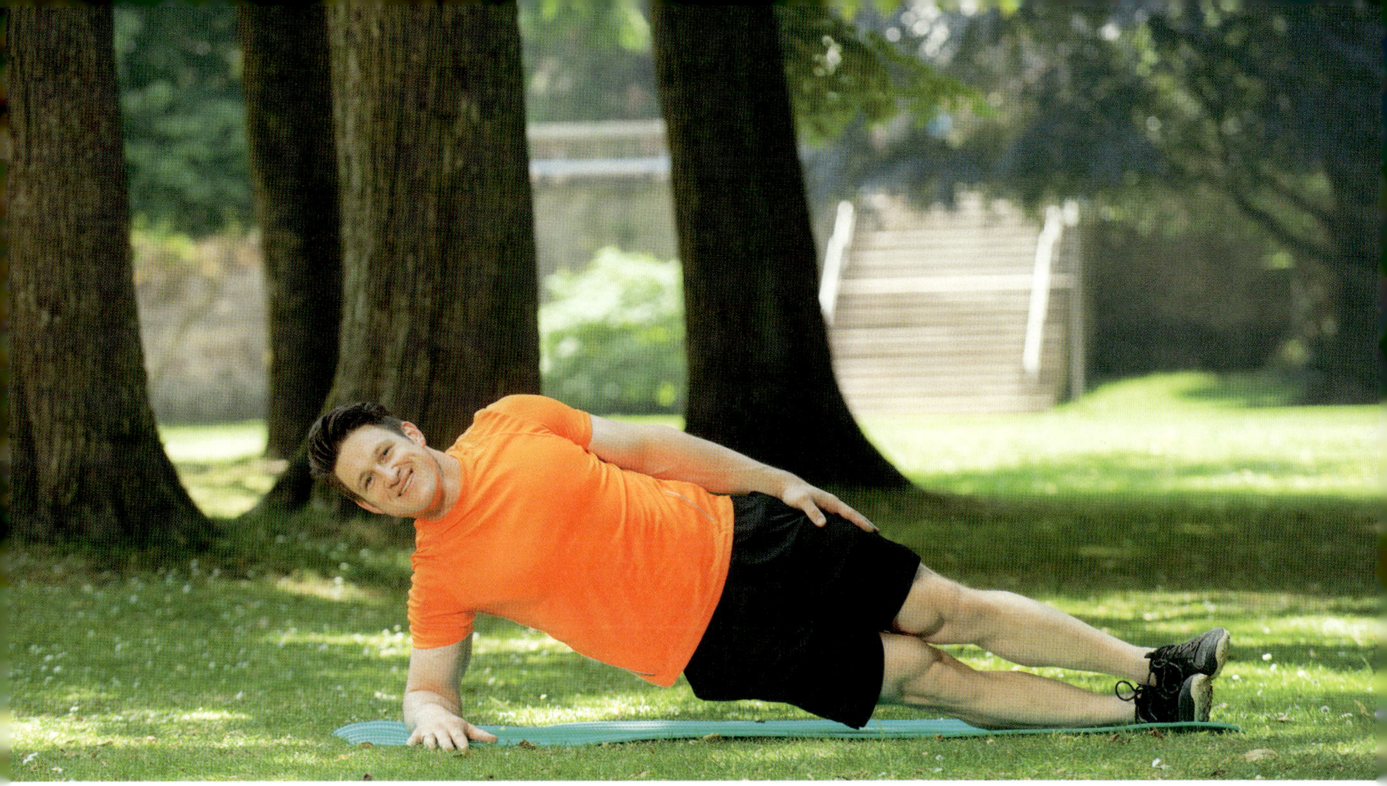

Jede Position mindestens 1 Minute lang halten. Das sind gerade mal 4 Minuten Muskeltraining am Tag. Darauf achten, dass der Körper gestreckt und jeder verfügbare Muskel angespannt ist. Diese Übung lässt sich problemlose steigern. Meine Frau macht sie 10 Minuten am Tag. Inges Übung ist allerdings nichts für dich, solltest du stärker übergewichtig sein.

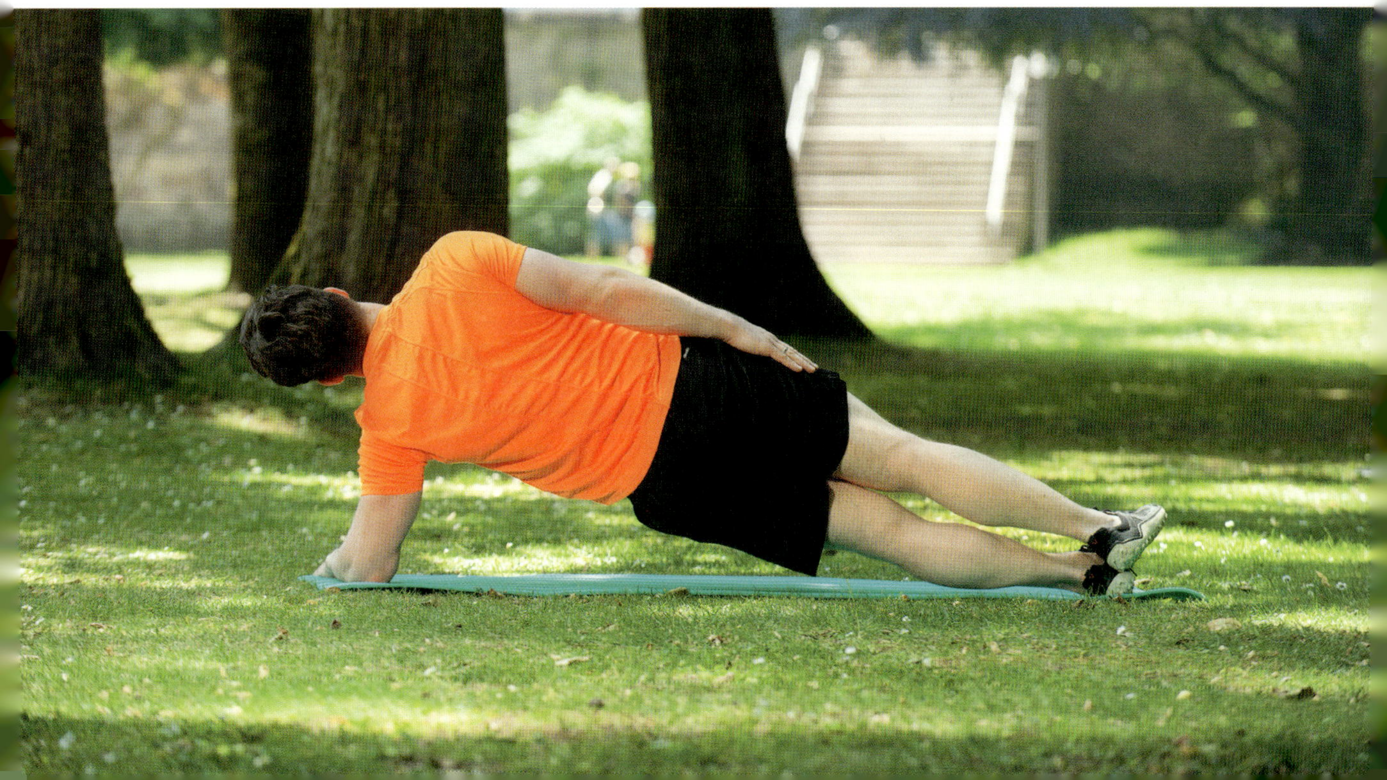

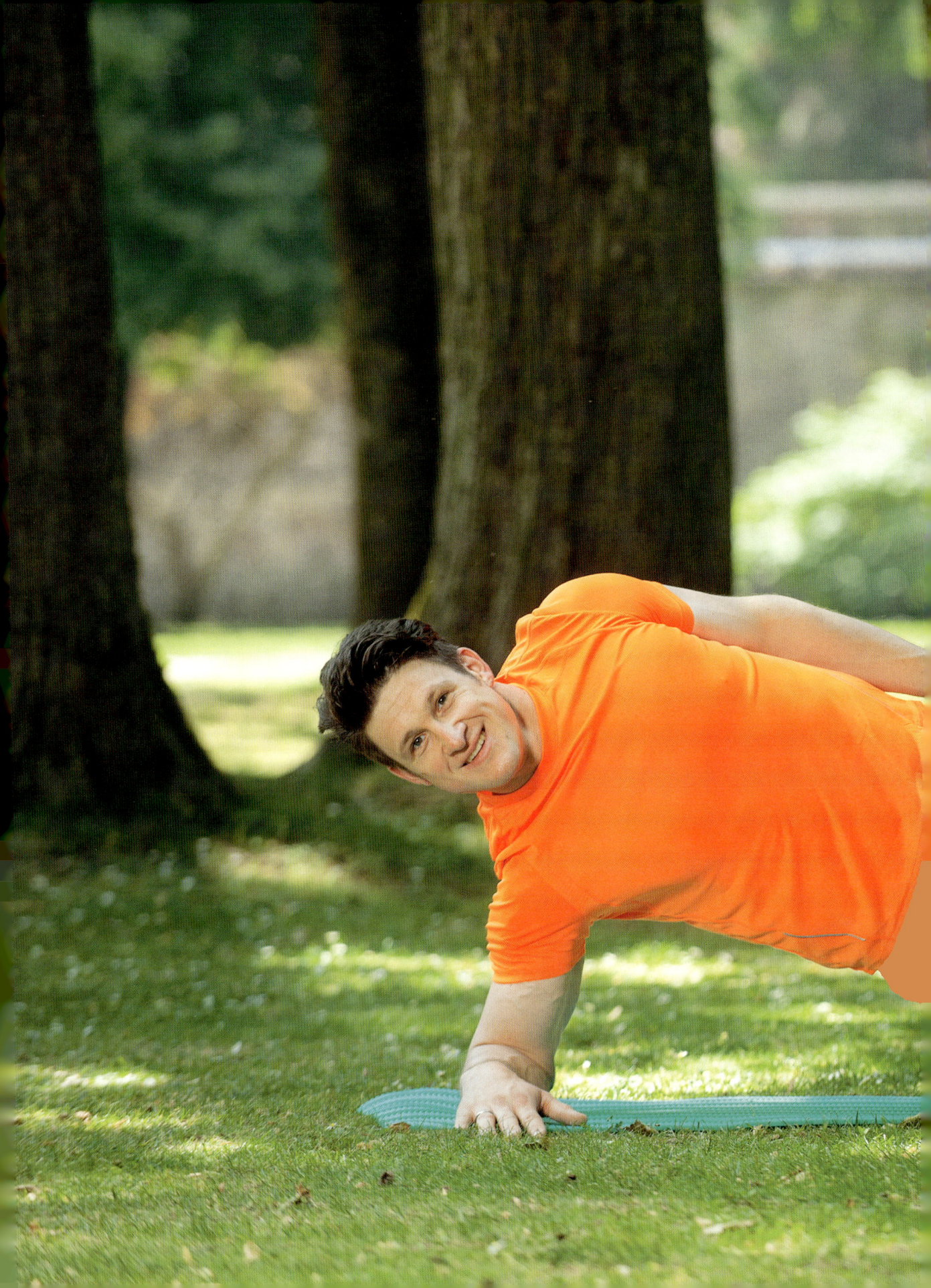

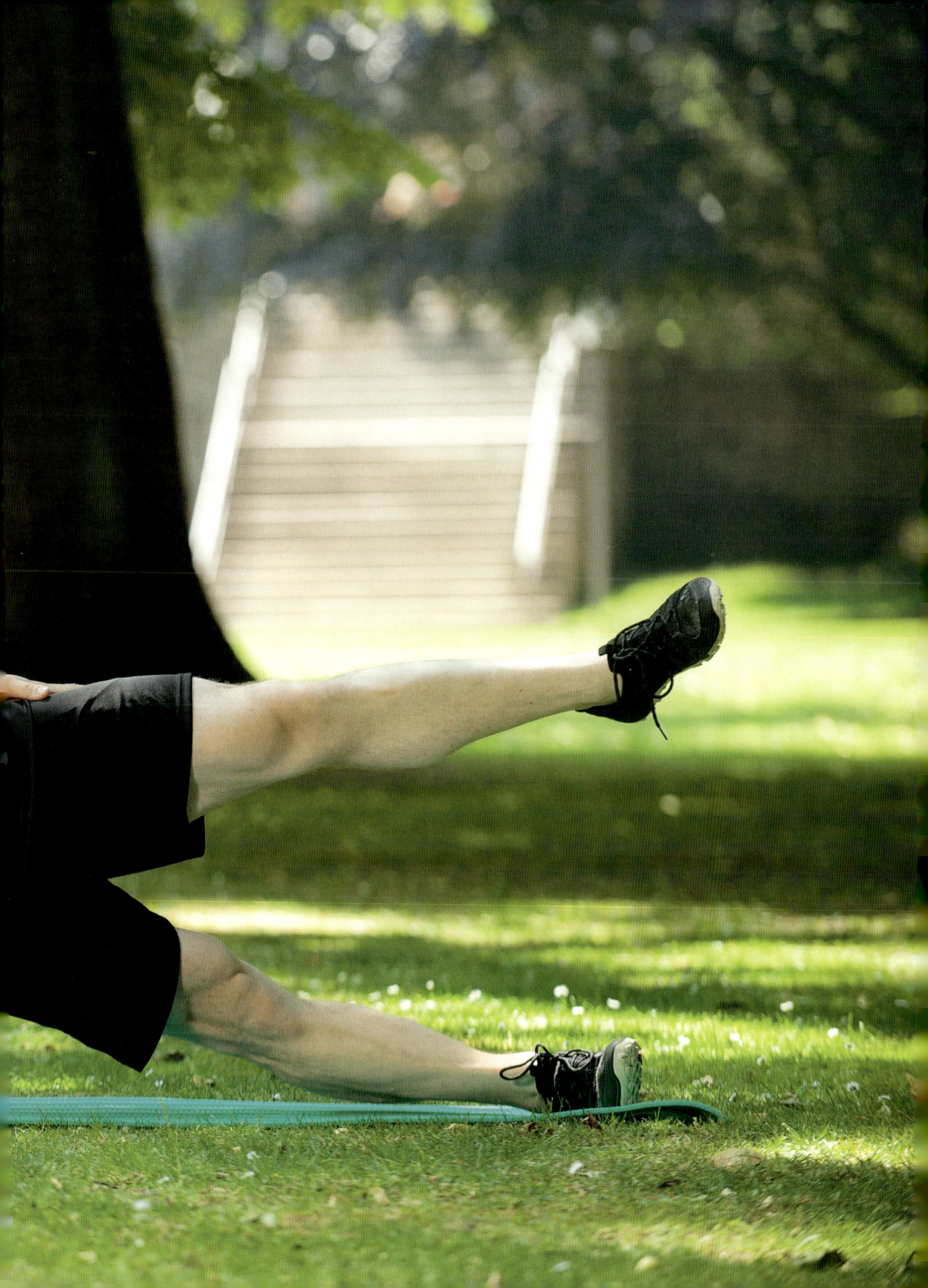

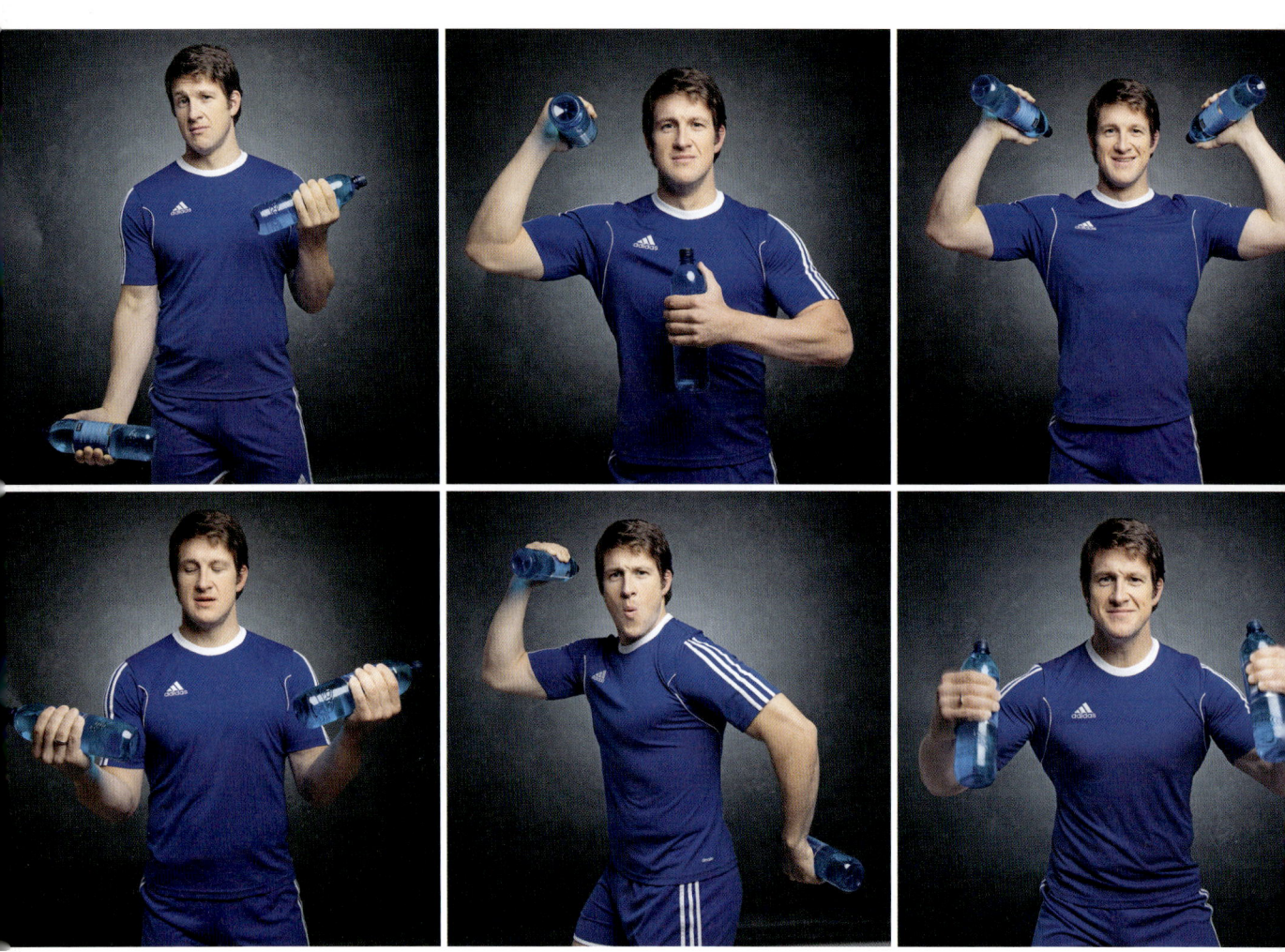

Stark Übergewichtigen empfehle ich ein leichtes Kurzhanteltraining. Du kannst herkömmliche 1,5-Liter-Wasserflaschen mit Wasser oder Sand befüllen und diese als Kurzhanteln benutzen. Damit kannst du zu Hause wunderbar Übungen durchführen. Wenn du dann dieses kurze Krafttraining mit Bewegung kombinierst, optimiert das deine vorhandenen Muskeln und sorgt für zusätzliche Fettverbrennung.

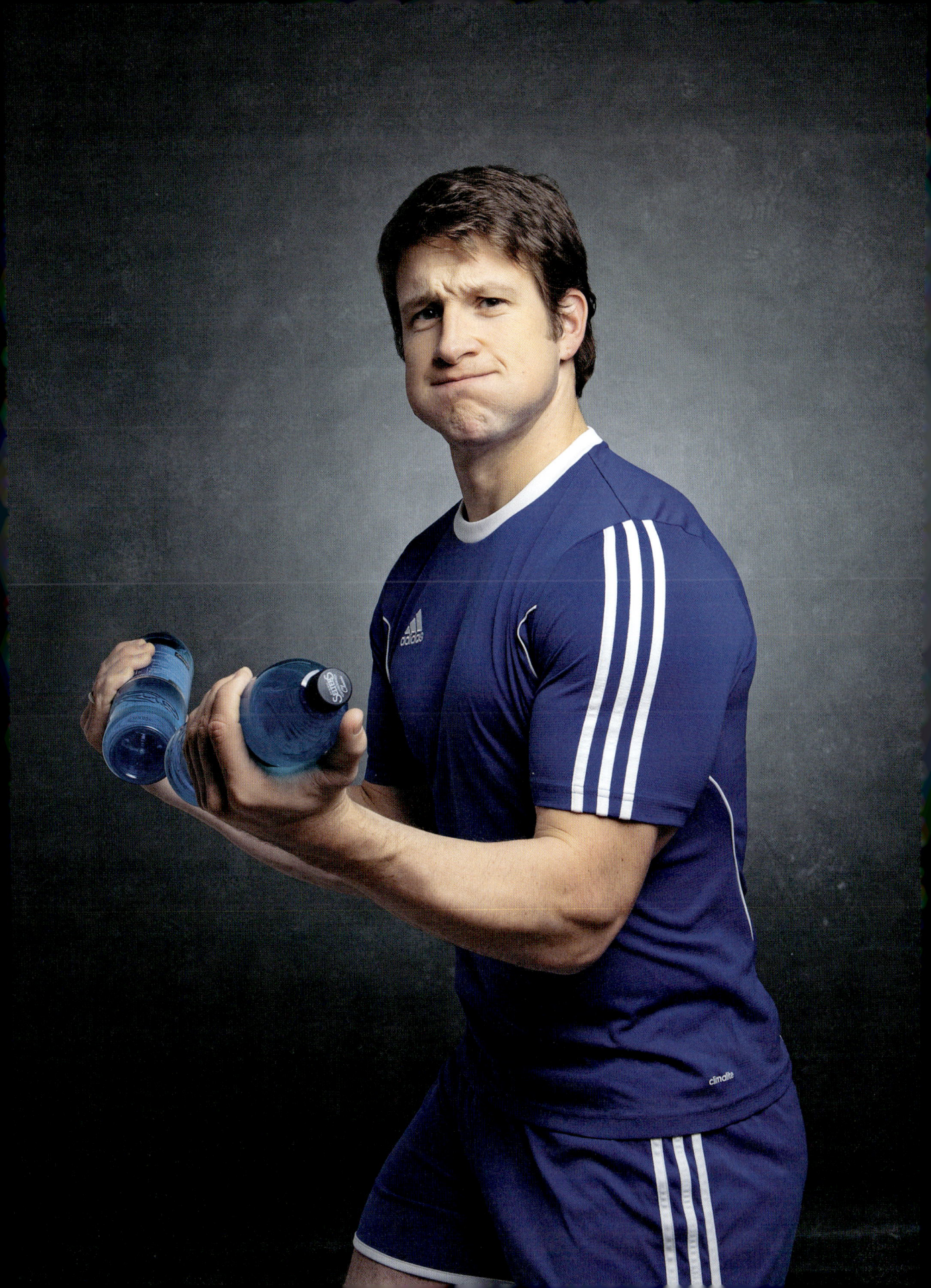

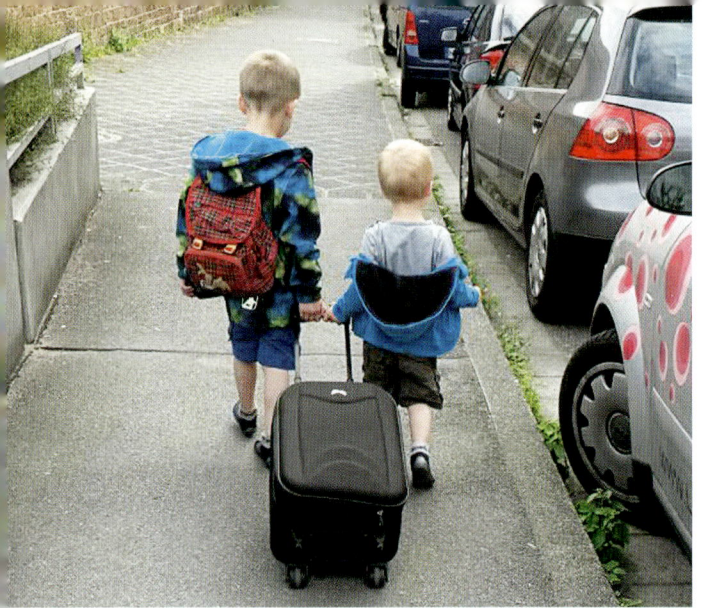

Finde deinen Drang nach Bewegung wieder!

Ich höre dich schon sagen: „Der Steiner hat gut reden, der war Leistungssportler. Dem fällt es doch nicht schwer, sich zu bewegen, und von mir verlangt er jetzt, dass ich mich bewegen soll!" Stimmt, Bewegung macht mir Spaß, ich kann mir ein Leben ohne Bewegung nicht vorstellen, deshalb will ich dich ja auch davon überzeugen. Bewegung ist etwas Wunderbares. Sie hilft dir nicht nur beim Abnehmen, sondern auch beim Aufbau deines Selbstbewusstseins. Wie es der Name besagt: sich seiner selbst (wieder) bewusst sein. Das kannst du am besten, wenn du dich spürst. Durch Bewegung spürst du dich, spätestens wenn sich ein leichter Muskelkater bei dir einstellt. Und durch Bewegung steigt deine gute Laune automatisch.

Wenn du Kinder hast, erlebst du, was Bewegung in seiner Urform bedeutet. Unsere Söhne Felix und Max zeigen uns jeden Tag, wie gerne wir Menschen eigentlich rennen, hüpfen, klettern, springen, herumtollen und dabei Spaß haben und lachen, weil wir einen angeborenen Bewegungsdrang haben. Sobald die beiden morgens um halb sieben die Augen aufmachen, stehen sie auch schon senkrecht im Bett, und dann wird sofort losgerannt und losgequietscht. Das geht bis abends so, und selbst dann, wenn die Wirbelwinde eigentlich hundemüde sind, jagen sie kreischend mit dem Fußball durch die Wohnung oder hüpfen noch fröhlich auf den Betten herum. Auf diese Art und Weise bauen Kinder spielend Muskeln auf, ihre Knochen verdichten sich, sie lernen Koordination und Selbstbewusstsein.

Dieser Bewegungsdrang wird dir in unserer heutigen modernen Gesellschaft sehr schnell abtrainiert. Zunächst wirst du als eigentlicher Barfußläufer in viel zu festes Schuhwerk gezwängt. Das beginnt schon im Kindesalter: Als Baby hast du meist noch rutschfeste Söckchen oder Schühchen mit ganz weicher Sohle an, aber sobald du richtig laufen kannst, gibt es plötzlich nur noch Schuhe mit einer viel zu harten und unflexiblen Sohle. Das fällt einem auf, wenn man die Kleinen beobachtet. Max, zwei Jahre alt, zum Beispiel ist ein hervorragender Barfußläufer. Er hat ein unheimlich gutes Balancegefühl für sein Alter, ist wieselflink und klettert sehr sicher auf alle möglichen Gegenstände. Trägt er aber Schuhe, die im Fachgeschäft exakt auf seine Fußgröße abgestimmt

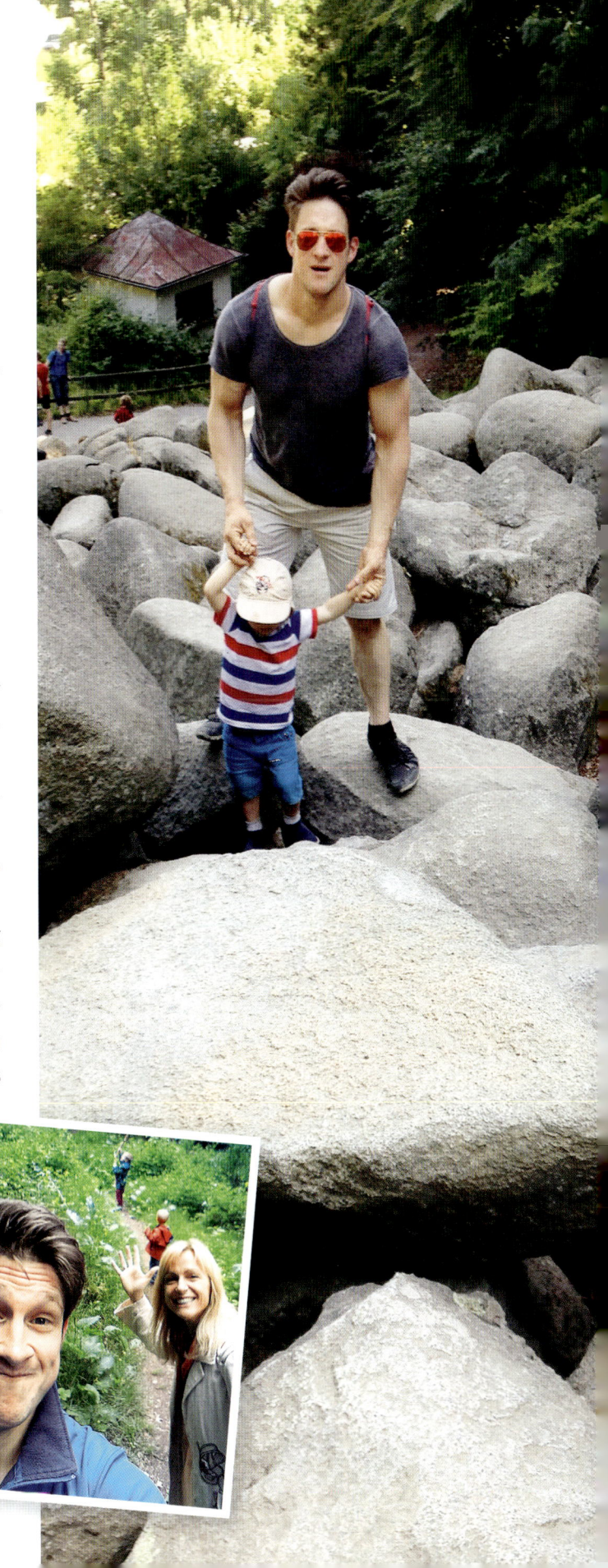

Rechts: Klettern und Spaßhaben in der Natur im Felsenmeer im Odenwald. Links: Kinder lieben einfach jegliche Form der Bewegung.

wurden, fängt er auf ebenem Untergrund plötzlich an zu stolpern. Alle paar Meter muss man ihn aufsammeln. Wir merken, dass er mit Schuhen nicht zurechtkommt. Das muss er erst „erlernen". Du hast es inzwischen erlernt und zwängst dich seither häufig in viel zu enge Schuhe mit Absatz und als Frau auch noch – so elegant sie auch aussehen mögen – in High Heels. Da wunderst du dich dann, warum du im Alter Haltungs-, Knie-, Hüft- oder sogar Rückenprobleme hast (die durch Übergewicht natürlich noch verstärkt werden). Daher tragen Inge und ich in unserer Freizeit nur sogenannte Barfußschuhe und lassen die Kinder so oft es geht barfuß laufen. Kann ich nur empfehlen!

Schuhe sind das eine. Weniger Bewegung das andere. Das fängt bereits im Kindergarten an, wo Kinder in vielen Einrichtungen maximal eine Stunde am Tag im Freien herumtoben dürfen. Dafür gibt es unterschiedliche Gründe, aber es gibt sie. Ab dem Schulalter werden die Kinder dann zum Sitzen verdonnert und zwar von einem Tag auf den andern, mit spätestens sechs Jahren! Der Schulsport kommt viel zu kurz und fällt häufig auch noch aus bzw. wird als Erstes vom Plan gestrichen – und das, obwohl wir

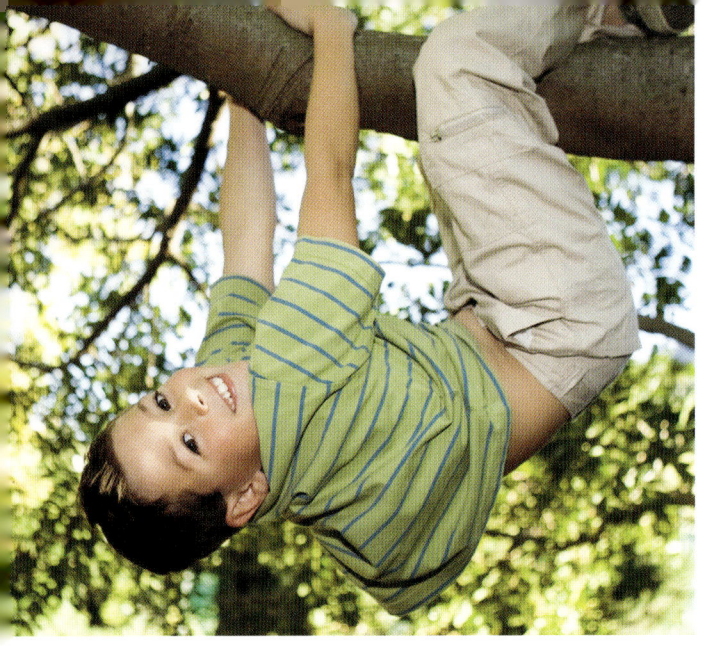

wissen, dass uns Bewegung besser lernen und uns entwickeln lässt. Dieser Bewegungsmangel führt inzwischen so weit, dass viele Kinder nicht mehr rückwärtslaufen oder auf einem Bein hüpfen können! Ich wünsche mir, dass die Politik die Rahmenbedingungen so verändert, dass ein gesunder Lebensstil von klein auf gefördert und erleichtert wird. Er gehört zum Leben wie Lesen und Schreiben. In den westlichen Industrienationen – auch in Deutschland und Österreich – bewegen sich Kinder und Jugendliche viel zu wenig. So sind in Deutschland nur 17 Prozent der Mädchen und 28 Prozent der Jungen im Alter von 11 bis 17 Jahren jeden Tag körperlich aktiv; 56 Prozent der Mädchen und 35 Prozent der Jungen treiben seltener als zweimal pro Woche Sport.

Bereits täglich eine Stunde Sport in der Schule verbessert aber die körperliche Leistungsfähigkeit der Kinder und kann dazu beitragen, die Häufigkeit von Übergewicht zu senken. Sie fördert die natürliche Bewegungsfreude von Kindern und

motiviert auch weniger bewegungstalentierte Heranwachsende zu sportlicher Betätigung. In deutschen Schulen ist derzeit laut der Deutschen Allianz gegen nichtübertragbare Krankheiten aber lediglich eine Doppelstunde Schulsport pro Woche die Regel.

In Österreich hat man die Gefahren des Stillsitzens erkannt und will mit dem Schuljahr 2015/16 in Ganztagsschulen gesetzmäßig eine Bewegungsstunde am Tag einführen. Hoffen wir mal, dass dies dann auch in die Tat umgesetzt wird und nicht nur auf dem Papier stehen bleibt. Ich wünsche mir, dass dies bereits in den Grundschulen eingeführt wird. Hier könnten die Unterrichtseinheiten verkürzt werden und die dabei entstehende freie Zeit für freie Bewegung genutzt werden.

Früher, in meiner Kindheit und Jugend – und das ist noch nicht mal ein Vierteljahrhundert her! – bin ich nach dem Schulunterricht, der meist um die Mittagszeit zu Ende war und lediglich zweimal die Woche auch am Nachmittag stattfand, noch draußen herumgerannt, habe im Wald gespielt, bin auf Bäume geklettert, wie ein Wahnsinniger von einem Holzsteg in den Badesee gesprungen oder Kilometer um Kilometer mit dem Fahrrad gefahren.

Heute besuchen viele Kinder und Jugendliche Ganztagsschulen, wo sie höchstens im Schulhof Fußball spielen und sich bewegen können. Und wenn sie am frühen Abend nach Hause kommen, setzen sie sich dann vor den Computer, die Playstation, das Smartphone oder den Fernseher. Und wir Erwachsenen gehen ihnen mit schlechtem Beispiel voran.

Für mich ist dieses Still-sitzen-Müssen ein Horror – auch ein Grund, warum ich nach meinem Schulabschluss sofort eine Lehre als Gas-/Wasserinstallateur und Zentralheizungsbauer gemacht habe. Weitere Jahre des Stillsitzens hätte ich mir nicht vorstellen können! Als Handwerker kann man sich bewegen und mit den Händen arbeiten. Als Gewichtheber auch. Jeder von uns sollte Freude an Bewegung haben!

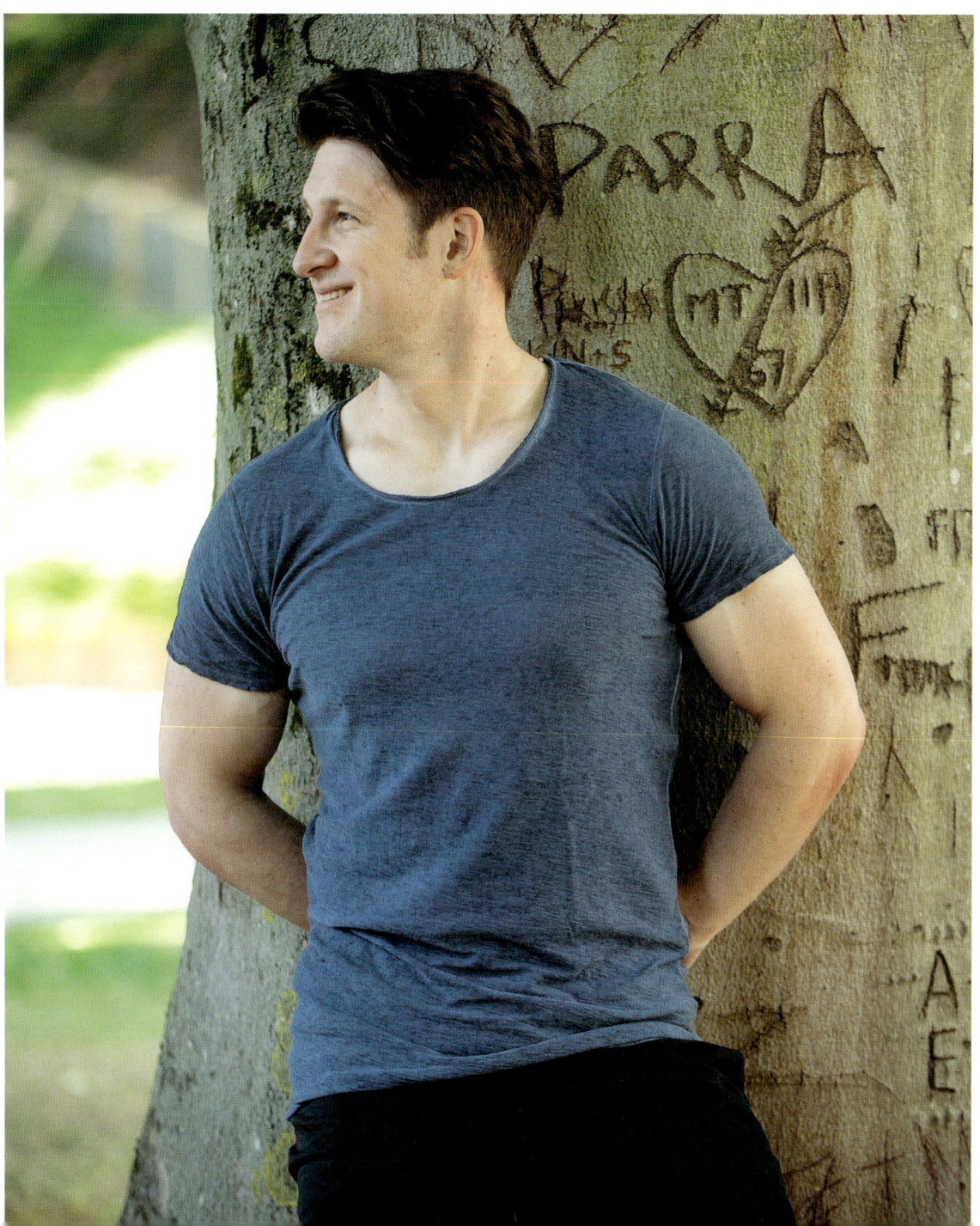

Steiner Prinzip 5: Werde wieder Kind und bring Bewegung in deinen Alltag!

Beim Steiner Prinzip geht es nicht darum, exzessiv Sport zu treiben, sondern darum, sich zu bewegen. Am besten wie ein Kind – einfach rennen, klettern, tanzen und lachen. Ich meine das im Ernst: Sei wieder Kind! Nimm dir erst einmal einen kurzen, flotten Spaziergang vor. Geh einmal zügig um den Block oder mach einen Waldspaziergang. Hier geht es nicht darum, Höchstleistungen abzuliefern, sondern darum, einmal am Tag deinen Kreislauf in Schwung zu bringen. Am nächsten Tag machst du wieder einen flotten Spaziergang, dieses Mal läufst du ein paar Meter weiter, und so erhöhst du jeden Tag das Tempo und verlängerst auch die Strecke. Jeden Tag? – Ja, jeden Tag!

In den ersten vier Wochen machst du 15 Minuten, und dann kannst du dich langsam auf eine halbe Stunde steigern. Hauptsache, dein Körper kommt einmal am Tag in Wallung. Schreib dir jeden Tag auf, wie viele Meter/Schritte du gegangen bist. Oder notiere, bis wohin du gekommen bist. Bis zur Eiche, bis zur Brücke, bis zum Ortsschild ... was auch immer, und jeden Tag ein Stückchen weiter (siehe das Abnehm-Tagebuch auf Seite 168). Überleg dir, wo du ohne große Anstrengung und ohne deinen Tagesablauf kom-

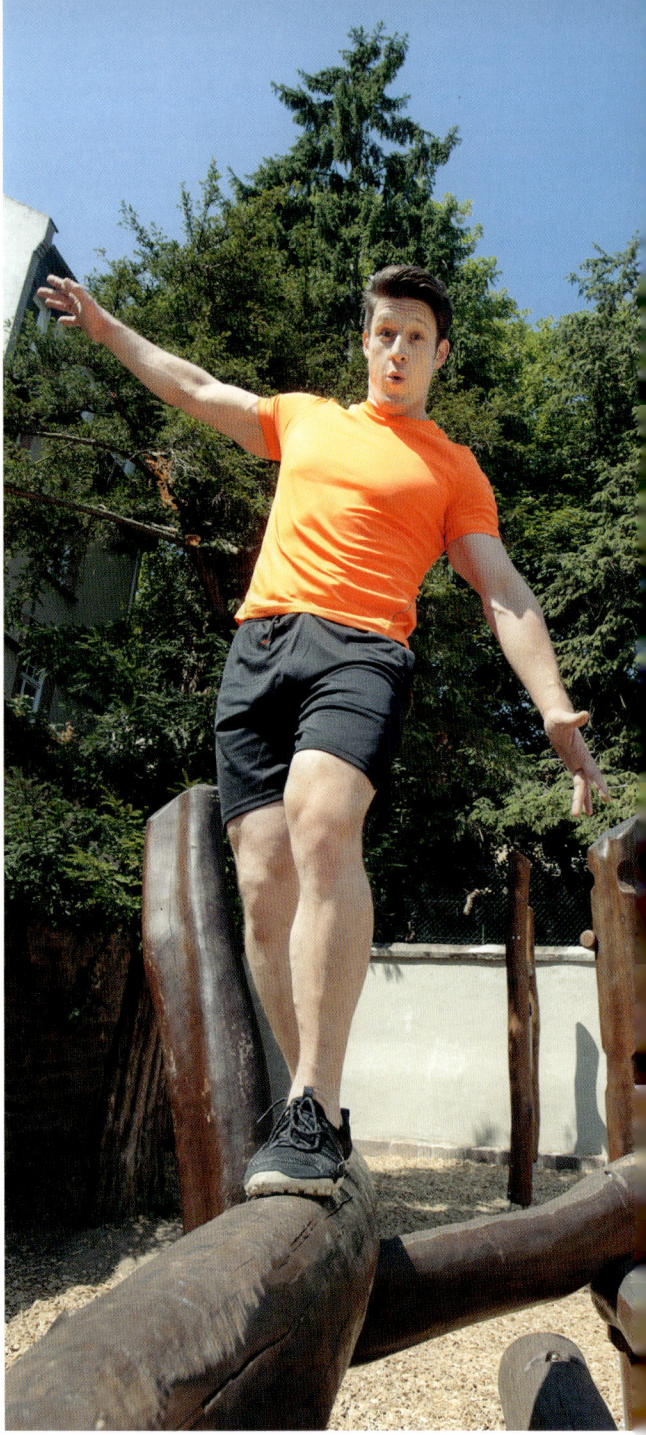

plett auf den Kopf stellen zu müssen, mehr Bewegung in deinen Alltag bringen kannst. Vielleicht direkt nach Feierabend, wenn du dich normalerweise nach dem Abendessen direkt vor die Glotze hauen würdest. Ich finde Spaziergänge am Abend großartig, wenn es überall ruhiger und die Luft wieder klarer wird. Oder in der Mittagspause. Du könntest dir zum Beispiel in einer Lunchbox etwas zum Essen mitnehmen, und dann läufst du zu einem Park oder zu einem anderen Ort, der dir gefällt, und wo du in aller Ruhe essen kannst. Oder direkt am Morgen nach dem Frühstück, bevor der Tag so richtig erwacht. Du wirst merken, wie herrlich Spaziergänge sind. Du kannst die Seele baumeln lassen, deine Gedanken sind wieder frei, der Stress fällt von dir ab, Verspannungen lösen sich, und du siehst Dinge, die du beim schnellen Vorbeifahren mit dem Auto oder zu Hause gar nicht mitbekämst.

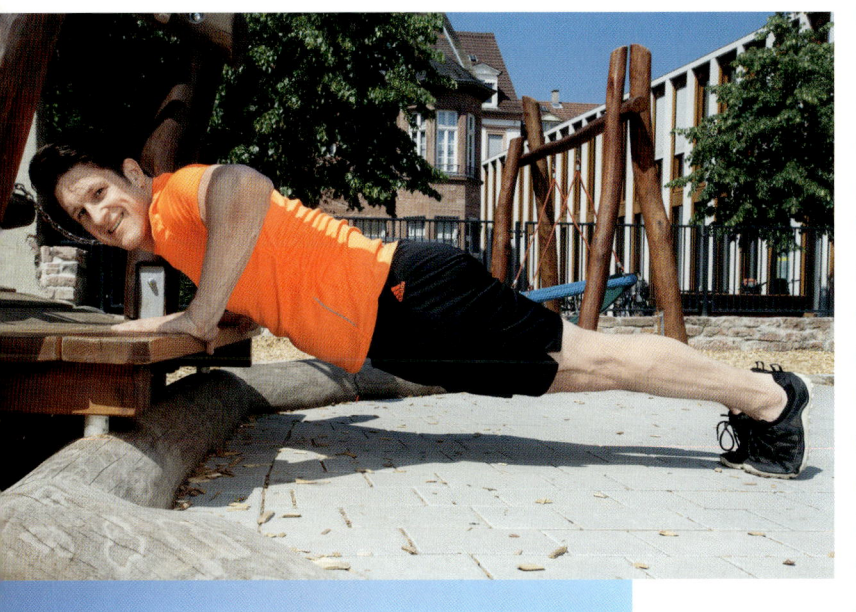

Versuche, möglichst immer zur selben Zeit zu gehen, damit sich irgendwann eine Routine einstellen kann. Routine ist wichtig, denn wenn du etwas regelmäßig machst, dann verlangt dein Körper irgendwann automatisch danach, dann „musst" du irgendwann nicht mehr gehen, sondern du freust dich darauf! Wenn du nicht alleine losgehen möchtest, dann leg dir einen Hund zu oder frag die Nachbarin, ob du ihren Hund ausführen darfst. Oder geh ins Tierheim um die Ecke, dort werden immer Leute zum Gassigehen gesucht.

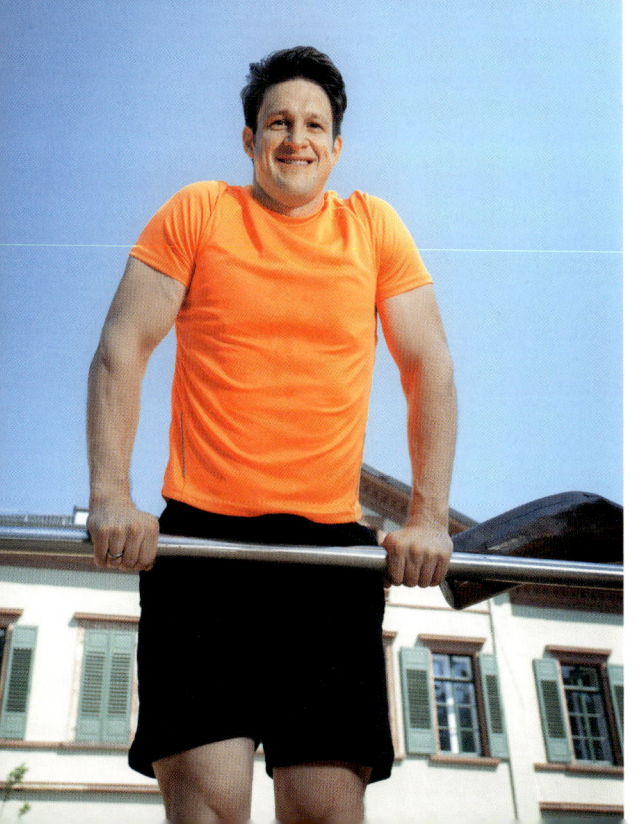

Wenn Laufen nicht deine Sache ist, dann fahr mit dem Fahrrad. Wir Steiners fahren in der Stadt nur Fahrrad. So fördern wir den Bewegungsdrang unserer Kinder, sind an der frischen Luft und tun uns allen etwas Gutes. Am Wochenende unternehmen wir häufig Radtouren.

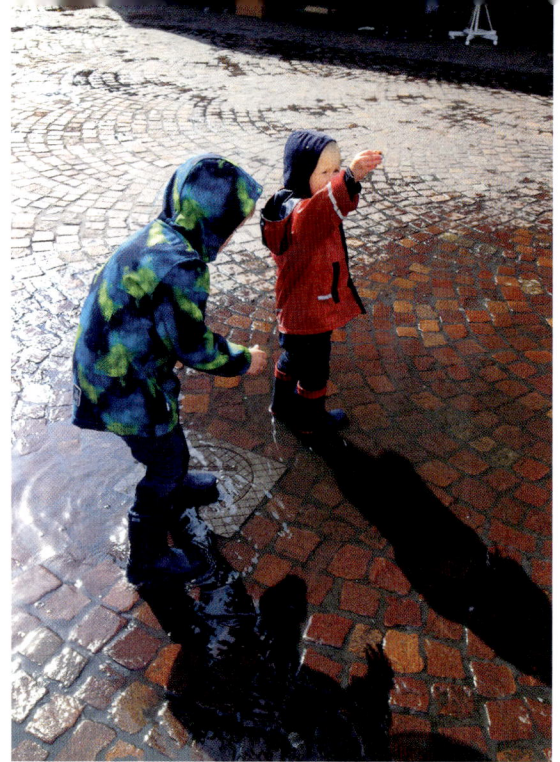

Unsere Kinder Max und Felix lieben „Pfützenhüpfen".

Bewegung im Freien hat durchaus auch Vorteile für den Familienfrieden. Blieben wir ständig zu Hause in der Wohnung, würden uns die Jungs die Bude auf den Kopf stellen, und unsere Nerven wären so dünn wie Zwirnsfäden. Das merken wir, wenn wir mal an einem Sonntagvormittag zu Hause sind: Spätestens nach dem Mittagessen packen wir freiwillig unsere Siebensachen und gehen raus. Binnen Minuten merken Inge und ich, wie wir uns total entspannen und wie auch die Kinder plötzlich vom Turbo- auf den Entspannungsmodus umschalten, weil sie neue Dinge entdecken und in eine ganz andere Welt eintauchen können. Für sie ist das Abenteuer pur. Auch du solltest mit Kinderaugen unterwegs sein. Egal, bei welchem Wetter. Gerade bei Regen sind Kin-

der unheimlich gerne draußen. Regen ist spannend, wenn er aufs Gesicht prasselt oder man die Tropfen mit der Zunge auffangen kann. Und was gibt es Herrlicheres, als von Pfütze zu Pfütze zu hüpfen? Oder bei Schnee einen Schneemann zu bauen, Schlitten zu fahren, Schneebälle zu werfen oder einfach nur Schnee in der Hand schmelzen zu lassen oder gar welchen zu essen. Bei Kindern steht immer der Spaß im Vordergrund. Bei dir ab sofort auch!

Sieh Bewegung als ein Spiel an. Wenn du zum Beispiel mit dem Bus zur Arbeit fährst, steigst du nicht mehr an der Haltestelle direkt vor dem Haus ein, sondern suchst dir eine Haltestelle, zu der du einen zügigen Marsch zurücklegen musst. Oder du parkst das Auto nicht direkt vor der Haustür, sondern ein paar Häuserecken weiter. Idealerweise läufst du zur Arbeit oder fährst mit dem Fahrrad. Es gibt tausend Möglichkeiten, wie du Bewegung in deinen Alltag einbauen kannst. Selbst im Büro: Statt deinen Kollegen, der ein paar Zimmer weiter oder einen Stock tiefer arbeitet, anzurufen, wenn du eine Frage hast, gehst du in Zukunft zu ihm hin. Statt mit dem Fahrstuhl in die Büroetage zu fahren, läufst du die Treppen hoch oder auch zu Hause in deine Wohnung. Meter um Meter, Stufe um Stufe zum Ziel! Nächste Hürde geschafft!

Zu Beginn wird dich mehr Bewegung sicher einige Überwindung kosten, alles andere würde mich verwundern. Das ist logisch und völlig normal! Aber jedes Mal, wenn du es gemacht hast, wirst du danach glücklich sein. Und nach vier Wochen, wenn du eine gewisse Grundfitness erworben hast, wirst du vielleicht schon bereit sein, den nächsten Schritt zu gehen. Sollte dir allein schon die Vorstellung, dich zukünftig mehr zu bewegen, zu viel sein, dann frage dich bitte noch einmal: „WILL ich wirklich abnehmen? WILL ich wirklich in meinem Leben etwas bewegen?"

Motivation erwächst aus dem Wunsch nach Veränderung

Wenn dein WILLE nach wie vor da ist, dann kannst du zum Beispiel mit leichtem Joggen beginnen. Aber nur, wenn du Lust dazu hast. Ich selbst kann dieser Art der Fortbewegung nur wenig abgewinnen und fahre viel lieber Fahrrad. Es gibt genügend Möglichkeiten, deine Ausdauer zu trainieren, also wirst du sicher die für dich richtige Art finden. Melde dich im Fitness-Studio an, für einen Tanzkurs oder belege einen Aqua-Gymnastikkurs. Schwimmen, Nordic Walking, (Berg-)Wandern, Radfahren, Mountainbiking, Yoga und ähnliches. Such dir auf jeden Fall etwas, was du schon immer einmal machen wolltest, damit du auch bei der Sache bleibst.

Hab keine Angst davor, wenn du das erste Mal zu einem Kurs gehst. Alle fangen irgendwann klein an. Für den Wunsch nach Bewegung musst du dich nicht schämen oder entschuldigen! Glaub daran, dass auch du es schaffen kannst, Bewegung in deinen Alltag zu bringen und dabei Spaß zu haben! Glaub daran, dass du dein Ziel erreichen kannst! Und solltest du merken, dass dir Yoga doch keinen Spaß macht, dann ist das kein Beinbruch, dann hörst du eben wieder damit auf. Immerhin hast du es versucht. Such weiter, bis du das Richtige für dich gefunden hast!

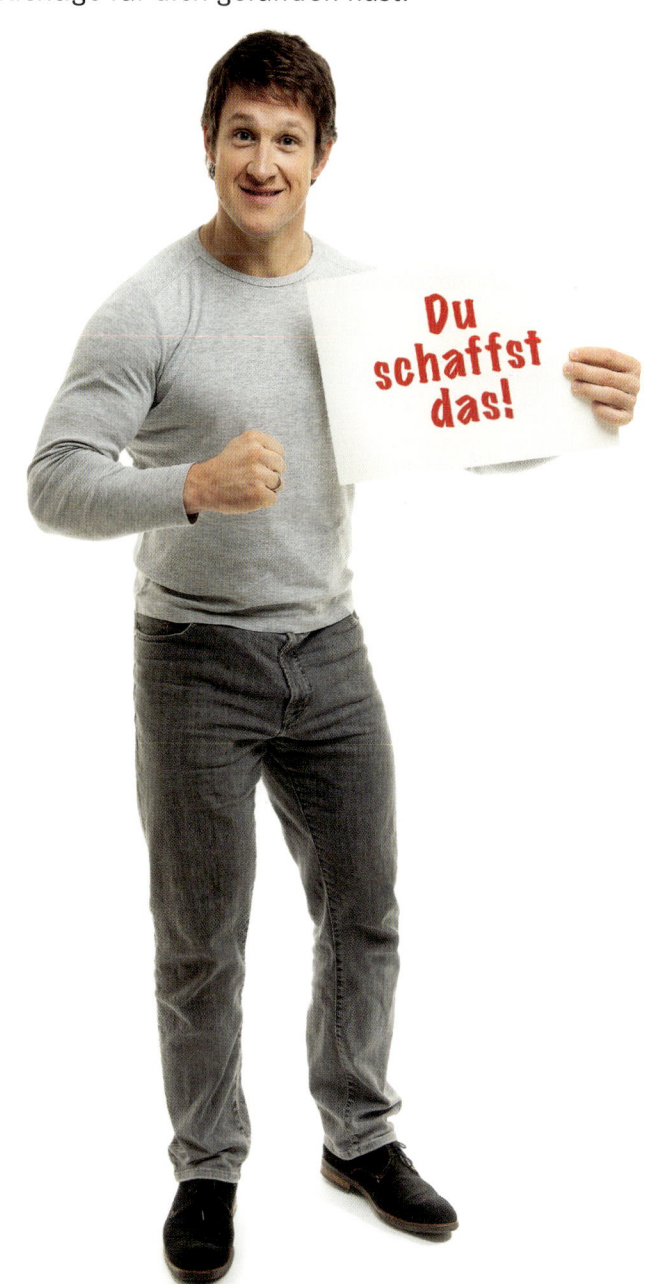

Wir bewegen uns zu wenig und essen zu viel

In den westlichen Wohlstandsgesellschaften leiden zig Millionen Menschen an Überernährung oder, um es platt auszudrücken, sind zu dick, weil ein Überangebot an Nahrungs- beziehungsweise Genussmitteln besteht und ein Defizit an Bewegung.

Eine aktuelle Studie, die Daten aus mehr als 180 Ländern ausgewertet hat, ergab, dass 2,1 Milliarden Menschen, also fast ein Drittel der Weltbevölkerung, übergewichtig oder fettleibig sind. Ein Drittel!

Und das in einer Welt, wo immer noch 842 Millionen Menschen Hunger leiden und viele von ihnen daran sterben müssen.

In Deutschland und Österreich sind über die Hälfte der Erwachsenen zu dick!!!

In Deutschland sind es rund 58 Prozent der Erwachsenen (bei Männern etwa 67 Prozent, bei Frauen etwa 53 Prozent) und 15 Prozent der Drei- bis Siebzehnjährigen. Ein knappes Drittel der Erwachsenen und 6 Prozent der Kinder und Jugendlichen sind sogar adipös, das heißt fettleibig – Tendenz steigend.

In Österreich sind 51,25 Prozent der Erwachsenen zu dick (bei Männern rund 60 Prozent, bei Frauen rund 43 Prozent). Ähnlich hoch wie in Deutschland ist der Anteil der Fettleibigen: 18,4 Prozent der Männer und 17,4 Prozent der Frauen sind adipös. Bei Kindern, Jugendlichen und jungen Erwachsenen unter 20 Jahren ist jeder Sechste übergewichtig. Bei den Jungen sind laut Studie 18,9 Prozent übergewichtig, 10,3 Prozent sogar fettleibig. Bei den Mädchen haben 16,3 Prozent zu viel Gewicht, 7,8 Prozent sind adipös.

(Quellen: Der Spiegel Nr.10/2013 und Kleine Zeitung vom 29.05.2014)

Wenn du meine Ratschläge in puncto Krafttraining und Bewegung beherzigst und bereits Schritt für Schritt in die Tat umsetzt, hast du schon die Hälfte der 110 Meter Hürden geschafft. Gratulation! Dafür gibt es von mir schon mal eine Bronzemedaille. Wenn du wirklich einen Monat lang täglich 15 Minuten spazieren gegangen bist und immer wieder leichtes Krafttraining gemacht hast, dann gönn dir auch mal etwas. (Auch wenn du es nicht jeden Tag getan hast, sondern „nur" die meiste Zeit!) Schenk dir doch einen Blumenstrauß, eine Pulsuhr, einen Saunabesuch oder was auch immer dir Freude bereitet.

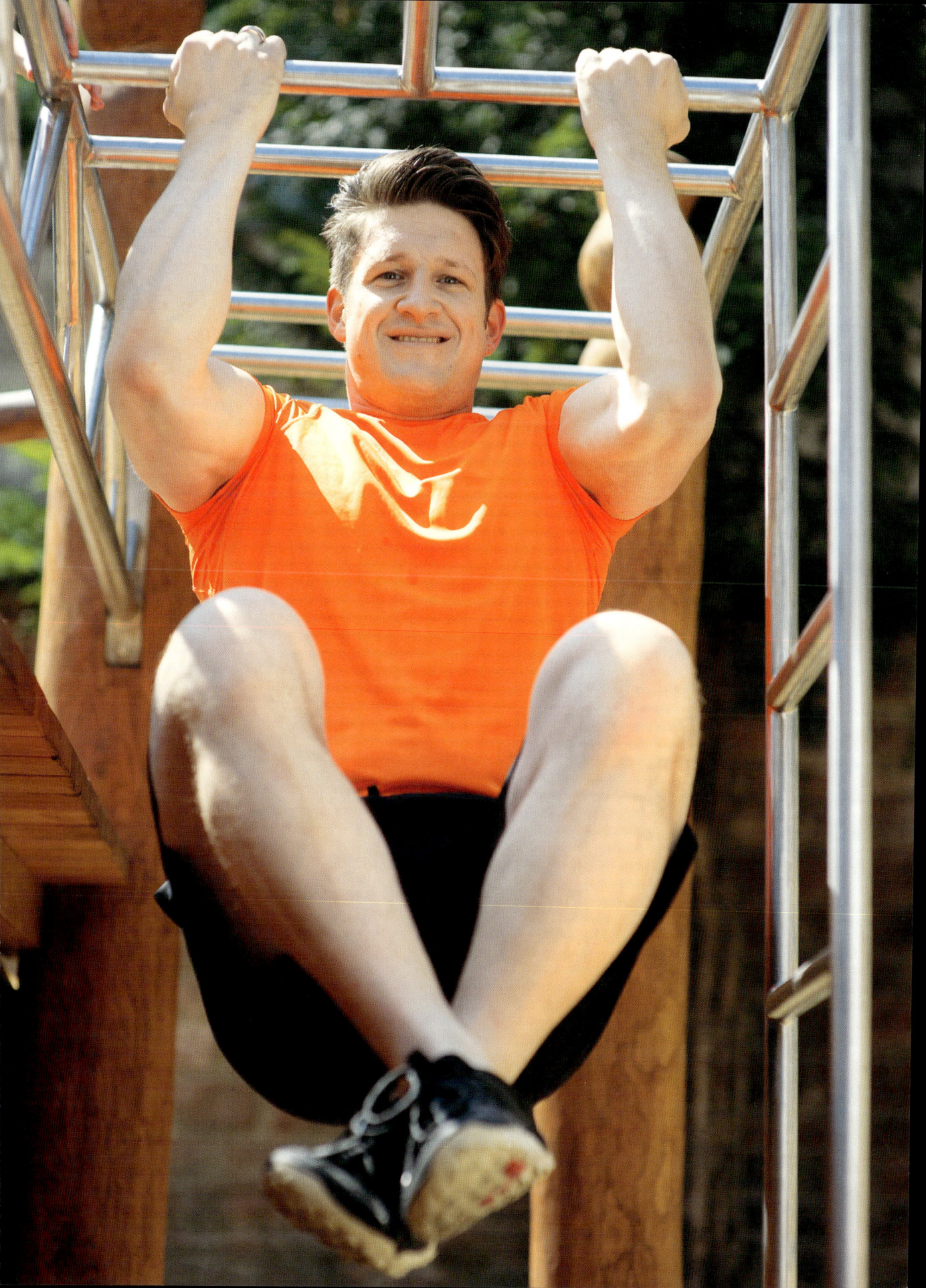

Die längste Staffel in der Geschichte von „Let's Dance":

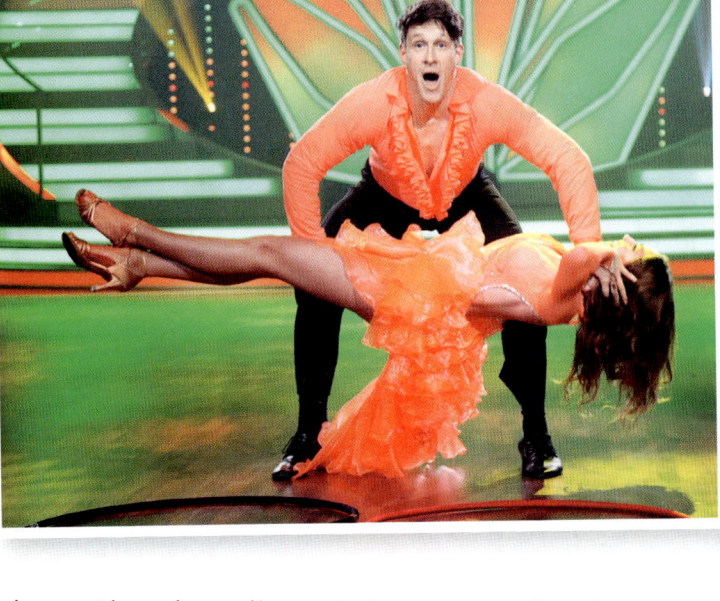

14 Paare, 12 Sendungen, dreieinhalb Monate tägliches Training. Wer hätte denn zu Anfang der 8. Staffel der Tanz-Live-Show auf RTL gedacht, dass ich je tanzen lerne? Wohl die allerwenigsten. Ganz ehrlich, ich war mir auch nicht sicher. Und dass ich am Ende im Finale um den Pokal tanzen würde, schon gleich gar nicht. Nach meinem ersten Auftritt, einem langsamen Walzer, sah es auch nicht danach aus. Obwohl ich gestehen muss, dass ich meinen Auftritt damals gar nicht als so schlecht empfand wie er von der Jury bewertet wurde. Schließlich hatte ich noch nie zuvor nach einer Choreographie getanzt. Außerdem hatte ich Spaß bei meinen ersten Tanzstunden und dachte mir, dass die Jury das auch sehen würde.

Als ehemaligen Leistungssportler hat mich die negative Kritik natürlich enorm angespornt, es beim zweiten Tanz besser zu machen. Von Runde zu Runde, die meine Tanzpartnerin Ekaterina Leonova und ich weiterkamen, wuchsen der Spaß und der Ehrgeiz. Am eigenen Körper die Leistungssteigerung zu spüren, ist ein herrliches Gefühl. Das ist, was ich meine, wenn ich dir sage, suche dir etwas, das dir Spaß macht, dann bleibst du auch bei der Sache. Dann willst du mehr. Mir hat es bei diesem Projekt nichts ausgemacht, hart zu trainieren. Am Anfang waren es „nur" 5 Stunden am Tag. Zum Finale hin haben Ekat und ich 12 Stunden und länger geackert. Es hat sich gelohnt! Es war eine großartige Zeit, und ich bin sehr dankbar, dass ich all diese wunderbaren Tänze erlernen durfte!

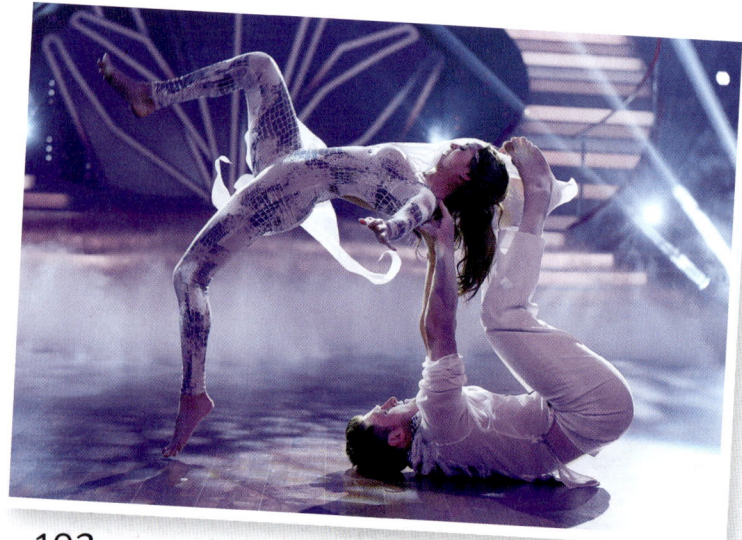

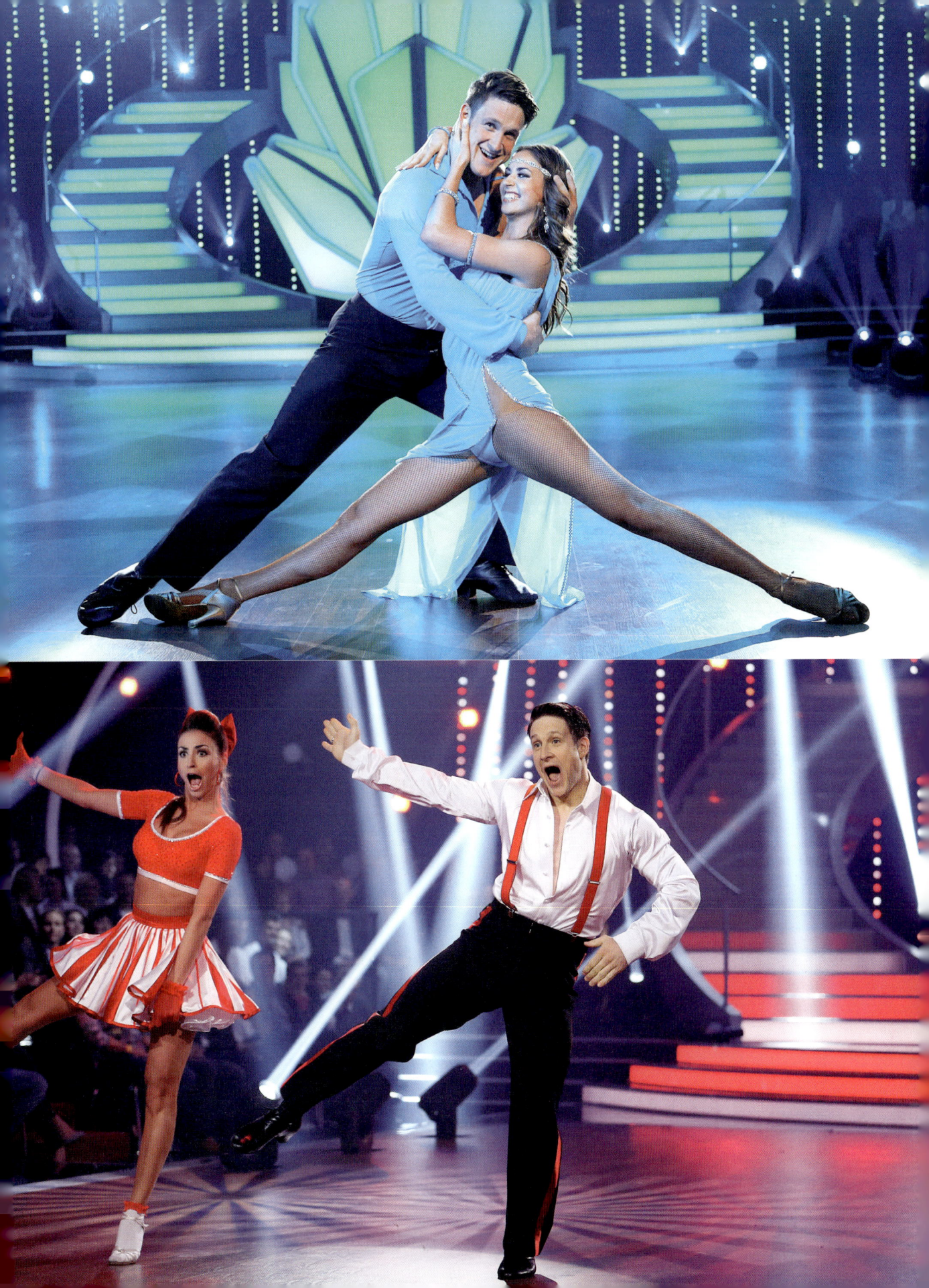

Steiner Prinzip 6: Lerne die Nahrungsmittel kennen, damit du weißt, wann du was essen und trinken kannst!

Jetzt gehen wir das Thema „Ernährung" an: Bei der Nahrung spielt nicht nur die Menge eine Rolle, sondern auch ihre Art, ihre Qualität und die Zusammensetzung. Daher ist es wichtig, dass du dich damit beschäftigst, was du isst und trinkst. Viele Menschen informieren sich aus Bequemlichkeit nicht, viele jedoch auch deshalb nicht, weil man sich im Dschungel der Abkürzungen und Nährwerttabellen nur schwer zurechtfindet. Oft sind die Nährwerttabellen auf den Produkten absichtlich so klein gedruckt, dass man sie nur mit einer Lupe entziffern kann, oder die Hersteller heben nur diejenige Zutat in fetten Buchstaben hervor, die der Konsument lesen soll. Zucker, Sirup und Co. werden kleingeschrieben, Weizen, Milch, Kakao oder Ähnliches jedoch groß, um dem potenziellen Käufer zu suggerieren: Schau her, ich bin ein gesundes Produkt! Leider sind diese Methoden erlaubt.

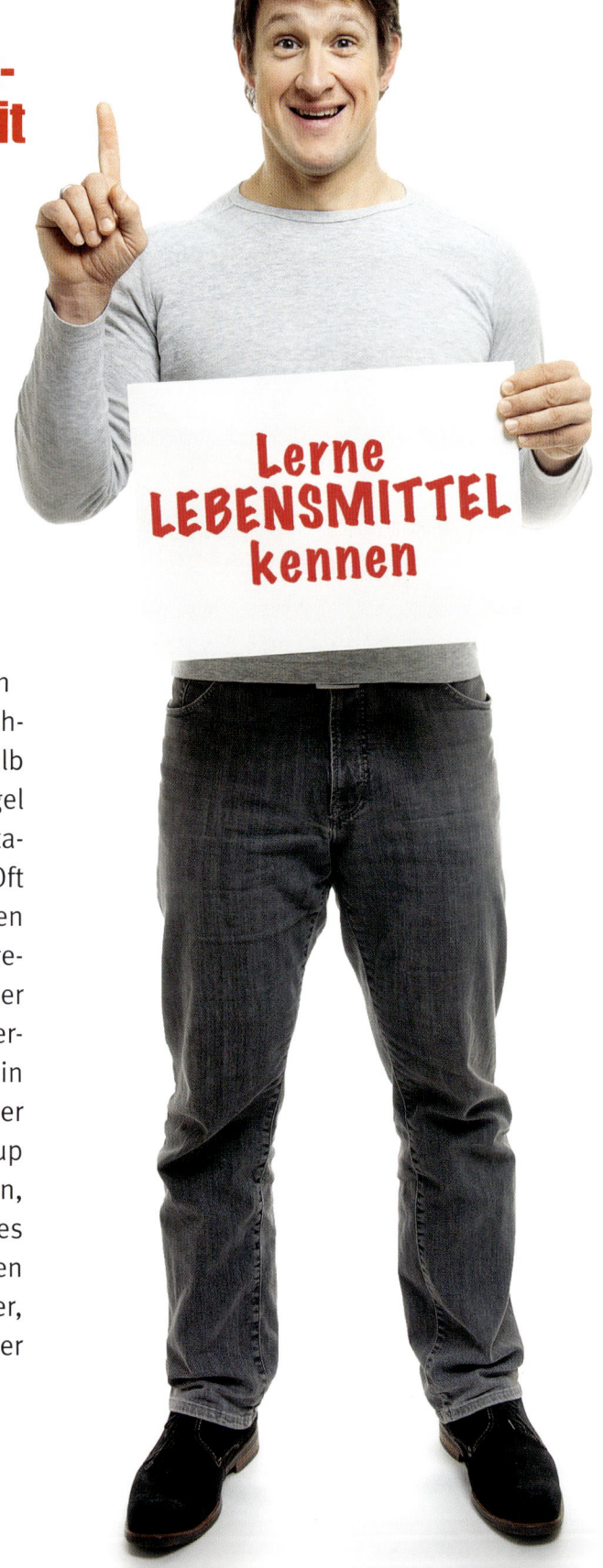

Süßigkeiten und Softgetränke sind Genussmittel, keine Lebensmittel!

Lebensmittel sind, wie der Name schon sagt, Mittel, um zu leben. Alles andere, der ganze Süsskram also, sind Genussmittel. Genießen kann man aber nur Dinge, die man nicht andauernd hat, sondern nur ab und zu. Sonst sind sie nichts Besonderes mehr.

Ein Leitgedanke, der mir in vielen Lebenslagen schon geholfen hat: Was man nicht ändern kann, sollte man auch nicht zu ändern versuchen. Das ist nur Energieverschwendung. Man muss die Situation als gegeben hinnehmen und das Beste daraus machen. Das gilt auch für die Unmenge an Essen und Getränken, die uns zur Verfügung steht. Hier kann man die Uhr nicht mehr zurückdrehen. In unserer westlichen Welt werden Lebens- und Genussmittel auch in Zukunft im Überfluss vorhanden sein, sollte keine Katastrophe wie ein Krieg dazwischenkommen – was wir alle, um Gottes Willen, nicht hoffen! – insofern wird sich an dieser Situation nichts mehr ändern.

Im Gegenteil, die Nahrungsmittelindustrie wird immer neue Produkte erfinden, die uns in die Supermärkte locken und hemmungslos konsumieren lassen sollen. Freiwillig werden sie keine gesünderen Produkte auf den Markt bringen. Daher kann nur ich als Individuum für mich

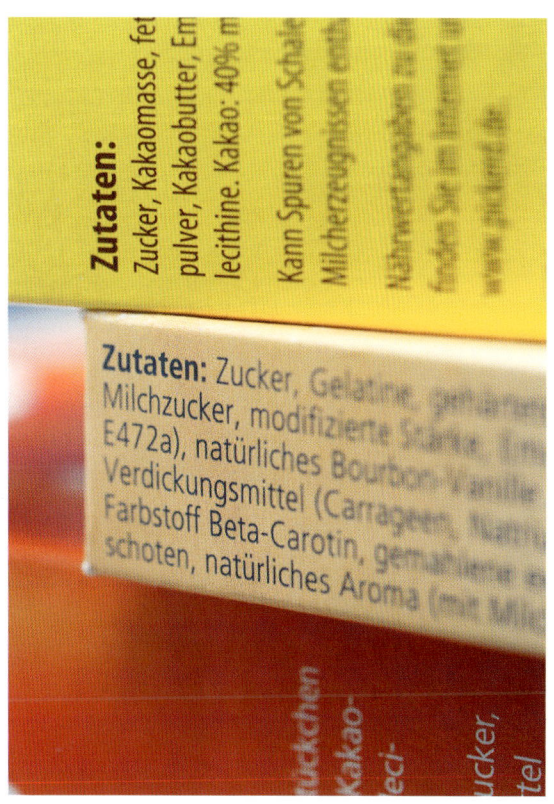

Nicht gerade verbraucherfreundlich: Häufig ist nur mit der Lupe lesbar, was wirklich drin ist. Und viele Bestandteile kennt ein Normalsterblicher gar nicht!

und in meinem Leben (und in dem meiner Kinder) etwas verändern. Ich muss mir bewusst machen, was ich tagtäglich verzehre und wie viel davon ich tatsächlich nur brauche, und nach Wegen suchen, wie ich dazwischen eine Balance herstellen kann. Ich verteufle billiges Industrie-Essen wie Chips oder Fertigpizza nicht, schließlich sind wir ständig damit konfrontiert und sollten uns auch nicht nur kasteien. So etwas kann man schon mal essen, aber bitte in Maßen!

Die Dosis macht das Gift!

Die Dosis macht das Gift, gerade was Zucker betrifft. Früher war Zucker ein Luxusgut. Aber dann kam in den 1970er-Jahren der Maissirup auf den Markt. Dieser Zucker ist nicht nur süßer als andere Zuckerarten, sondern auch noch viel preisgünstiger. Ein Segen für die Nahrungsmittelindustrie: Das Essen wurde dadurch billig in der Herstellung. Maissirup steckt in vielen Fertigprodukten, vor allem aber in Softgetränken.

Heute konsumiert sowohl der Durchschnitts-Deutsche als auch der Durchschnitts-Österreicher statistisch gesehen **im Jahr etwa 40 Kilo Zucker! Das sind 13.333 Stück Würfelzucker** – pro Person etwa **37 Stück Zuckerwürfel am Tag!** 37 Stück Zuckerwürfel bringen fast 450 zusätzliche Kalorien. Und das ist wohlgemerkt der durchschnittliche Zuckerverzehr und nicht etwa ein exzessiver! Gut drei Viertel dieser Zuckermenge sind in verarbeiteten Lebensmitteln enthalten, vor allem in Süßigkeiten und Erfrischungsgetränken. Nur rund 6 Kilogramm werden von uns direkt als Zucker (in Tee oder Kaffee oder Selbstgebackenem) aufgenommen.

Die Weltgesundheitsorganisation (WHO) hat ihre Empfehlung bezüglich des Zuckerverzehrs im Jahr 2014 noch einmal verschärft: Statt wie bisher 10 Prozent, sollten Erwachsene und Kinder höchstens 5 Prozent ihres täglichen Kalorienbedarfs mit Zucker decken. 5 Prozent! Kaum einer weiß, was das tatsächlich heißt.

Die Deutsche Gesellschaft für Ernährung (DGE) empfiehlt für Frauen eine Energiezufuhr von durchschnittlich 1900 Kilokalorien pro Tag. 5 Prozent von diesem Wert entsprechen 95 Kilokalorien. 1 Gramm Zucker hat 4 Kilokalorien, und somit sollte eine Frau laut **WHO-Empfehlung** am Tag nicht mehr als 24 Gramm Zucker zu sich nehmen. **Das sind 8 Stück Würfelzucker.** Damit ist wohlgemerkt jegliche Form von Zucker gemeint, also insbesondere der in verarbeiteten Lebensmitteln und nicht nur der, mit dem du vielleicht deinen Kaffee oder Tee süßt! Die empfohlene Kalorienzufuhr beim Mann liegt bei durchschnittlich 2400 Kilokalorien. 5 Prozent von diesem Wert entsprechen 120 Kilokalorien. Somit sollte ein Mann laut WHO täglich maximal 30 Gramm Zucker, also **10 Stück Würfelzucker**, verzehren. Ein Glas Cola (250 ml) oder eine halbe Tafel Schokolade pro Tag überschreitet bereits die 8-Stück-Zuckerwürfel-Grenze!

Kleine Orientierungshilfe:

250 ml Cola enthalten 27 g Zucker **(9 Stück Würfelzucker)**
1 Liter Cola somit 108 g Zucker **(36 Stück Würfelzucker)**
(Quelle: Coca-Cola und Pepsi)

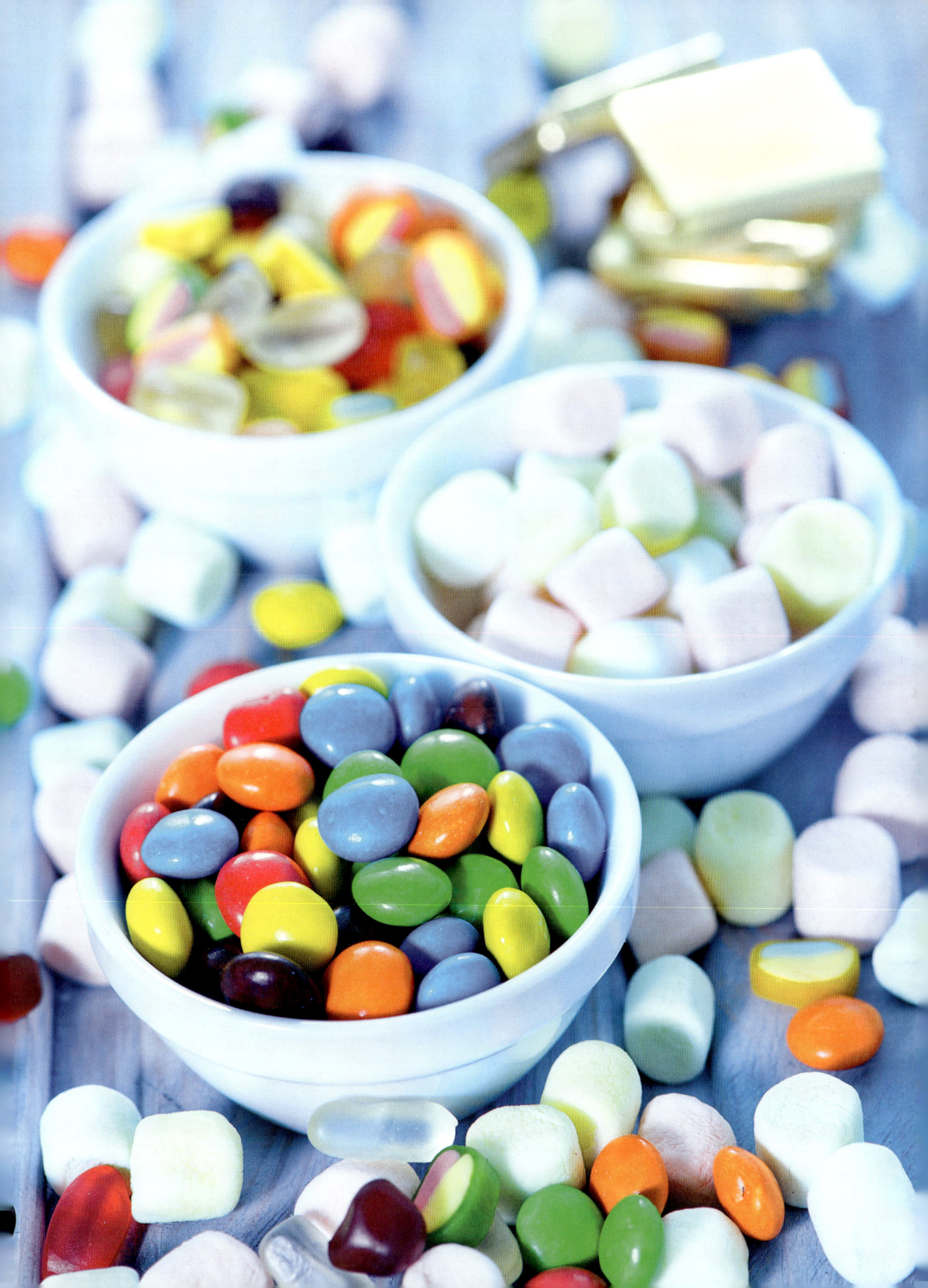

Energiebedarf (laut DGE) und empfohlener maximaler Zuckerkonsum pro Tag (WHO)

Energiebedarf von Frauen:
Frau = 1900 kcal, davon 5% in Form von Zucker
Zucker: 1 g = 4 kcal
1 Stück Würfelzucker = 3 g Zucker.
Max. Zuckerdosis/Tag: 95 kcal/4 kcal = 24 g **(8 Stück Würfelzucker)**

Energiebedarf von Männern:
Mann = 2400 kcal, davon 5% in Form von Zucker
Max. Zuckerdosis/Tag: 120 kcal /4 kcal= 30 g **(10 Stück Würfelzucker)**

Energiebedarf von Kindern bis 9 Jahre:
Alter: 0 bis 3 Monate: 650 kcal pro Tag,
5 g Zucker/Tag (1–2 Stück Würfelzucker)
Alter: 4 bis 12 Monate: 850 kcal pro Tag,
5 g Zucker/Tag (1–2 Stück Würfelzucker)
Alter: 1 bis 3 Jahre: 1300 kcal pro Tag,
16 g Zucker/Tag (5 Stück Würfelzucker)
Alter: 4 bis 6 Jahre: 1800 kcal pro Tag,
22 g Zucker/Tag (7 Stück Würfelzucker)
Alter: 7 bis 9 Jahre: 2000 kcal pro Tag,
25 g Zucker/Tag (8 Stück Würfelzucker)

Energiebedarf bei Jungen von 15 bis 18 Jahren:
Männlicher Jugendlicher = 3000 kcal pro Tag,
37 g Zucker/Tag (12 Stück Würfelzucker)
(Quelle: u. a. gesundes-baby.info)

Diese Angaben beziehen sich auf den durchschnittlichen Kalorienbedarf pro Tag. Dabei ist selbstverständlich zu berücksichtigen, dass körperlich aktive Kinder/Erwachsene mehr Energie verbrennen als eher passive Kinder/Erwachsene.

Wir konsumieren durchschnittlich 37 Stück Würfelzucker pro Tag, also zwei Drittel zu viel! Bei unseren Kindern müssen wir besonders sorgfältig darauf achten, die Grenzen einzuhalten. Denn bei Kindern unter 4 Jahren ist die Bauchspeicheldrüse noch nicht fertig ausgebildet. Folglich ist sie schnell überfordert, wenn sie ständig mit zu viel Zucker konfrontiert wird. Zudem haben wir Menschen kein Sättigungsgen. Als ehemalige Jäger und Sammler sind wir so programmiert, dass wir, wann immer wir Essen finden, es auch sofort verschlingen. Kinder würden rund um die Uhr Essen zu sich nehmen, wenn es 24 Stunden griffbereit wäre. Daher ist es unsere Aufgabe als Eltern, den Kindern nicht ständig etwas Essbares zu präsentieren, denn sonst glauben sie, permanentes Essen sei etwas Normales. Wir müssen auch aufpassen, dass wir unsere Kinder nicht mit Süßem „anfixen". Je mehr raffinierten Zucker wir ihnen anbieten, desto mehr wollen sie davon. Versuche an Mäusen zeigen, dass Zucker im Gehirn dieselben Aktivitätsmuster erzeugt wie süchtig machende Drogen. Zum Glück kann man bei Kindern – wie auch bei uns Erwachsenen – vieles mit Bewegung ausgleichen.

Natürlich schmeckt Fast-Food. Nicht umsonst beschäftigen sich zahllose Lebensmittelchemiker und andere Wissenschaftler damit, wie die Industrie mit fettigen und zuckrigen Kunstprodukten unseren Geschmack am besten treffen kann. Wie kann eine Schokolade noch cremiger schmecken, wie Chips noch knuspriger werden, wie Burger noch saftiger …

Natürlich esse auch ich ab und zu einen Burger, einen Döner, Pommes oder eine Currywurst. Aber eben wirklich nur ab und zu (täglich würde mir das auch gar nicht schmecken!). Auf die Dosis kommt es an! Einmal im Monat Chips zu essen, macht sicherlich nicht dick und schadet auch der Gesundheit nicht. Der tägliche beziehungsweise regelmäßige Konsum dieser hochverarbeiteten Produkte macht krank. Nicht von ungefähr setzen Wissenschaftler diese Zucker- und Fettbomben mit den beiden allgegenwärtigen Genussgiften Tabak und Alkohol gleich.

Juristisch kann man der Industrie nichts vorwerfen. Sie hält sich an die Gesetze und Vorgaben, und natürlich gestaltet ein Unternehmen sein Produkt so schmackhaft und attraktiv wie möglich, weil es danach strebt, den Konsum seitens der Kunden und damit seinen Profit zu erhöhen. Es gehorcht damit nur den Gesetzen der Marktwirtschaft. Gesundheit steht da auf einem ganz anderen Blatt, das schert die großen Konzerne schlicht nicht. Warum auch?! Da bleibt uns nichts anderes übrig, als den maßvollen Umgang mit diesen hochverarbeiteten, viel zu fettigen und süßen Genussmitteln zu lernen. Ich spreche bewusst von „Genussmitteln", denn mit Lebensmitteln, also Mitteln zum (gesunden) Leben, haben diese künstlichen Erzeugnisse eben nichts zu tun.

Steiner Prinzip 7: Insulin stoppt die Fettverbrennung!

Wenn du erst mal weißt, welche Prozesse diese Genussmittel, aber auch Lebensmittel mit hohem Zuckergehalt in deinem Körper auslösen, dann macht es dir Spaß, mit ihnen, wie ich immer sage, „zu spielen". Damit meine ich, dass du genussvoll essen kannst, ohne zu verzichten und vor allem ohne zu hungern.

Ich habe während meines Abnehmens an keinem Tag gehungert, noch habe ich je Kalorien gezählt. Das musst auch du nicht! Die Kalorienangaben in diesem Buch sollen dir nur als ungefähre Richtwerte bzw. Wegweiser dienen. Folgendes sollte sich auf ewig in dein Gehirn einbrennen. Sozusagen als dein Mantra:

Insulin stoppt die Fettverbrennung!

Wann immer du Kohlenhydrate isst, schüttet deine Bauchspeicheldrüse Insulin aus, um diesen Zucker zu verarbeiten. Bei kurzkettigen Kohlenhydraten, wie raffiniertem Industriezucker, wird besonders viel Insulin ausgeschüttet. Solange dieser Prozess läuft, kannst du nicht abnehmen!

Insulin bleibt etwa eine Stunde im Körper wirksam. Wenn du also permanent isst, hier mal einen Keks, da mal ein Eis, schüttet dein Körper auch permanent Insulin aus. In dieser Zeit ist deine Fettverbrennung gestoppt. Auch wenn du zwischendurch „nur" eine trockene Laugenbrezel isst, stoppt deine Fettverbrennung, denn das von vielen als harmloser Snack angesehene Gebäck enthält jede Menge Stärke, und das Insulinfeuerwerk geht von vorne los.

Snacks und Softgetränke wie Schokoriegel, Muffins, Milchshakes, Cola und Co. stoppen nicht nur deine Fettverbrennung, sie kurbeln deinen Heißhunger erst richtig an. Bei Softgetränken hast du noch nicht mal etwas zum Kauen, und zu allem Überfluss machen sie dich noch durstiger. Und weißt du auch, warum? Weil sie jede Menge Salz enthalten. Salz macht durstig. Ein nach Salz schmeckendes Softgetränk würdest du aber nicht trinken, deshalb schüttet die Industrie einfach ganz viel Zucker hinein, um den Salzgeschmack zu übertönen!

Oft wird auf der Verpackung aber nicht der Gehalt an Salz angegeben, sondern an Natrium, einem Bestandteil von Salz. Das gilt auch für die meisten Fertiggerichte: Sie enthalten viel Salz, das durch noch mehr Zucker oder Fett neutralisiert wird. Diese Speisen und Getränke lassen deinen Blutzuckerspiegel zuerst schlagartig hochschnellen. Dann stößt deine Bauchspeicheldrüse sofort viel Insulin aus. Dadurch fällt dein Blutzuckerspiegel wieder steil ab, dein Körper unterzuckert leicht, meldet Heißhunger – und der nächste Snack ist fällig ... Ein Teufelskreis!

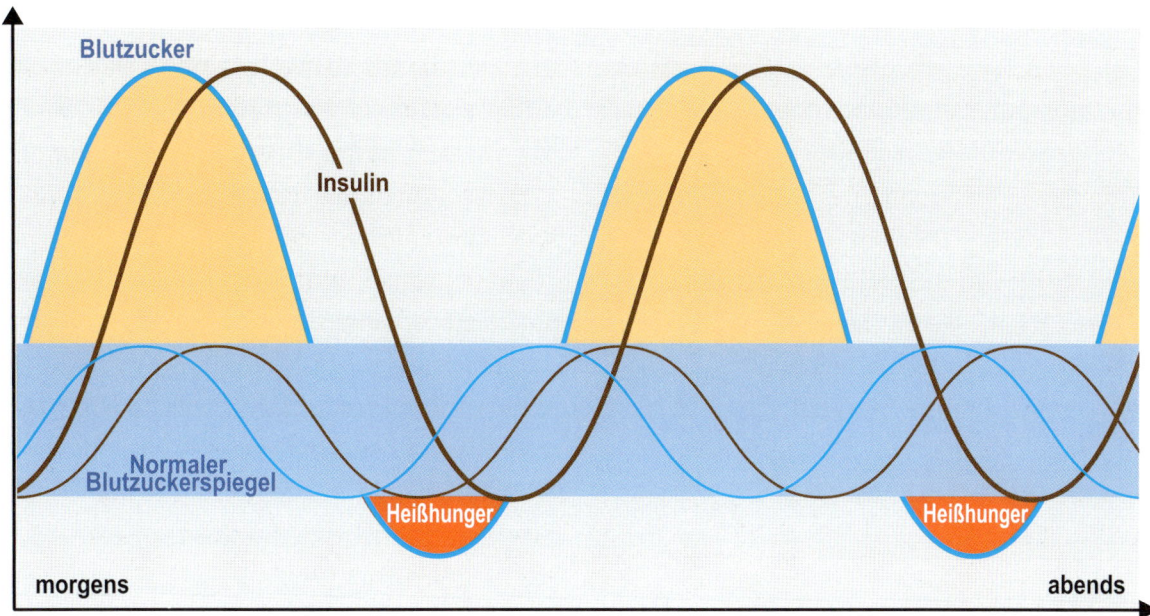

Blutzucker

Insulin

Normaler Blutzuckerspiegel

Heißhunger

Heißhunger

morgens

abends

Daher ist es wichtig, dass du deiner Bauchspeicheldrüse Ruhepausen gönnst. Am besten vier Stunden lang. Ideal wäre es, du frühstückst ausgiebig, isst ausgiebig zu Mittag und isst dann am besten erst wieder am frühen Abend etwas. Süßes darfst du natürlich auch ab und zu naschen, aber bitte **DIREKT** nach den Mahlzeiten, wenn das Insulin sowieso schon im Körper freigesetzt ist.

Und wenn du dann doch mal den „kleinen Hunger zwischendurch" verspürst, dann mach es doch wie ich und nasche Karotten, Paprika oder Nüsse, weil sie keinen oder so wenig Zucker enthalten, dass kein Insulin ausgeschüttet wird. Obst in allen Variationen ist auch prima. Äpfel und Co. enthalten zwar Zucker, aber der wird langsam abgegeben. Ergo wird auch nicht so viel Insulin ausgeschüttet. Auch bei der Banane – sie enthält zwar mehr Zucker als andere Obstsorten, aber die Ballast-

stoffe in der Frucht sorgen dafür, dass der Fruchtzucker langsam ins Blut geht. Vorteil: Sie macht dich satt! Es gibt also genügend gesunde Alternativen, um kleine Hungeranfälle zu befriedigen.

Ich schaue immer, dass ich so wenig Insulin wie möglich verbrauche. Im Gegensatz zum gesunden Menschen kann ich das genau sehen und auch steuern. Normalerweise komme ich mit der Insulinmenge in meiner Insulinpumpe sieben Tage lang aus. Esse ich aber mehr Kohlenhydrate oder treibe weniger Sport als sonst in einer Woche, komme ich mit der Ampulle nur fünf Tage aus. Esse ich hingegen weniger Kohlenhydrate oder treibe mehr Sport, dann reicht das Insulin sogar für neun Tage! Interessanterweise wiege ich, wenn ich nur fünf Tage mit dem Insulin auskomme, rund ein Kilo mehr. Komme ich dagegen neun Tage mit derselben Menge aus, wiege ich meist ein Kilo weniger. Hier sehe ich also immer den direkten Zusammenhang zwischen Insulin und Fettverbrennung: Je mehr Insulin ich brauche, desto weniger Fett wird verbrannt! Je mehr Sport ich treibe oder je weniger Kohlenhydrate ich esse, desto schneller komme ich in die Fettverbrennung, und umso weniger Insulin brauche ich.

Steiner Prinzip 8: Ein konstanter Blutzuckerspiegel hilft beim Abnehmen!

Ein konstanter Blutzuckerspiegel hilft dir enorm beim Abnehmen. Zunächst einmal: Was sind überhaupt Kohlenhydrate? Kohlenhydrate sind nichts anderes als Zucker, genauer gesagt handelt es sich um eine Aneinanderreihung von Zuckermolekülen (Glukose). Kohlenhydrate unterscheiden sich lediglich durch die Länge ihrer Glukoseketten. Von der Länge dieser Ketten hängt es ab, wie schnell und wie hoch der Zuckerspiegel ansteigt und damit auch, wieviel Insulin ausgeschüttet wird.

Die in der Natur vorkommenden Kohlenhydrate in Obst, Gemüse und Körnern haben meist lange Glukoseketten. Das heißt, wenn du langkettige Kohlenhydrate isst, steigt dein Zucker im Blut ganz langsam und gemütlich an, und deine Bauchspeicheldrüse ist glücklich, weil sie nur ganz wenig Insulin produzieren muss, um

die kleinen Zuckermengen aus dem Blut abzutransportieren. Deine Muskelzellen, die ja Zucker als Brennstoff benötigen, freuen sich über diese natürlichen Kohlenhydrate, denn diese überschwemmen sie nicht mit Glukose, sondern versorgen sie schön gleichmäßig damit. Deine Nervenzellen ebenso.

Nun ist aber die Industrie auf die Idee gekommen, diese langkettigen und für deinen Körper gut verträglichen Kohlenhydrate maschinell in winzige Bruchstücke zu zerhacken, in sogenanntes Glukose-Konzentrat. Das gilt beispielsweise für Weißmehl und Haushaltszucker. Damit kann dein Körper aber nicht umgehen, weil er von Natur aus nur langkettige Kohlenhydrate kennt.

Wenn du kurzkettige Kohlenhydrate isst, dann herrscht erst mal Chaos in deinem Körper – wie in einem Ameisenhaufen, auf den du zufällig getreten bist. Da wuseln dann Tausende Ameisen wie die Wahnsinnigen durch die Gegend und versuchen, den Haufen so schnell wie möglich wiederherzustellen.

Ungefähr so sieht es auch in deinem Körper aus: Dein Blutzuckerspiegel schießt in die Höhe, und deine Bauchspeicheldrüse denkt, sie sitzt im falschen Film, weil sie wie am Fließband Insulin produzieren und ausschütten muss, um diese Zuckerflut zu verarbeiten. Die Aufgabe des Insulins ist es ja, eine hohe Glukose-Konzentration in deinem Blut schnell wieder auf ein normales Niveau zu senken, damit sie keine Schäden an deinem Körper anrichten kann. Jetzt stell dir einfach mal bildlich vor, das Insulin wären lauter kleine Ameisen.

Wenn du also kurzkettige Kohlenhydrate isst (Fertigpizza, Burger, Süßigkeiten …), dann versuchen die Ameisen, zunächst so viel Glukose wie möglich in deinen Muskelzellen unterzubringen. Dazu klopfen die Ameisen bei jeder einzelnen deiner Muskelzellen an und fragen, ob sie denn gerade Zucker brauche. Deine Muskelzelle freut sich erst einmal, weil sie ja Zucker als Energielieferanten benötigt und nimmt gerne Zucker auf, aber dann klopfen die fleißigen Ameisen noch mal an und wollen noch eine Ladung Zucker loswerden. Da sagt die Muskelzelle dann: „Sorry, aber ihr nervt, bitte nicht mehr anklopfen, meine Bude ist voll, die Tür bleibt zu."

Die Ameisen müssen den Zucker aber aus deinem Blut heraustransportieren! Also wohin damit? Da bleibt den armen Krabbeltieren nichts anders übrig, als den überschüssigen Zucker in deinen Fettzellen zu Fett umzubauen und dort zu bunkern. Fettzellen sind extrem gastfreundlich und haben ihre Türen immer sperrangelweit offen. Ist bei den Fettzellen die Bude voll, dann meckern sie nicht und knallen die Tür zu, vielmehr bauen sie einfach noch ein Zimmer an und noch eins und noch eins, für Fett, das aus der Umwandlung von Zucker in Fett stammt, aber natürlich auch für das Fett selbst. Du isst ja Kohlenhydrate meist in Kombination mit Fett, zum Beispiel als Stück Torte oder in Form von Chips. Dieses Fett wandert direkt in die Fettzellen, da dort die Türen eh schon offen stehen, weil die Ameisen damit beschäftigt sind, den einstigen Zucker und jetziges Fett fein säuberlich in die Regale zu stapeln.

Jetzt weißt du auch, warum du im Laufe der Jahre zugenommen hast: Bei deinen Muskelzellen sind die Türen immer schnell zu. Deine Fettzellen fühlen sich bei dir aber wie im Schlaraffenland. Ständig gibt's Futter für die Vorratsspeicher, und deshalb haben sie ihre Häuser permanent vergrößert. Wenn du Pech hast, sind deine Muskelzellen vom ständigen Ansturm der Ameisen so genervt, dass sie ihre Türen irgendwann gar nicht mehr oder nur noch einen Spaltbreit aufmachen. Das nennt sich dann „Insulinresistenz" und führt wiederum dazu, dass deine Bauchspeicheldrüse denkt, sie müsse immer mehr Ameisen losschicken, weil sich ja vielleicht doch ein Türchen öffnet, wenn man noch öfter anklopft. So entsteht ein Insulinüberschuss.

Irgendwann stößt die Bauchspeicheldrüse aber an ihre Grenzen – wie eine Maschine, die rund um die Uhr produzieren muss, aber nie gewartet wird. Sie produziert immer weniger Ameisen, und der Zucker im Blut kann sich überall ablagern. Das ist dann der Punkt, wo der Arzt bei dir einen Diabetes Typ 2 feststellt und du dir eingestehen musst: „Ich habe Zucker!"

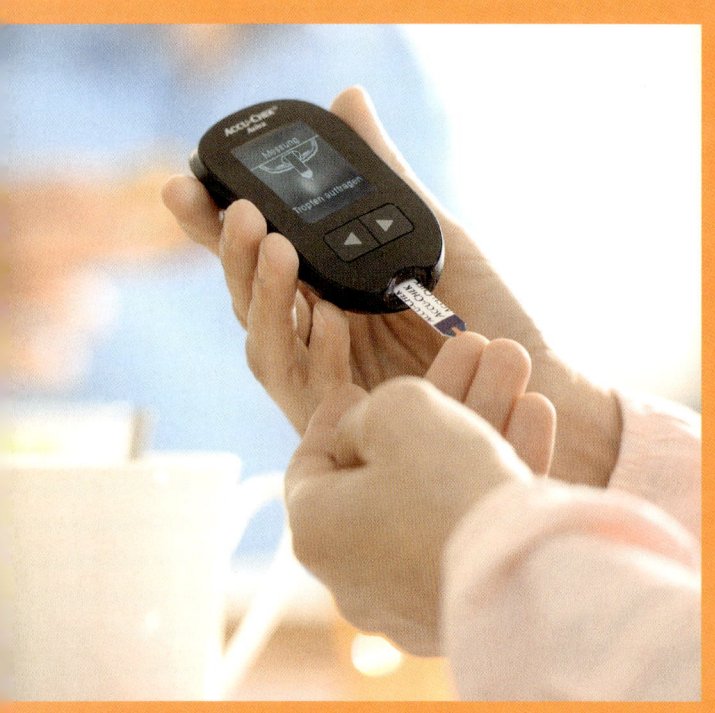

Was ist Diabetes?

Es gibt zwei Hauptformen von Diabetes. *Diabetes mellitus* Typ 1, auch „juveniler Diabetes" und *Diabetes mellitus* Typ 2, auch „Altersdiabetes" genannt. Über 7,6 Millionen Menschen in Deutschland (inkl. Dunkelziffer) und rund 550.000 Menschen in Österreich leiden an dieser Krankheit, also 8 bis 10 Prozent der Bevölkerung in beiden Ländern. Der Anstieg der Neuerkrankungen, speziell bei Diabetes Typ 2, ist rasant. Und die Dunkelziffer ist sehr hoch, da viele Menschen gar nicht wissen, dass sie an Typ-2-Diabetes leiden. Beide Typen haben ein Problem mit der Bauchspeicheldrüse, genauer gesagt, mit den Insulin produzierenden Zellen.

Jeder Übergewichtige ist ein potenzieller Typ-2-Diabetiker!

Typ-2-Diabetes ist die Folge einer Insulinresistenz. Die Bauchspeicheldrüse wurde über Jahre hinweg überlastet, sodass die Insulin produzierenden Zellen irgendwann aus dem Gleichgewicht geraten sind. Man muss sich die Bauchspeicheldrüse vorstellen wie eine Maschine, die Jahre oder gar Jahrzehnte lang ununterbrochen laufen und produzieren musste, ohne zwischendurch geschmiert oder geölt zu werden. Irgendwann gibt da selbst die beste Maschine ihren Geist auf. Zuerst ächzt und knarrt sie, wird langsamer und langsamer, und irgendwann bleibt sie stehen. Wenn man die Maschine dann aber wartet und ihr Ruhepausen gönnt, kann sie sich wieder erholen. Sehr häufig können Typ-2-Patienten ihren Diabetes allein durch eine Ernährungsumstellung und Bewegung oder aber beides in Kombination mit Tabletten behandeln oder gar heilen.

Typ-2-Diabetes tritt am häufigsten auf (95 Prozent). Ursache eines Typ-2-Diabetes ist eine entsprechende genetische Veranlagung, häufig verbunden mit starkem Übergewicht (Adipositas) und mangelnder körperlicher Bewegung. Betroffene haben häufig zu viel Bauchfett (exakter ausgedrückt: organisches Fett), und das ist für die Gesundheit besonders schlecht. Man kann ruhig Fett im Körper haben, aber bitte so wenig Bauchfett wie nur irgend möglich! Bauchfett sondert andere Stoffe ab als die Fettzellen in anderen Regionen des Körpers. Diese Stoffe fördern die Verkalkung der Arterien und bremsen die Wirkung des Insulins. Somit steigen die Risiken für Typ-2-Diabetes, Herzinfarkt, Schlaganfall, ganz einfach für die Gefäßverkalkung des gesamten Körpers, oft auch in den Beinen oder in der Halsschlagader.

Typ-1-Diabetiker wird man nicht durch übermäßigen Zuckerkonsum!

Der wesentlich seltener auftretende **Typ-1-Diabetes** (5 Prozent) ist eine Autoimmunerkrankung. Zur Gruppe der Typ-1-Diabetiker gehöre ich. Eigentlich müsste die Krankheit einen anderen Namen tragen, weil diese Form des Diabetes nichts mit falscher Ernährung oder Bewegungsmangel zu tun hat und meist im Kindes- oder Jugendalter auftritt.

Hier greift das Immunsystem, das ja eigentlich nur von außen eindringende böse Viren, Krankheitserreger und Keime zerstören soll, eigene gute, lebensnotwendige Zellen an, und zwar die Insulin produzierenden Zellen der Bauchspeicheldrüse (Beta-Zellen), und zerstört sie. Leider macht es das ohne Vorwarnung, das passiert für den Betroffenen praktisch über Nacht, und kein Arzt dieser Welt kann etwas dagegen tun. Ist diese Funktion der Bauchspeicheldrüse erst einmal kaputt, kann sie leider, leider nicht wiederhergestellt werden. Typ-1-Diabetes ist nicht heilbar. (Ich hoffe auf die wissenschaftliche Forschung und darauf, dass die künstliche Bauchspeicheldrüse, an der bereits intensiv gearbeitet wird, schon bald alltagstauglich sein wird.) Von diesem Zeitpunkt an muss der Typ-1-Diabetiker seinem Körper das Insulin manuell – per Spritze oder Pumpe – zuführen.

Warum das Immunsystem die körpereigenen Zellen angreift, ist bis heute nicht geklärt. Diabetes Typ 1 ist eine Laune der Natur, wenn auch eine ziemlich blöde! Einige Forscher vermuten, dass manche Bakterien oder Viren den Bauchspeicheldrüsenzellen so stark ähneln, dass der Körper nicht nur diese Erreger unschädlich macht, sondern gleich auch noch die eigenen Zellen angreift. So kann es passieren, dass man Wochen oder Monate nach einer nicht richtig auskurierten Grippe plötzlich an Typ-1-Diabetes erkrankt.

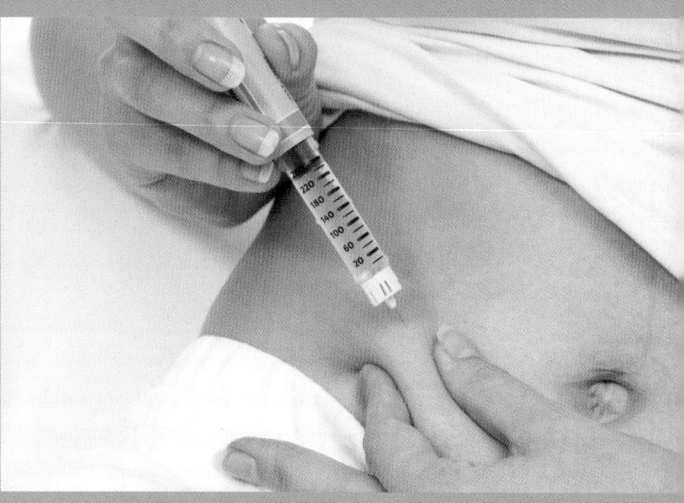

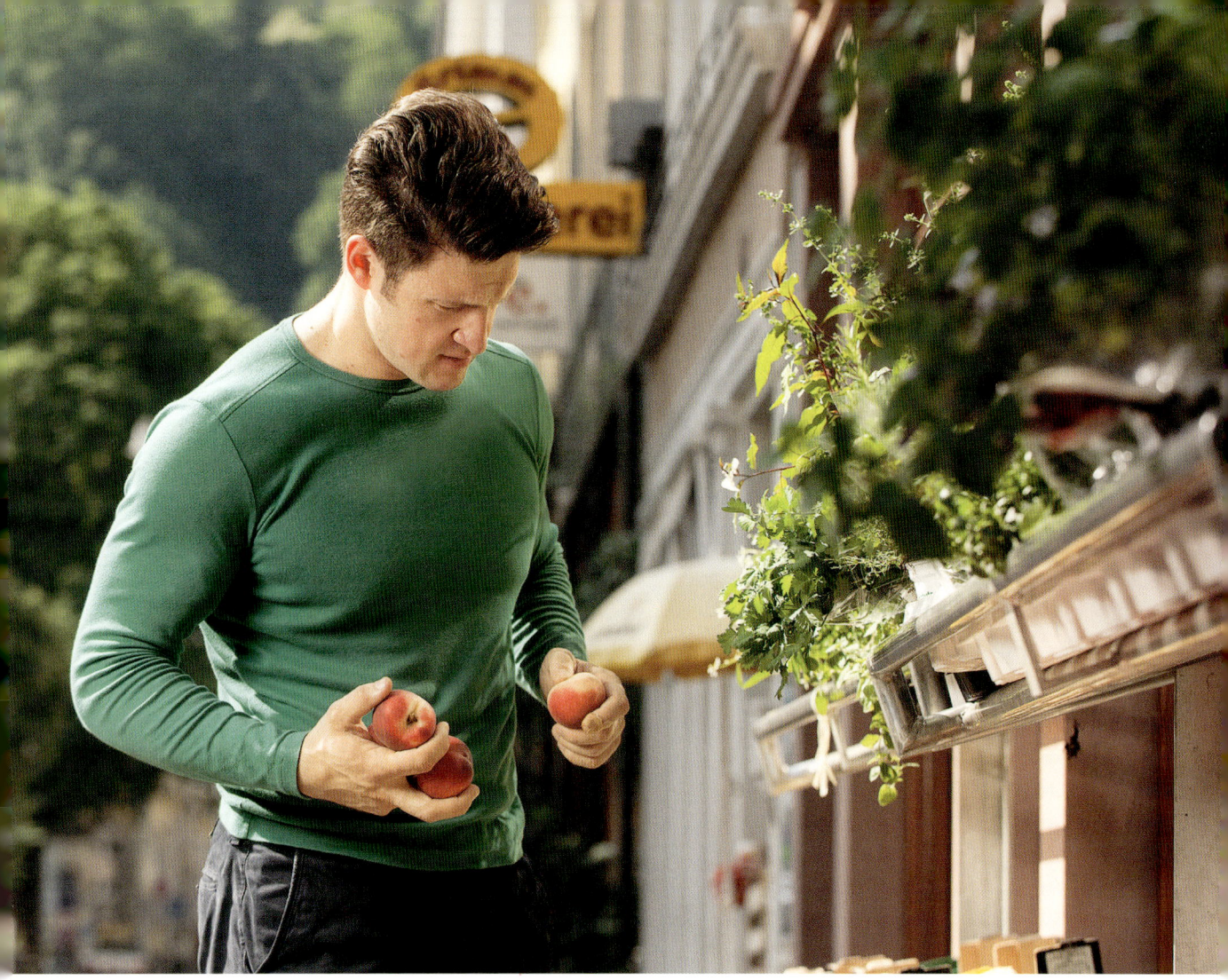

Aber so weit, dass du Typ-2-Diabetes bekommst, lassen wir es erst gar nicht kommen! Und solltest du bereits Typ 2 haben, dann sorgen wir dafür, dass er wieder verschwinden kann. Dazu darfst du den Diabetes allerdings noch nicht lange haben. Du bist ja schon dabei, deine Muskulatur wieder aufzubauen, damit die „Ameisen" (das Insulin) bald nicht mehr auf die Idee kommen, überschüssigen Zucker zu Fett umzubauen und als solches in deinen Fettzellen abzuliefern. Wenn du zudem durch bewusste Ernährung und Bewegung deinen Blutzuckerspiegel konstant hältst, sind weniger Ameisen unterwegs, um den Zucker zu verteilen. Dann kann dein Körper endlich wieder Fett verbrennen. Um im Bild zu bleiben: Nach und nach stürzen die Wände der riesigen Häuser deiner Fettzellen ein!

Daher lautet die einfache Formel: Iss möglichst viele langkettige Kohlenhydrate, also Gemüse wie Paprika und Brokkoli, dazu Obst wie Äpfel und Orangen sowie Körner, beispielsweise Haferflocken. Meide kurzkettige Kohlenhydrate, also alle verarbeiteten Lebensmittel, wie Fertiggerichte, Fastfood und Softgetränke!

Was ist Insulin?

Insulin ist ein Hormon, das in den Inselzellen (daher auch der Name) der Bauchspeicheldrüse gebildet und gespeichert wird. Insulin ist notwendig, um Glukose, also Zucker, aus dem Blut in die Zellen zu transportieren. Insulin wird auch „Schlüsselhormon" genannt, weil es quasi wie ein Schlüssel dem Zucker die Zellen aufschließt, damit der Zucker dorthin gelangen kann, wo er gebraucht wird.

Überschreitet die Blutzuckermenge eine bestimmte Höhe, beispielsweise wenn du kohlenhydratreich gegessen hast, wird beim Nicht-Diabetiker automatisch Insulin ins Blut abgegeben, um den Blutzuckerspiegel zu senken, während ein Diabetiker da künstlich nachhelfen muss.

Wasser und zuckerfreie Getränke helfen beim Abnehmen

Bevor ich genauer aufs Essen eingehe, möchte ich auf das Trinken zu sprechen kommen. In vielen Diät- und Ratgeberbüchern ist immer nur vom Essen die Rede, dabei bilden die Soft-/Erfrischungsgetränke, also Fruchtsaftgetränke, Fruchtschorlen, Limonaden, Brausen, koffeinhaltige Erfrischungsgetränke, sogenannte Sportgetränke und Energydrinks, eine der größten Fallen. Aber auch gesüßte Kaffee- und Kakaogetränke. Denn darin steckt jede Menge Zucker – selbst in Getränken, die einen „gesunden" Eindruck erwecken, oder bei denen du davon ausgehst, dass sie keinen Zucker enthalten. Wie die neueste Modeerscheinung: **Mineralwasser mit Geschmack,** das häufig auch noch den Namenszusatz „Fitness" oder „Vital" trägt. Schockierend ist, dass bereits ein halber Liter dieses Wassers – den trinkst du schnell mal weg, weil du ja denkst, es wäre Wasser – fast deinen gesamten Tagesbedarf an Zucker deckt. Z. B. hat das Wasser mit dem wohlklingenden Namen **„Emotion Birne Melisse"** (0,5 l) 85 kcal, 21 g Kohlenhydrate, davon 21 g Zucker (**7 Stück Würfelzucker**)! Das **Wasser mit Apfelgeschmack** (0,5 l) eines anderen Produzenten hat 64 kcal, 15 g Kohlenhydrate, davon 15 g Zucker (**5 Stück Würfelzucker**). Die gezuckerten Wasser anderer Firmen tragen ähnliche Nährwertangaben.

Beliebt ist auch ein bekannter **Energydrink** – eine Dose (250 ml) davon schlägt mit rund 27 g Zucker (**9 Stück Würfelzucker**) zu Buche. Ungefähr so viel steckt auch in **Fruchtsäften,** da sie von Natur aus viel Zucker enthalten, rund 25 g je 250 ml, in **Nektar** sind es noch mehr, rund 37 g pro 250 ml (**12 Stück Würfelzucker**). Deswegen solltest du Saft nicht pur, sondern nur als Schorle trinken (1/3 Saft und 2/3 Wasser). Fruchtsäfte sind grundsätzlich natürlich besser als Cola und Co., weil sie auch Vitalstoffe enthalten.

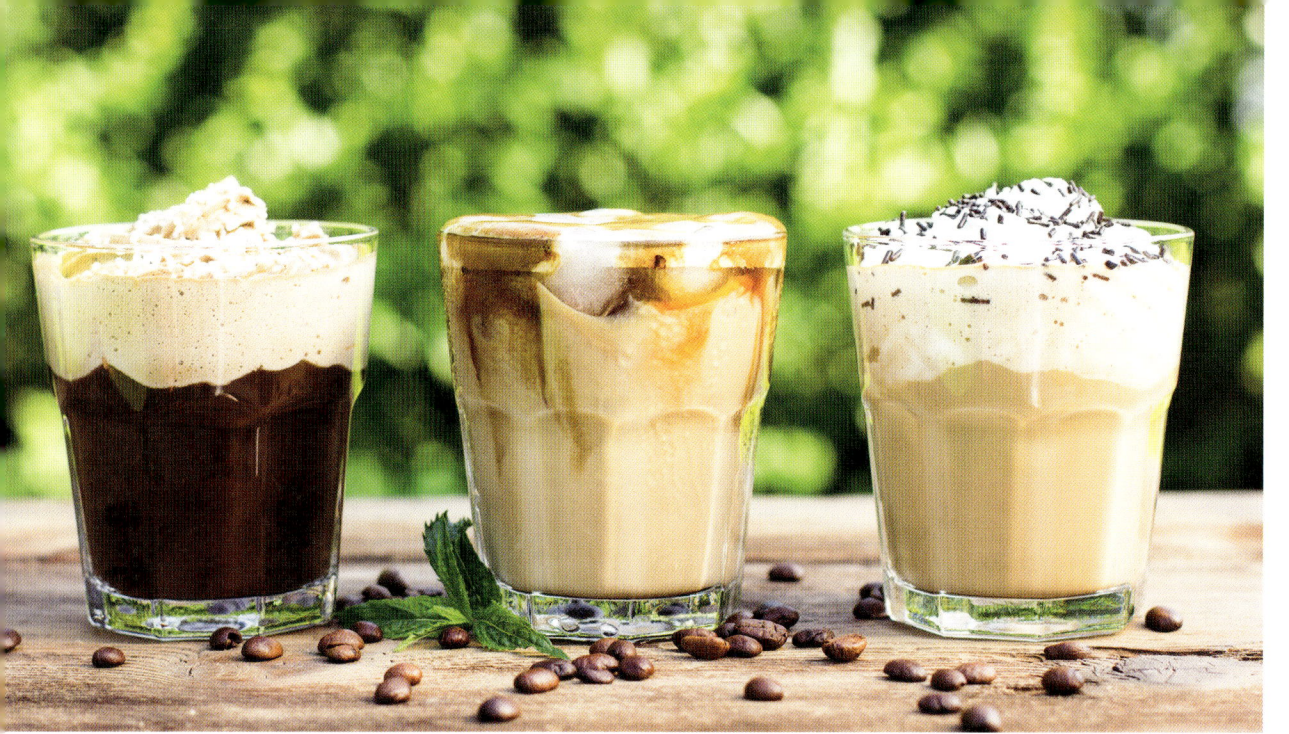

Kaffee pur genießen,
nicht als Mixgetränk

Ich trinke meinen Kaffee schwarz, weil ich dadurch zum einen Kalorien spare, zum anderen aber, weil ich nur so schmecke, ob der Kaffee wirklich von guter Qualität ist oder eben nicht. Kaffee pur zu genießen, scheint allerdings außer Mode gekommen zu sein. Heißgetränke-Ketten (Die Bezeichnung „Kaffeehaus" steht diesen Läden eigentlich nicht wirklich zu!) bieten Getränke an, die mit Kaffee nicht mehr viel gemein haben – hier sollte man viel eher von „Kalorienbomben mit Kaffeegeschmack" sprechen. Exemplarisch nenne ich hier einige Produkte einer großen Kette. Kleinere Coffee Shops sind aber längst auf den Zug aufgesprungen und offerieren ähnliche Produkte.

Ein **mittelgroßer „Caramel Macchiato"** (mit Vanilla Syrup und Caramel Drizzle) aus Magermilch hat 193 kcal und 31,9 g Zucker, aus Vollmilch 269 kcal und 30,6 g Zucker **(10 Stück Würfelzucker)**.

Ein **mittelgroßer „White Chocolate Mocca mit Sahne"** aus Magermilch hat 425 kcal und 59,9 g Zucker, aus Vollmilch 500 kcal und 58,6 g Zucker **(19 Stück Würfelzucker)!**

Mal ehrlich, würdest du eine mittelgroße Tasse Kaffee mit 19 Stück Würfelzucker süßen? Nicht freiwillig, oder?

Manche ziehen dem Kaffee eine mittelgroße **„Premium Hot Chocolate mit Sahne"** aus Magermilch vor: Sie schlägt mit 505 kcal und 48 g Zucker zu Buche, in der Vollmilch-Version mit 556 kcal und 47 g Zucker **(16 Stück Würfelzucker)**.

Und gerne noch mit **Sirup** obendrauf! Auch hier lauern die Kalorien: Bestellt man drei Pumpstöße eines Sirups, bekommt man zusätzlich 79 kcal und 14,4 g Zucker **(5 Stück Würfelzucker)** serviert.

Nur noch mal zur Erinnerung: Die WHO empfiehlt Frauen einen täglichen Zuckerverzehr von nicht mehr als 24 g (8 Stück Würfelzucker) und Männern von nicht mehr als 30 g (10 Stück Würfelzucker). Mit nur einem der erwähnten Kaffee- oder Kakaogetränke hast du bereits deinen Zucker-Tagesbedarf aufgebraucht, teilweise sogar um das Doppelte überschritten! Mit dem **„Premium Hot Chocolate mit Sahne"**, Vollmilch-Version, hat Frau zudem bereits knapp ein Drittel ihres täglichen Kalorientagesbedarfs gedeckt! Beim Mann ist es rund ein Viertel seines Bedarfs. Es spricht wirklich nichts dagegen, ab und zu solch ein Kaffee- oder Schokoladegetränk zu konsumieren, beispielsweise, wenn man nach Wochen die beste Freundin mal wiedertrifft oder die Mama zu Besuch kommt und man einen Schlemmernachmittag einlegen möchte. Ich kenne aber leider genügend Leute, die sich solch ein Getränk täglich gönnen, und das ist definitiv zu viel!

Selbst ein Caffè Latte hat nicht unerheblich viele Kalorien und Zucker: **Ein mittelgroßer Caffè Latte** aus Magermilch hat bereits 131 kcal und 17,5 g Zucker **(6 Stück Würfelzucker)**. Aus Vollmilch trumpft er gar mit 223 kcal und 16 g Zucker auf. Im Vergleich dazu: **Eine mittelgroße Tasse schwarzer Kaffee** hat so gut wie keine Kalorien (es sind gerade mal 5 kcal) und keinen Zucker!

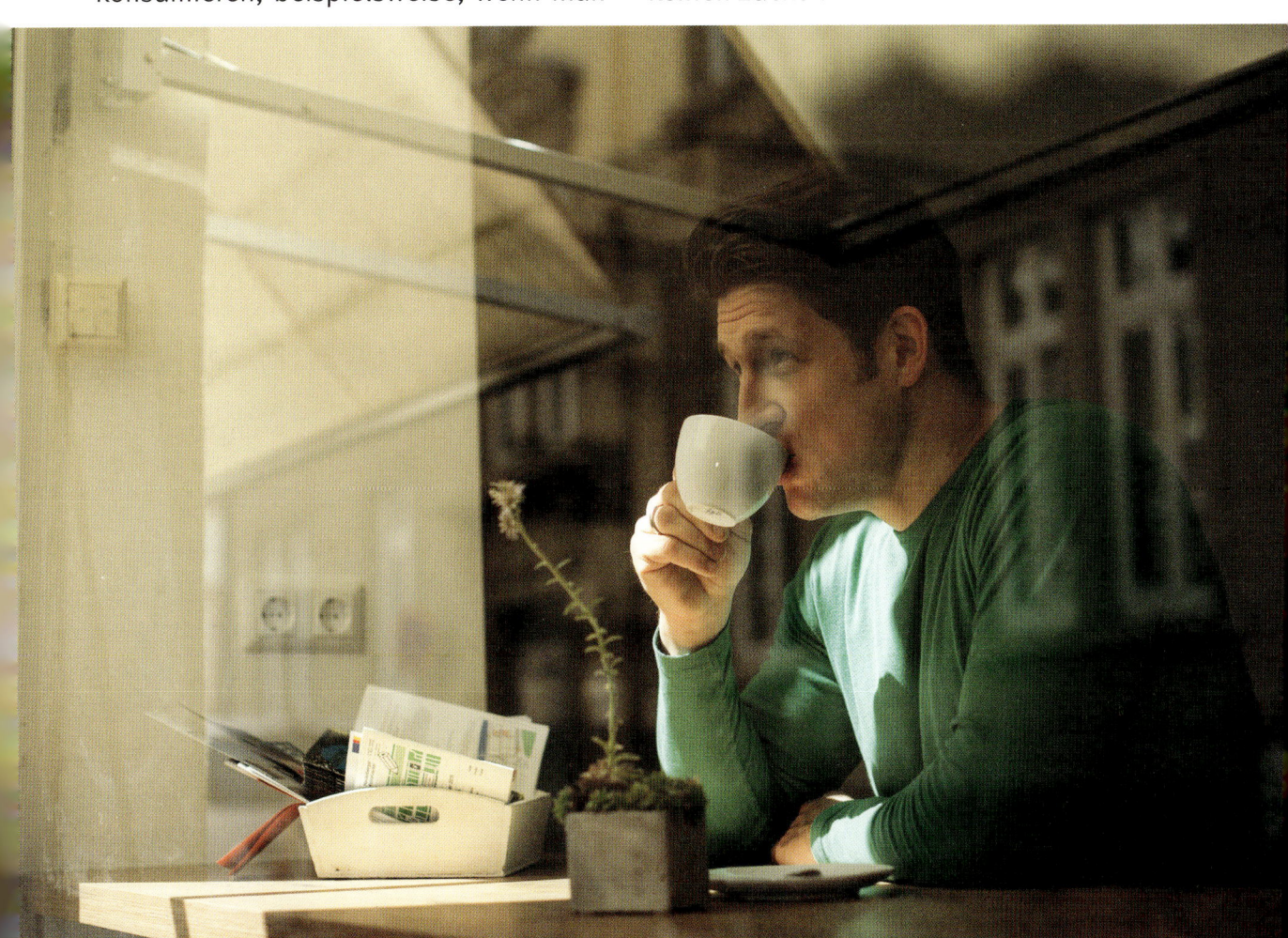

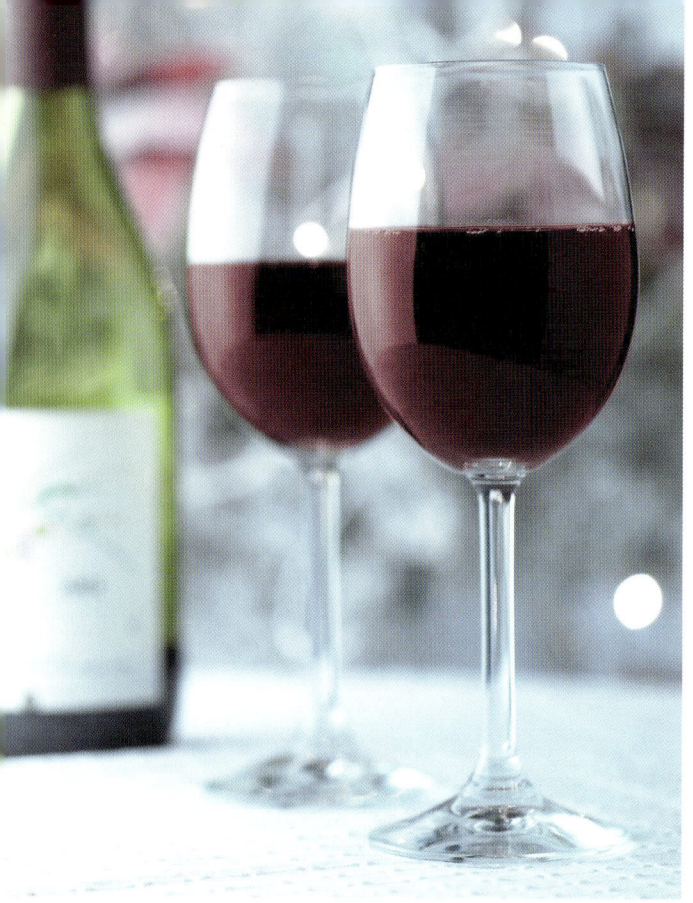

Alkohol macht nicht nur betrunken

Gehörst du auch zu der Fraktion, die nach Feierabend gerne ein „Weinchen" oder „Bierchen" trinkt? Ein Glas Wein (250 ml) hat im Durchschnitt 200 kcal, bei einer Flasche Bier (0,5 Liter) sind es rund 210 kcal. Bier enthält zudem Maltose, einen Zucker, der ganz schnell ins Blut geht. Dadurch stoppt er die Fettverbrennung. Außerdem kurbelt Alkohol den Hunger an, insofern kommen schnell noch weitere Kalorien dazu. Mein großer Vorteil ist, dass mir Alkohol nicht wirklich schmeckt, also komme ich erst gar nicht in die Versuchung, mir abends ein Glas Wein oder Bier einzuschenken. Ich trinke höchstens bei einer Feier mal Alkohol.

Wasser ist das sauberste Lebensmittel und hält schlank

Ich trinke hauptsächlich (Leitungs-) Wasser oder ungesüßten Tee. Natürlich gönne auch ich mir ab und zu eine Apfelsaftschorle oder ein Softgetränk, aber eben nur ab und zu. Für mich gibt es nichts Günstigeres und Besseres als Leitungswasser! Wasser ist laut Umweltbundesamt das sauberste Lebensmittel in Deutschland. Und nicht nur unser Wasser hier, auch das Trinkwasser in Österreich und der Schweiz zählt zum saubersten in Europa und der Welt. Es ist zu Hause jederzeit verfügbar. Warum sollten wir

Wie gesagt, ab und zu kannst du dir ruhig eines dieser Kaffeegetränke leisten. Aber solltest du Anhänger dieser Getränkesorten sein, dann versuch bitte, deinen Konsum drastisch einzuschränken.

Ich habe absichtlich die Angaben für „mittelgroße" Tassen herangezogen, um im Durchschnitt zu bleiben. Natürlich werden all diese Getränke auch in „groß" angeboten:

Dann schlägt beispielsweise der **„White Chocolate Mocca"** gleich mal mit **25 Stück Würfelzucker** zu Buche!!!

Es gibt übrigens ein Getränk, das in der Kaffeeabteilung eines Fast-Food-Restaurants angeboten wird und all diese Getränke toppt. Eine große Tasse enthält sage und schreibe **27,5 Stück Würfelzucker!!!** Genaueres dazu auf Seite 137.

also kein Wasser aus der Leitung trinken? Es sei denn, dein Leitungswasser ist extrem kalkhaltig. Das schmeckt dann leider nicht so toll. Dann greifst du eben zum stillen Wasser aus dem Supermarkt oder zu kohlensäurehaltigem Mineralwasser. Mit kohlensäurehaltigem Mineralwasser kann man zudem super kochen: So schmeckt beispielsweise Magerquark wie Sahnequark, wenn du Mineralwasser einrührst. Und Pfannkuchenteig wird durch einen Schuss Mineralwasser schön locker.

Mit Wasser lässt sich der Durst am besten löschen. Mach den Vergleich: Wenn du durstig bist, trink Wasser, und du wirst sehen, dass du nur so viel trinkst, wie du wirklich brauchst. Nimmst du stattdessen ein Softgetränk, dann trinkst du zunächst ein paar große Schlucke und nuckelst dann immer weiter an deinem Glas, obwohl du längst keinen Durst mehr hast, weil du nicht davon lassen kannst. Der Zucker fixt dich regelrecht an.

Wasser hat auch noch einen tollen Nebeneffekt: Es schmeckt neutral. Wenn ich etwas Leckeres gekocht habe, dann möchte ich das auch in vollen Zügen genießen und schmecken. Trinke ich dazu aber einen Saft oder ein Softgetränk, wird der Geschmack verfälscht. Ein Hoch also auf unser Wasser!

Da ich dies aber auch schon zu meinen 150-Kilo-Körpergewichtszeiten meist so gehandhabt habe, hatte mein Trinkverhalten keine Auswirkungen auf mein Ab-

nehmen. Wenn du aber bis dato primär zu zuckerhaltigen Getränken greifst, wirst du merken, dass die Kilos purzeln, wenn du deinen Konsum stark einschränkst. Also, versuch bitte, ab morgen schrittweise nur noch (Leitungs-)Wasser, ungesüßten Tee und (in Maßen) Kaffee schwarz zu trinken. Gib zunächst nur noch einen statt zwei Teelöffel Zucker in den Tee oder Kaffee oder etwas weniger Milch. Dann reduzierst du nach und nach. Wenn du das schaffst, dann hast du wieder eine Hürde auf dem Weg ins Ziel genommen! Fanfare, tatatata, du darfst ein Treppchen höher steigen. Hiermit verleihe ich dir die Silbermedaille! Falls bei dir nicht alles auf einmal klappt, dann versuch, zumindest eines der genannten Dinge umzusetzen.

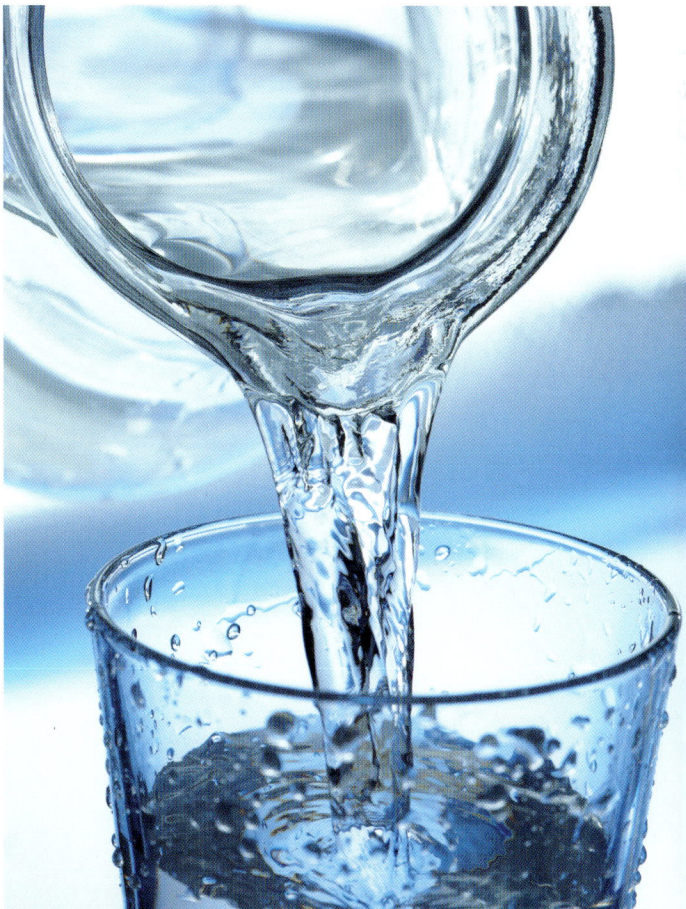

Steiner Prinzip 9: Essen und Trinken bereiten Genuss, wenn die Qualität stimmt!

Erlerne ein neues Essverhalten

Am Anfang war es auch für mich nicht ganz leicht, mein Essverhalten zu ändern. Zunächst musste ich meinen Körper wieder daran gewöhnen, dass er weniger Nahrung bekam, und ich musste auch wieder lernen, nicht bei jeder Gelegenheit zuzugreifen, sondern bewusst zu essen. Vor allem musste ich wieder lernen, langsamer zu essen. Früher war ich immer vor meiner Frau mit dem Essen fertig, obwohl ich die dreifache Menge vertilgte.

Inge isst immer in aller Seelenruhe. Mit ein Grund, warum sie so schlank ist. Wer langsam isst, isst automatisch weniger. Denn erstens kaut er oder sie länger, und zweitens dauert es in etwa 10 bis 15 Minuten, bis das Gehirn das Signal aussendet: ‚Ich habe keinen Hunger mehr'. Da haben wir Schnellesser aber meist schon alles hinuntergeschlungen und sind pappsatt.

Hier gibt es bei mir nach wie vor Verbesserungspotenzial, denn wenn mir etwas schmeckt, dann esse ich immer noch schneller, als es mir guttut. Umso schöner, dass Inge dann mit einem Lächeln zu mir sagt: „Schatzl, iss langsamer!"

Entschleunigung beim Essen

Wenn es dir ähnlich geht, möchte ich dir folgende STEINER PRINZIP -Tipps ans Herz legen, um das Ganze zu „entschleunigen" und so ganz nebenbei ein neues Essverhalten zu erlernen:

- Trink vor dem Essen ein Glas Wasser, dann bist du nämlich schneller satt.
- Setz dich in aller Ruhe hin und genieße dein Essen.
- Iss nicht im Stehen oder „so nebenbei".
- Spiel nicht mit deinem Handy, während du isst, lies auch nicht die Zeitung und schau auch nicht fern. Konzentriere dich voll und ganz auf dein Essen, nur so kannst du es genießen.
- Iss auch nicht im Auto oder beim Gehen. Dadurch bist du nur abgelenkt und isst häufig schneller und auch mehr.

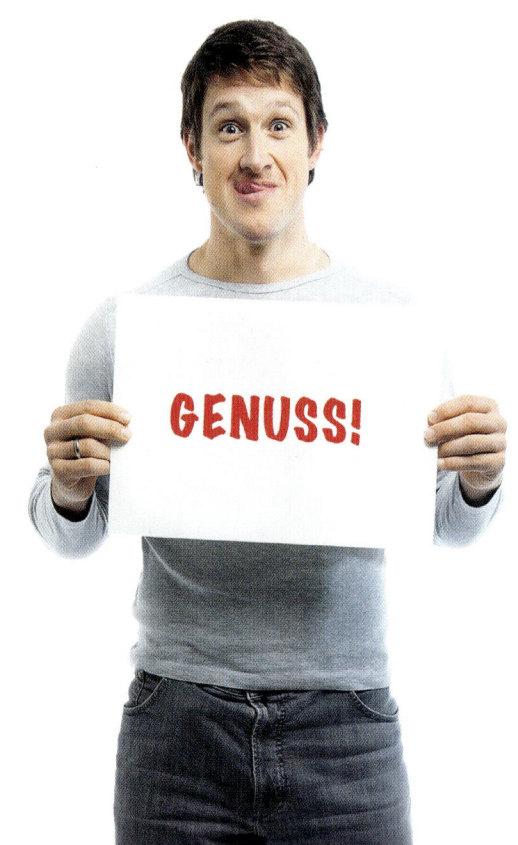

- Leg dir kleinere Portionen auf den Teller als bisher. Oder noch einfacher: Benutze kleinere Teller, dann sieht deine Mahlzeit immer noch nach einer großen Portion aus.
- Leg nach jedem Bissen das Besteck aus der Hand und genieße diesen Happen – erst wenn du ihn gründlich durchgekaut und hinuntergeschluckt hast, ist der nächste Happen dran. Wir spielen mit unseren Kinder häufig das Spiel: ‚Wer am längsten kaut, hat gewonnen'. Da gibt's immer was zu lachen, weil unser Sohn Felix vor lauter Zählen vergisst, dass er eigentlich am Essen ist.
- Wenn du im Restaurant bist: Iss nicht zwingend deinen Teller leer, sondern lass bewusst etwas liegen, wenn du spürst, dass du eigentlich satt bist. Ich lasse mir die Reste immer einpacken, denn wegwerfen will ich auch nichts.
- Iss regelmäßig und möglichst immer zur selben Uhrzeit. So kann sich dein Körper viel besser auf die Mahlzeiten einstellen.
- Solltest du unregelmäßige Arbeitszeiten haben, die regelmäßiges Essen erschweren, dann versuch, trotzdem eine gewisse Routine in deinen Tagesablauf zu bringen. Wenn du tagsüber keine ruhige Minute hast, dann verleg zum Beispiel die Hauptmahlzeit auf den frühen Abend, wie es die meisten Italiener und Spanier tun.
- Wenn du mit Freunden oder Arbeitskollegen essen gehst: Nimm dir vor, der Letzte zu sein, der mit dem Essen fertig ist. Auch dieses Spiel mache ich gerne mit Felix und bin jedes Mal erstaunt, wie ehrgeizig er ist – denn er schafft es doch tatsächlich immer wieder, Papa zu schlagen, und das, obwohl er sein Essen normalerweise hinunterschlingt.
- Nutze die gemeinsamen Mahlzeiten für Gespräche, denn in dieser Zeit isst du nicht. Inge redet gerne und viel (sagt sie von sich selbst), auch beim Essen, und deswegen isst sie automatisch am wenigsten von uns.
- Wenn du bei Freunden zum Essen eingeladen bist, dann iss schon zu Hause eine Kleinigkeit, damit du nicht mit Heißhunger vor der Tür stehst. Sag nicht: „Sorry, ich bin gerade am Abnehmen!", sondern pack dir einfach den Teller voll und iss langsam. Lass ruhig die Hälfte übrig, und wenn dein Kumpel fragt: „Hey, was ist denn mit dir los? Haste keinen Hunger?", dann sag einfach: „Alter, das ist mein dritter Teller!" Wenn Trubel ist, kriegt nämlich keiner mit, wie viel du wirklich isst. Genauso wenig, wie viel du trinkst. Lass dir also ruhig dein Glas mit Wein oder Bier vollschenken und nippe daran. Wenn dich also jemand anhaut: „Sind wir heute Gutmensch, trinken wir heute nicht?", dann entgegne einfach: „Na klaro, ich hab' eben nachgeschenkt. Kann ja nicht jedes Mal warten, bis der Gastgeber merkt, dass mein Glas leer ist."
- Nimm die Zügel selbst in die Hand!

Der Bauer isst nur, was er kennt

Hast du schon einmal darüber nachgedacht, warum dir bestimmte Dinge schmecken und andere nicht? Ernährungspsychologen haben dafür eine einfache Erklärung: Das, was wir als Kinder häufig essen, wird uns auch irgendwann schmecken, weil es vertraut und bekannt ist. Es gibt auch angeborene Nahrungsmittelpräferenzen, beispielsweise die Vorliebe für Süßes. So haben Versuche Folgendes ergeben: Wenn man Neugeborenen vor dem ersten Stillen etwas Süßes und etwas Saures zu trinken gibt, dann schmeckt den Babys das Zuckerwasser deutlich besser. Da sie vorher noch nie etwas getrunken haben, muss diese Vorliebe also angeboren sein. Und wenn man diesen Babys danach weiterhin gesüßte Getränke gibt, dann ist ihre Präferenz für Süßes viel stärker ausgeprägt als bei Kleinkindern, die keine zuckerhaltigen Getränke bekommen haben. Auch Jahre später mögen die „Zuckerbabys" Süßes viel lieber. Man kann Babys und Kinder also regelrecht auf Zucker „anfixen". Allgemein mögen Neugeborene nichts Bitteres und Saures, die Lust darauf kommt erst später.

Fettige Sachen mögen wir dagegen gern. Diese Vorliebe ist allerdings nicht angeboren, sondern ausschließlich erworben. Es hat wohl rein sinnliche Ursachen, warum viele von uns fetthaltige Speisen fettarmen vorziehen. Fett kann das Aroma besser transportieren als Kohlenhydrate, und so schmecken fettige Sachen einfach herzhafter oder cremiger. Pommes, Currywurst, Schokolade, Sahnejogurt, Eiscreme, Kuchen …

Kinder entwickeln ihre Essgewohnheiten überwiegend durch Nachahmen. In den ersten Jahren wird ihr Essverhalten vor allem durch die Eltern, später im Kindergarten durch Erzieher und Gleichaltrige geprägt. Da mir meine Eltern vorgelebt haben, dass Obst besser schmeckt als jede Schokolade, ging das bei mir quasi in Fleisch und Blut über, und deswegen ist das für mich schon lange selbstverständlich. Unsere Söhne zeigen mir das auch jeden Tag: Sie wollen natürlich auch das essen, was wir Erwachsenen essen, und wenn ich einen Schokokeks esse, weil ich Unterzucker habe, dann gibt mir Felix, unser Großer, sofort zu verstehen, dass er auch einen haben möchte. Glücklicherweise hat er schnell verstanden, dass ich den Keks nicht aus Lust und Laune esse, sondern dringend Zucker brauche, und dann fragt er immer: „Unterzucker-Keks, Papa?" „Ja, Unterzucker-Keks!" „Ok." Damit ist das Thema für ihn abgehakt.

Ansonsten haben wir kaum Süßigkeiten zu Hause, damit wir selbst, aber natürlich auch unsere Kinder, gar nicht erst in Versuchung geraten. Es ist ja schließlich schwierig genug, die Kinder durch den „Süßigkeiten-Dschungel" im Alltag zu manövrieren, ohne dabei Verbote auszusprechen. Natürlich naschen wir auch, aber das ist etwas Besonderes und nichts Alltägliches. Versuche, so wenig Süßigkeiten und Knabbersachen wie möglich im Haus zu haben und versteck sie an einem Ort, wo du nicht ständig damit konfrontiert wirst. Dann ist die Versuchung auch nicht so groß.

Wenn dir als Kind falsches Essverhalten vorgelebt wurde, dann ist es natürlich schwieriger, dir das wieder abzutrainieren. Das ist die weniger schöne Nachricht. Und hier kommt die gute: Du kannst deine Nahrungsmittelpräferenzen verändern und durch neue Geschmacksvorlieben ersetzen!

Ändere dein Essverhalten

Es gibt also keinen Grund, dich mit deinem erlernten Essverhalten einfach abzufinden und eine Ernährungsumstellung gar nicht erst auszuprobieren. Da gibt es einige einfache, aber sehr effektive Tricks, wie du dir ein gesünderes Essverhalten antrainieren kannst, ohne dabei den Spaß am Essen zu verlieren. Vorausgesetzt, du willst es! Und: Du brauchst Geduld! So wie du gelernt hast, bestimmte Speisen zu mögen, so kannst du diese Vorlieben auch wieder „verlernen" und umgekehrt. Du musst nur die Speise, die du nicht so gerne magst, häufig essen. Am Anfang wird dich das noch Überwindung kosten, aber nach wenigen Wochen schmeckt es dir plötzlich. Erst wenn du einen bestimmten Geschmack über einen gewissen Zeitraum hinweg immer wieder erlebst, zum Beispiel den von Gemüse, Obst oder Vollkornbrot, kannst du dich und deinen Gaumen so daran gewöhnen, dass du ihn immer wieder verspürst willst. Isst du in dieser Zeit weniger Schokolade oder Kuchen, hast du am Ende weniger

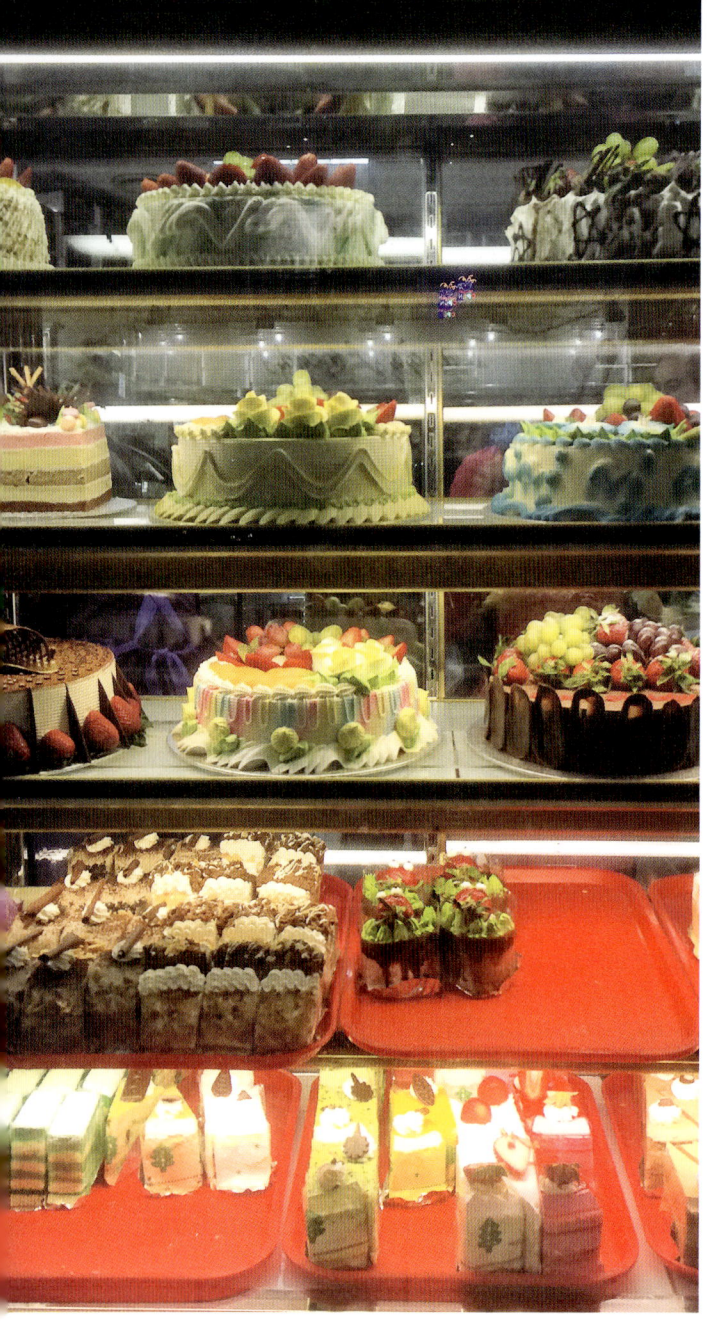

Lust auf Süßes. Auch das haben Studien belegt: Junge Erwachsene mussten unterschiedliche Fruchtsäfte probieren, jede Geschmacksrichtung wurde unterschiedlich oft angeboten. Am Ende schmeckte den Testpersonen der Saft am besten, den sie am häufigsten getrunken hatten. Wenn es dir schwerfällt, etwas Gesundes wie Gemüse zu essen, dann kannst

du dich ganz simpel selbst überlisten: Misch das Gemüse einfach unter deine Lieblingsspeise. Wenn du beispielsweise Kartoffeln magst, dann schneide die Kartoffeln und zum Beispiel Brokkoli klein und misch alles zusammen. Oder du pürierst beides mit dem Stabmixer, dann schmeckst du kaum einen Unterschied. Lass dann nach und nach die Kartoffeln weg, und du wirst sehen, plötzlich magst du Brokkoli. Aus eigener Erfahrung weißt du auch: Essen schmeckt besonders gut, wenn man Heißhunger hat. Das hat leider den Nachteil, dass man dann auch mehr isst, als einem guttut. Deshalb solltest du es erst gar nicht so weit kommen lassen und schon dann essen, wenn du normalen Hunger hast.

Was ist Hunger?
Und was ist Appetit?

Aber was ist eigentlich normaler Hunger? Viele von uns können nicht mehr zwischen „Hunger" und „Appetit" unterscheiden. Eine Minute, bevor du ein Hungergefühl spürst, sinkt dein Blutzuckerspiegel leicht ab. Das Tief dauert etwa 12 Minuten, dann steigt der Blutzuckerspiegel wieder an. Das passiert mehrmals am Tag, egal, ob du etwas isst oder nicht. Wenn du bereits ausgewogen zu Mittag gegessen hast und sich eine oder zwei Stunden später erneut ein Hungergefühl einstellt, dann kann das kein Hunger sein, sondern nur Appetit.

Gib diesem Tief also nicht sofort nach, indem du einen Snack einwirfst oder etwa zu Süßigkeiten greifst, sondern sitz diesen kleinen Hunger aus. Wie gesagt, es dauert nur 12 Minuten. Bis zu dreimal hintereinander kannst du die Blutzuckertiefs abwarten, erst dann hast du richtigen Kohldampf. (Bei einem Typ-1-Diabetiker geht das natürlich nur, wenn der Blutzuckerspiegel nicht zu weit absinkt – deshalb muss ich meinen Zucker messen und schauen, ob ich diese Attacken aussitzen kann.)

Du kannst ganz einfach erkennen, ob du Hunger hast oder nur Appetit: Wenn du wirklich Hunger hast, dann hast du normalerweise kein Verlangen nach etwas Süßem, sondern willst etwas Handfestes, etwas Deftiges, eben ein richtiges Essen. Also kümmere dich nicht gleich beim ersten Hungergefühl um Essensnachschub, sondern wart erst einmal ab und sitz dieses Gefühl aus, denn vielleicht ist es nur der Appetit, der dich in Versuchung führen will.

Und wie ich bereits mehrfach gesagt habe: Der Spaß darf dabei nie auf der Strecke bleiben und schon gar nicht beim Essen. Essen ist Genuss! Also sorge für Abwechslung. Wenn du dir nur einen langweiligen Salat gönnst, dann wirst du nicht zufrieden vom Tisch aufstehen, weil du damit maximal deinen Hunger gestillt, dir aber noch lange nicht den sinnlichen Genuss von Essen verschafft hast. Essen ist ein wichtiger Quell der Lebensfreu-de. Ein bunter Salat hingegen mit Tomaten, Karotten, Erdbeeren, Nüssen, Ei oder Thunfisch befriedigt deine Geschmacksnerven. Achte also darauf, dass in deinen Gerichten möglichst viele Geschmacksrichtungen – salzig, würzig, sauer, süß – vertreten sind. Sonst packt dich irgendwann der Heißhunger, und dann gibt es kein Halten mehr!

Wichtig: Iss, wenn dein Körper Hunger hat und nicht deine Seele!

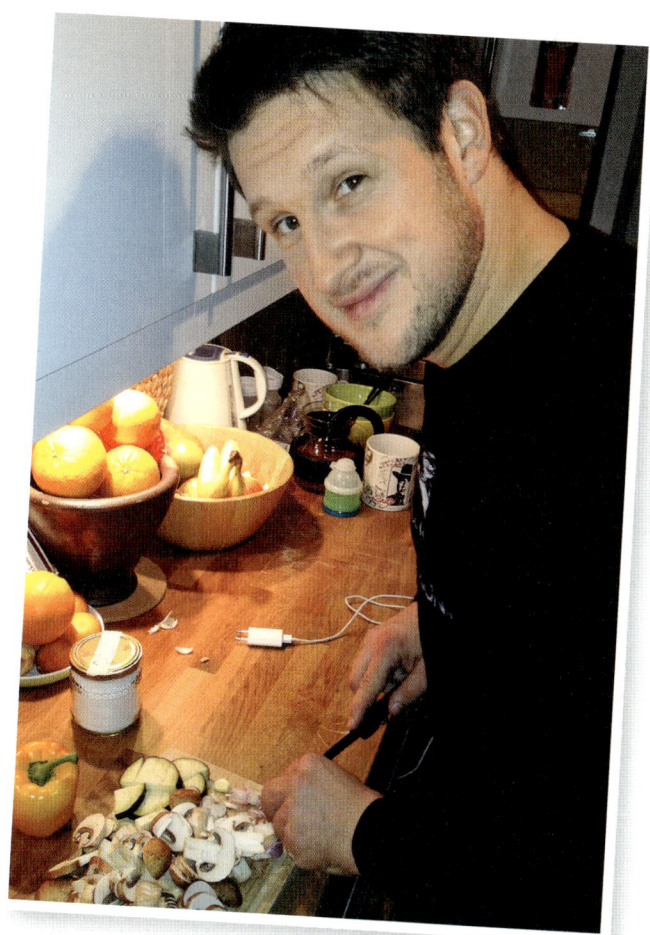

Steiner Prinzip 10: Regelmäßiges Essen hilft beim Abnehmen!

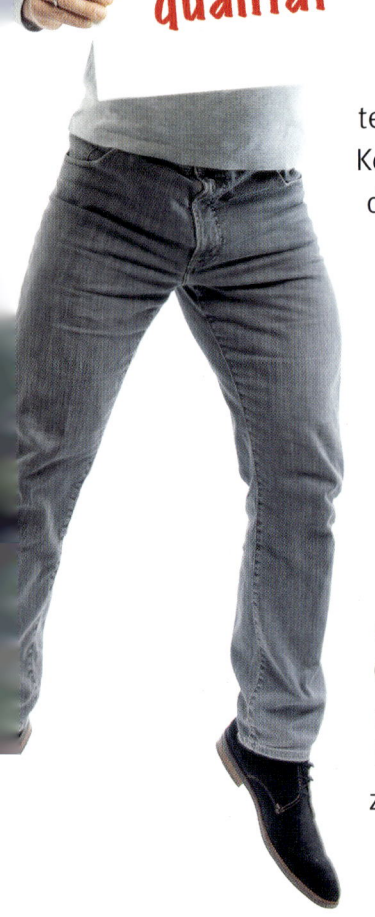

Lebens-qualität

Wie oft und wie viel solltest du essen? Vor allem regelmäßig – und das ist nicht zu verwechseln mit ständig! „Regelmäßig" heißt, drei Hauptmahlzeiten am Tag: Frühstück, Mittagessen und Abendessen, immer ungefähr zur selben Zeit. Dazwischen solltest du möglichst keine Kohlenhydrate essen, um deinem Körper und insbesondere deiner Bauchspeicheldrüse eine Verschnaufpause zu lassen. Dafür kannst du jederzeit eine leckere Paprika oder eine Karotte klein schneiden und futtern, denn das belastet deine Bauchspeicheldrüse nicht. Aber auch Obst kannst du dir gönnen. Äpfel und Co. enthalten zwar auch Fruchtzucker, aber der belastet die Bauchspeicheldrü-

se nicht so stark. Warum Pausen für die Bauchspeicheldrüse so wichtig sind, habe ich bereits auf Seite 112f. erklärt.

Das Sprichwort über die Hauptmahlzeiten: „Morgens wie ein Kaiser, mittags wie ein König und abends wie ein Bettler!", kenne ich noch von meiner Oma, und danach lebe ich auch. Früher mussten die Menschen oft körperlich hart arbeiten, auf dem Feld oder in der Fabrik. Da war es wichtig, dass sie genügend Energie für den anstrengenden Arbeitstag zur Verfügung hatten. Das gilt auch heute noch, selbst wenn die meisten von uns keine schwere körperliche Arbeit mehr leisten – unser Gehirn muss funktionieren, und das braucht ebenfalls Brennstoff, wenn auch nicht ganz so viel.

Daher: Iss morgens hauptsächlich langkettige Kohlenhydrate, also Vollkornbrot, Müsli (das selbstgemachte und nicht die mit Zucker angereicherte Fertigmischung aus dem Supermarkt) und Obst, damit in dir genug Energie für den Tag vorhanden ist. Falls du ein Frühstücksmuffel bist, solltest du dir trotzdem angewöhnen, eine Kleinigkeit zu essen, etwas Obst oder ein Stück Käse. Hauptsache, du gehst nicht mit leerem Magen aus dem Haus. Wenn du es eilig hast, kannst du dir eine Banane und einen Apfel einpacken. Die kann man problemlos bei der Arbeit essen.

Familie Steiner könnte auch Familie Kaiser heißen, denn wir zelebrieren das Frühstück. Für uns ist diese Mahlzeit ein ganz wichtiger Bestandteil unseres Familienlebens, weil wir gemeinsam in den Tag starten und uns austauschen können. Dafür nehmen wir uns alle Zeit der Welt, auch wenn wir dazu vielleicht früher aufstehen müssen als andere. Da unsere beiden kleinen Wölfe bereits in aller Früh hungrig ihre Mäuler aufreißen, schneiden wir für sie erst einmal Obst klein. Je nach Saison: Apfel, Birne, Banane, aber auch Himbeeren, Brombeeren, Pfirsiche ... Unsere Kinder lieben eigentlich alle Obstsorten. Damit können wir ihren Heißhunger stillen. Meistens schneiden wir noch eine Paprika auf, die anfänglich von den Kindern verschmäht wurde, aber seit ich sie zu meiner „Papa-rika" erklärt habe, reißen sich die Kinder darum. Ich muss nur sagen: „Das ist meine „Papa-rika"", und schon kommt ein: „Ich will aber auch!"

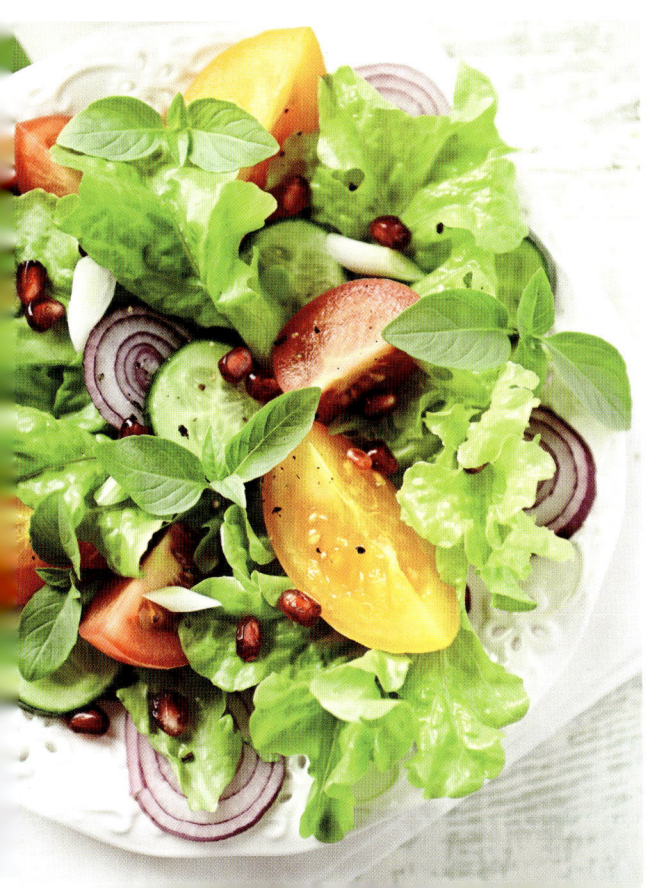

Unseren Jüngsten, den zwei Jahre alten Max, nennen wir nur noch unseren „Fruchtzwerg", weil er sich, seit er nicht mehr an der Brust seiner Mutter hängt, mit Vorliebe von Obst ernährt. Er isst am Tag mindestens eine Banane, zwei Äpfel, eine Birne und dann noch Trauben, Brombeeren, Pflaumen, was eben gerade da ist, und im Winter vor allem Mandarinen. Außerdem liebt er „Jojo", was in unserer Sprache Naturjoghurt heißt. Davon essen beide Jungs mindestens einen Becher am Tag. Joghurt mit künstlichem Aroma gibt es bei uns nicht – wenn der Joghurt mal nicht „natur" sein soll, dann schneiden wir frisches Obst rein. Meistens wollen die beiden aber ihren Naturjoghurt. Dann erst gibt es Brot mit selbst gemachter Marmelade, die weniger Zucker enthält als gekaufte, Frischkäse oder einem anderen Aufstrich. Zu trinken gibt es bei uns ausschließlich Wasser oder ungesüßten Tee, wir Erwachsenen trinken zudem Kaffee, schwarz, ohne Milch und Zucker.

Mittags ist ein bunter Mix angesagt aus Kohlenhydraten (Kartoffeln, Reis, Nudeln), Gemüse und Salat, ab und zu kombiniert mit Fleisch oder Fisch. Wir haben unseren Fleisch- und Wurstkonsum stark eingeschränkt und achten auf die Qualität. So gönnen wir uns einmal die Woche zum Mittagessen ein schönes Stück Fleisch vom Metzger unseres Vertrauens oder vom Bio-Bauern. So wie früher zu Großmutters Zeiten, wo Fleisch noch etwas Besonderes, Wertvolles, Teures war. Da gab es nur ein Mal in der Woche Fleisch, den heißbegehrten Sonntagsbraten, auf den man sich schon die ganze Woche gefreut hat. Wir verzehren eh noch genug Fleisch, denn in manche Gerichte kommt Hackfleisch oder Speckwürfel. Das kochen wir natürlich nach wie vor, aber eben nicht täglich.

Wir alle wissen, dass ein großer Teil des Fleischs, das wir essen, von Tieren stammt, die nicht artgerecht gehalten werden. Zudem ist das Fleisch aus der Massentierhaltung mit Antibiotika und anderen Arzneimitteln verunreinigt. Wenn du weniger Fleisch isst, sparst du automatisch Geld, und das kannst du in Fleisch aus einer tierfreundlichen Produktion investieren. Wenn du auf dem Land lebst, kennst du sicher in deiner näheren Umgebung einen Landwirt, von dem du hochwertiges Fleisch beziehen kannst. Und in jeder mittelgroßen Stadt gibt es heutzutage einen Bio-Markt.

Jetzt kommt von dir vielleicht der Aufschrei: „Was, weniger Fleisch? Aber Fleisch liefert mir doch das wichtige Eisen!" Stimmt, eine wichtige Quelle für Eisen ist rotes Fleisch, aber auch Geflügel und Fisch liefern welches. Eisen spielt eine zentrale Rolle bei der Bildung der roten Blutkörperchen, die die Zellen mit Sauerstoff und Nährstoffen versorgen. Die Deutsche Gesellschaft für Ernährung (DGE) empfiehlt Frauen, sich täglich 15 Milligramm Eisen zuzuführen, bei Männern sollten es 10 Milligramm Eisen pro Tag sein. Die DGE berücksichtigt bei ihrer Empfehlung, dass nur ein Teil des mit der Nahrung zugeführten Eisens vom Körper aufgenommen wird.

Pflanzliche Lebensmittel liefern ausreichend Eisen und können unseren Bedarf problemlos decken. Gute Quellen sind beispielsweise Hülsenfrüchte wie Linsen und Kichererbsen, aber auch Sojafleisch und Tofu. Viel Eisen steckt auch in Vollkorngetreide. Amaranth, Hirse und Hafer gehören zu den eisenreichsten Getreidesorten. Beim Gemüse sind Mangold, Rote Beete, Fenchel, Schwarzwurzel und Feldsalat die Spitzenreiter, und auch Rosenkohl, Grünkohl und Weißkohl können gut zur Eisenversorgung beitragen. Zum „eisenreichen" Knabbern eignen sich Kürbis- und Sonnenblumenkerne, getrocknete Aprikosen, Bananen und Datteln. Pflanzliches Eisen wird vom Körper erst einmal nicht so gut verwertet wie tierisches Eisen. Aber da verrate ich dir einen einfachen Trick: Gib Vitamin C dazu – in Form von Zwiebeln, Zitrusfrüchten, Beeren, Kiwis, Paprika und/oder Kartoffeln. Viele Gemüse enthalten von Natur aus schon Vitamin C.

Aber kommen wir zurück zum Mittagessen: Ein Nachtisch ist erlaubt, sofern er direkt im Anschluss an das Mittagessen verspeist und nicht erst eine Stunde später in Form eines Kuchens konsumiert wird. Am frühen Nachmittag solltest du auch keinen Latte Macchiato trinken, denn der enthält Milchzucker. Folge: Es wird Insulin ausgeschüttet (siehe Seite 110f.). Abends solltest du am besten kohlenhydratarm oder ganz kohlenhydratfrei essen und stattdessen Eiweiß zu dir nehmen. Die darin enthaltenen Aminosäuren helfen dem Körper bei den nächtlichen Regenerationsprozessen. Als Typ-1-Diabetiker solltest du aber darauf achten, nicht zu viel Eiweiß in Kombination mit Fett (zum Beispiel in Form eines Steaks) zu dir zu nehmen. Ich habe die Erfahrung gemacht, dass dann mein Blutzuckerspiegel mitten in der Nacht massiv ansteigt. Das liegt daran, dass nicht nur Kohlenhydrate, sondern auch Eiweiß den Blutzuckerspiegel erhöht.

Das Verhältnis der Nährstoffe sollte so aussehen: **50 – 55 Prozent Kohlenhydrate,** wie Vollkornprodukte, Obst und Gemüse; **30 Prozent Fette,** vorwiegend pflanzlich (Olivenöl, Leinöl, Rapsöl, Kokosöl, Nüsse), aber auch Fleisch und Fisch; **15 – 20 Prozent Eiweiß** (in Milchprodukten, Eiern, Hülsenfrüchten etc.).

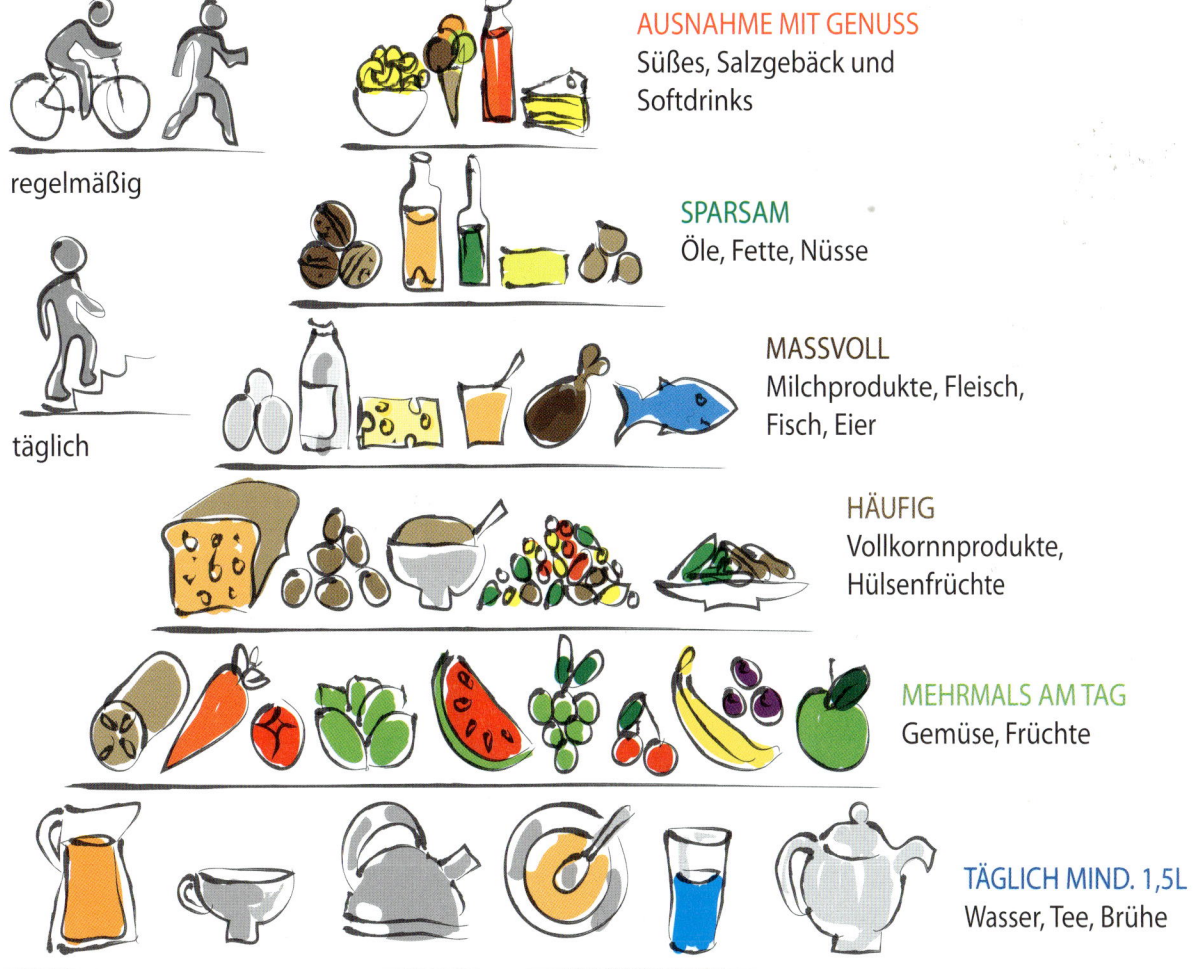

regelmäßig

täglich

AUSNAHME MIT GENUSS
Süßes, Salzgebäck und Softdrinks

SPARSAM
Öle, Fette, Nüsse

MASSVOLL
Milchprodukte, Fleisch, Fisch, Eier

HÄUFIG
Vollkornnprodukte, Hülsenfrüchte

MEHRMALS AM TAG
Gemüse, Früchte

TÄGLICH MIND. 1,5L
Wasser, Tee, Brühe

Wie viel darfst du essen?

Du darfst bei den drei Hauptmahlzeiten weiterhin so viel essen, wie du möchtest. Denn wer satt ist, greift auch nicht so schnell zu Süßigkeiten und hat auch nicht so schnell wieder Hunger. Außerdem bleibst du dadurch bei Laune! Wenn du es allein schon schaffst, dauerhaft weniger zu naschen, werden deine Pfunde purzeln, aber das ist erst der Anfang. Auch hier gilt: In der Ruhe liegt die Kraft. Damit du eine grobe Vorstellung davon hast, wie viele Kilokalorien du bis dato zu dir genommen hast, gibt es eine einfache Rechnung.

Kilokalorien (kcal) ist die Bezeichnung für jeweils 1000 Einheiten der Energie (1000 cal = 1 kcal), die du deinem Körper mit der Nahrung zuführst. Wie hoch dein Bedarf ist, hängt von deinem Gewicht, Alter und der Intensität deiner körperlichen Bewegung ab. Daraus errechnet man die Grundversorgung und den Gesamtenergieumsatz. Grundversorgung (GV) = tägliche Energiemenge (in kcal), die der Körper ohne Bewegung benötigt, um all seine Funktionen aufrechtzuerhalten.

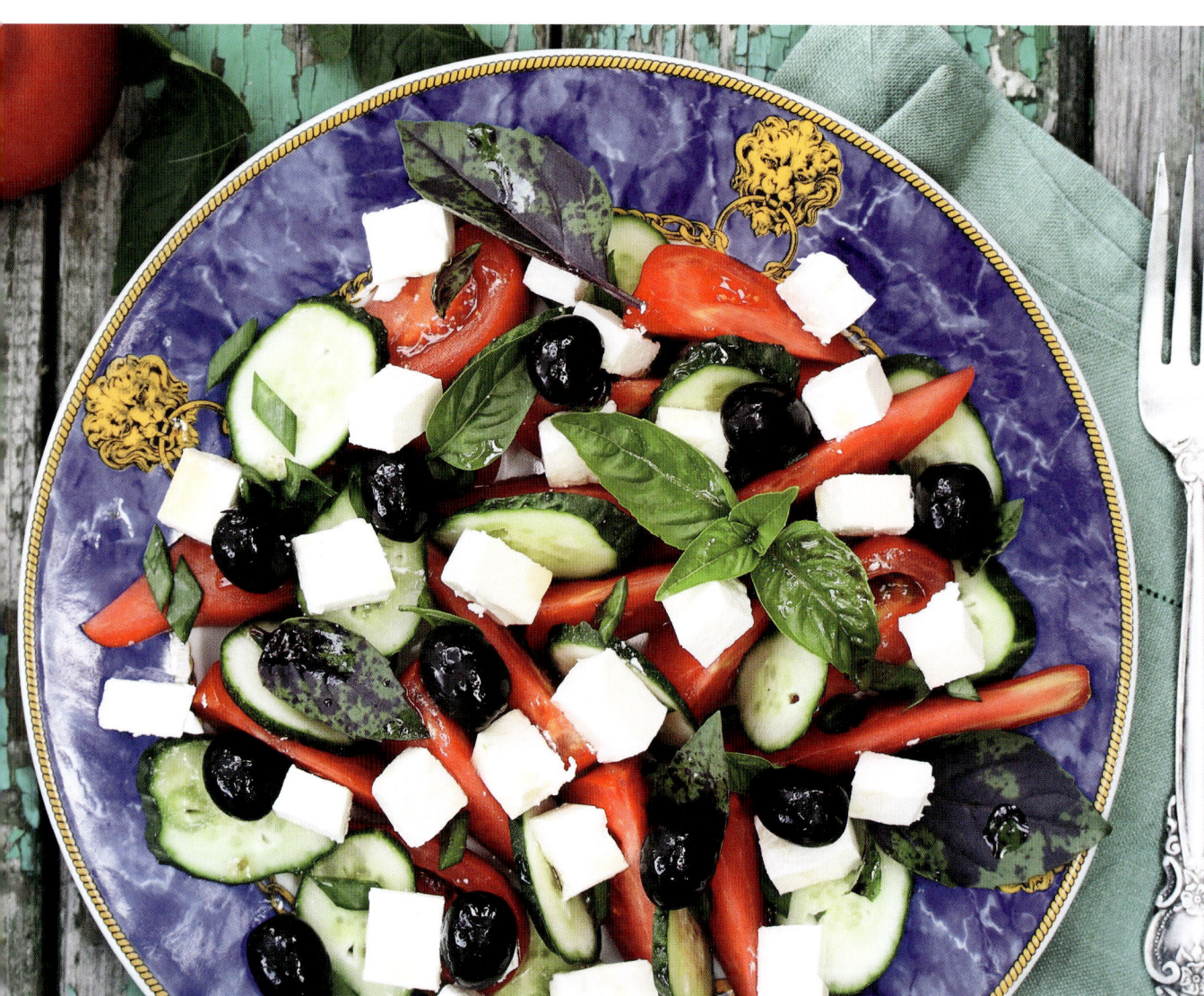

Wie hoch ist dein Energiebedarf?

18 – 30 Jahre: 14,7 x Gewicht in kg + 496
31 – 60 Jahre: 8,7 x Gewicht in kg + 829

Gesamtenergieumsatz = GV + Energie für Bewegung
Kopfarbeit: GV x 1,4
Mäßige Bewegung: GV x 1,7
Intensive Bewegung: GV x 2,0

Beispiel:
Jutta, Sekretärin, 29 Jahre, wiegt 64 Kilo:
Ihr Gesamtenergieumsatz mit hauptsächlich Kopfarbeit beträgt:
14,7 x 64 + 496 = 1436,8 x 1,4 = 2011,52 kcal

Steffi, Lehrerin, 27 Jahre, wiegt 90 Kilo:
Ihr Gesamtenergieumsatz mit hauptsächlich Kopfarbeit beträgt:
14,7 x 90 + 496 = 1819 x 1,4 = 2546,6 kcal

Um abzunehmen, muss Steffi ihren Gesamtenergieumsatz reduzieren, sonst kommt sie von ihren 90 Kilo nicht runter. Aber nicht radikal, sondern nur um rund 600 kcal. Das heißt, sie kann nach wie vor genussvoll essen. Es reicht, wenn sie an ein paar Stellschrauben dreht: sich mehr Bewegung verschafft, etwas Krafttraining macht und eine geringere Grundversorgung anpeilt.
Rechne deinen Gesamtenergieumsatz aus und dann orientiere dich am besten an der Empfehlung der Deutschen Gesellschaft für Ernährung:

Durchschnittlicher Energiebedarf einer Frau (laut DGE): 1900 kcal
Energiebedarf eines Mannes (laut DGE): 2400 kcal

Mach dir aber um diese Zahlen nicht allzu viele Gedanken, wenn du dich an die Vorgaben: Krafttraining, Bewegung, drei Hauptmahlzeiten am Tag und Auswahl der richtigen Lebensmittel hältst, brauchst du das ganze Zahlenwerk nicht. Es soll dir im Moment nur als Orientierung dienen.

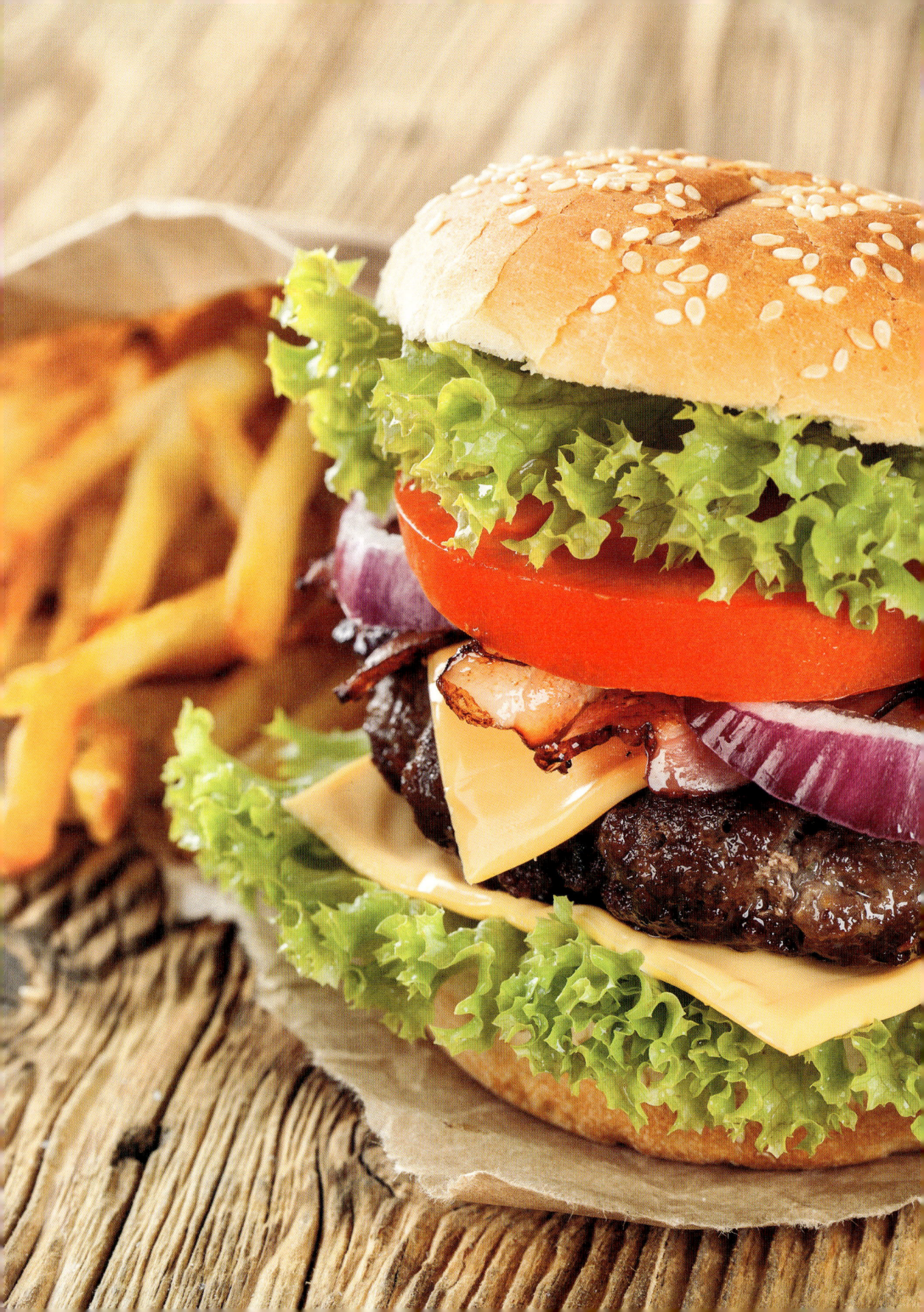

Wie viel Zucker und Fett stecken in Fertiggerichten bzw. Fastfood?

Damit du dir einmal einen groben Überblick verschaffen kannst, in welchen verarbeiteten Lebensmitteln wie viel Fett und Zucker stecken, habe ich einige der beliebtesten ausgewählt und aufgeschlüsselt. Beginnen wir mit den „Frühstücks-Cerealien", wie sie auf Neudeutsch heißen. Sie sollen uns ja – so verspricht es die Werbung – den gesunden Start in den Tag garantieren. Häufig wird mit netten Tierfiguren Reklame gemacht, damit die Kinder im Supermarkt gezielt nach diesen Produkten Ausschau halten und ihre Eltern so lange nerven, bis sie klein beigeben und die Sachen kaufen.

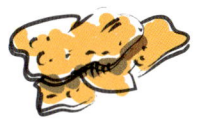

Gefrostete Maisflocken mit dem lustigen Tiger: 100 g haben 375 kcal, 0,6 g Fett, 87 g Kohlenhydrate, davon 37 g Zucker **(12 Würfelzucker)**

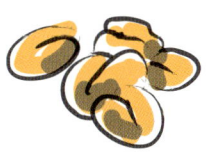

Weizen-„Bohnen" mit dem fröhlichen Frosch: 100 g haben 382 kcal, 1,5 g Fett, 84 g Kohlenhydrate, davon 43 g Zucker **(14 Würfelzucker)**

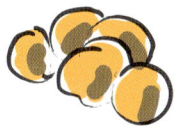

„Honigbälle" mit der fleißigen Biene: 100 g haben 383 kcal, 1 g Fett, 88 g Kohlenhydrate, davon 28 g Zucker **(9 Würfelzucker)**

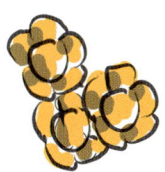

„Honigblumen" mit Maus und Elefant, die wir alle aus dem Fernsehen kennen: 100 g haben 403 kcal, 5,5 g Fett, 80 g Kohlenhydrate, davon 22 g Zucker **(7 Würfelzucker)**

Du siehst es selbst: Alle enthalten viel zu viel Zucker! Deshalb kann ich dir nur raten, dir dein eigenes Müsli zu mischen, mit Vollkorn-Haferflocken. 100 g enthalten zwar auch 361 kcal, 6,7 g Fett, 55,8 g Kohlenhydrate, aber gerade einmal 1,2 g Zucker, der in Hafer von Natur aus vorhanden ist. Ich nehme etwa 30 g dieser Flocken, schneide einen halben Apfel rein, gebe ein paar Nüsse dazu (Hasel- oder Walnüsse), Rosinen und dann Milch darüber. Lecker!

Nicht nur bei Kindern, sondern auch bei Erwachsenen sehr beliebt ist eine besonders streichzarte **Nuss-Nugat-Creme.** Die besteht allerdings nur zu 13 Prozent aus Nüssen, dafür aber zu weit über 50 Prozent aus Zucker und auch sehr viel Fett. 100 g enthalten 547 kcal, 31,8 g Fett, 56,9 g Kohlenhydrate, davon 55,9 g Zucker **(19 Stück Würfelzucker).**
Natürlich schmiert man sich morgens keine 100 g aufs Brot, aber mal locker 15 g für eine Scheibe Brot. Das sind auch schon 5 Stück Zuckerwürfel!

Kommen wir zu den zwei beliebtesten Fastfood-Ketten. Bei der Fastfoodkette mit dem freundlich dreinschauenden Clown wird gern Folgendes konsumiert:

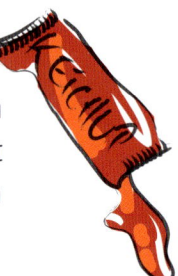

Ketchup (1 Portion, 25 g): in Österreich: 29 kcal, kein Fett, 6 g Kohlenhydrate, davon 5,3 g Zucker (**fast 2 Stück Würfelzucker** in dieser winzigen Ketchup-Tüte); in Deutschland: 26 kcal, 0 g Fett, 5,9 g Kohlenhydrate, davon 4,8 g Zucker

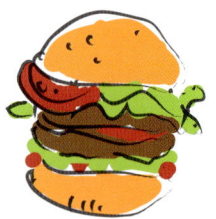

Hamburger: 254 kcal, 9 g Fett, 30 g Kohlenhydrate, davon 7 g Zucker (**2 Stück Würfelzucker**)

Cheeseburger: 304 kcal, 13 g Fett, 30 g Kohlendrate, davon 7 g Zucker

Doppelstöckiger Burger: 509 kcal, 26 g Fett, 42 g Kohlenhydrate, davon 9 g Zucker

Hamburger mit Tomate und Salatblatt: 518 kcal, 28 g Fett, 35 g Kohlenhydrate, davon 8 g Zucker

Hühnchen-Burger: 425 kcal, 17 g Fett, 45 g Kohlenhydrate, davon 6 g Zucker

Vegetarischer Burger: 326 kcal, 16 g Fett, 43 g Kohlenhydrate, davon 9 g Zucker

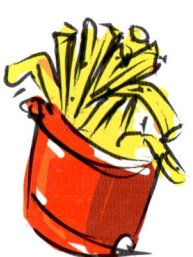

Pommes (mittelgroße Portion): 341 kcal, 17 g Fett, 42 g Kohlenhydrate, davon 0,4 g Zucker

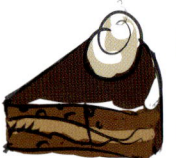

Schokoladenkuchen: 895 kcal, 54 g Fett, 90 g Kohlenhydrate, davon 73 g Zucker (**24 Stück Würfelzucker!**)

Der Zucker lauert aber vor allem in den Getränken:

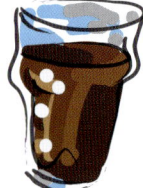

Cola (0,5l): 170 kcal, kein Fett, 42 g Kohlenhydrate, davon 42 g Zucker (**12 Stück Würfelzucker!**)

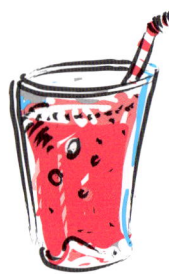

Iced Frucht-Smoothie: 187 kcal, 0,7 g Fett, 43 g Kohlenhydrate, davon 39 g Zucker (**13 Stück Würfelzucker**). „Dabei schmecken sie doch so fruchtig und frisch", denkst du dir jetzt sicher.

Eis-Schokolade: 366 kcal, 17 g Fett, 46 g Kohlenhydrate, davon 41 g Zucker (**knapp 14 Stück Würfelzucker!**)

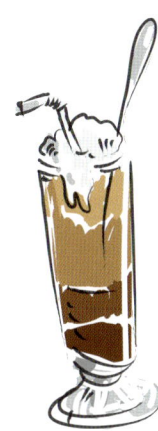

Eis-Kaffee mit Schokolade:
381 g kcal, 18 g Fett, 50 g
Kohlenhydrate, davon 45 g
Zucker **(15 Stück Würfelzucker)**

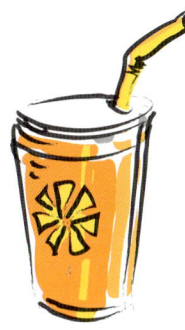

Den Vogel schießt aber ein
Getränk ab, das sich übersetzt:
**„großer Zitronen-Käsekuchen-
Frappé"** nennt: Eine großer
Becher hat sage und schrei-
be 690 kcal, 17 g Fett, 122 g
Kohlenhydrate, davon 83 g
Zucker **(27,5 Stück Würfelzu-
cker!!! Siehe Bild rechts)**

Nun isst du wahrscheinlich nicht nur
einen Burger, sondern bestellst dir **ein
ganzes Menü.**
Angenommen, du nimmst einen doppel-
stöckigen Burger, mittlere Pommes mit
Ketchup und zum Nachtisch einen Schokoladenkuchen. Dazu trinkst du 0,5 l
Cola. Dann hast du deinem Körper sage
und schreibe 1944 kcal und 130,3 g
Zucker **(43 Stück Würfelzucker)** zuge-
führt! Als Frau hast du mit dieser Mahlzeit deinen täglichen Energiebedarf gedeckt und – das ist noch viel gravierender
– mehr als fünfmal so viel Zucker zu dir
genommen, wie du es – laut Empfehlung
der WHO – täglich tun solltest. Bei einem
Mann ist es immerhin das Vierfache!

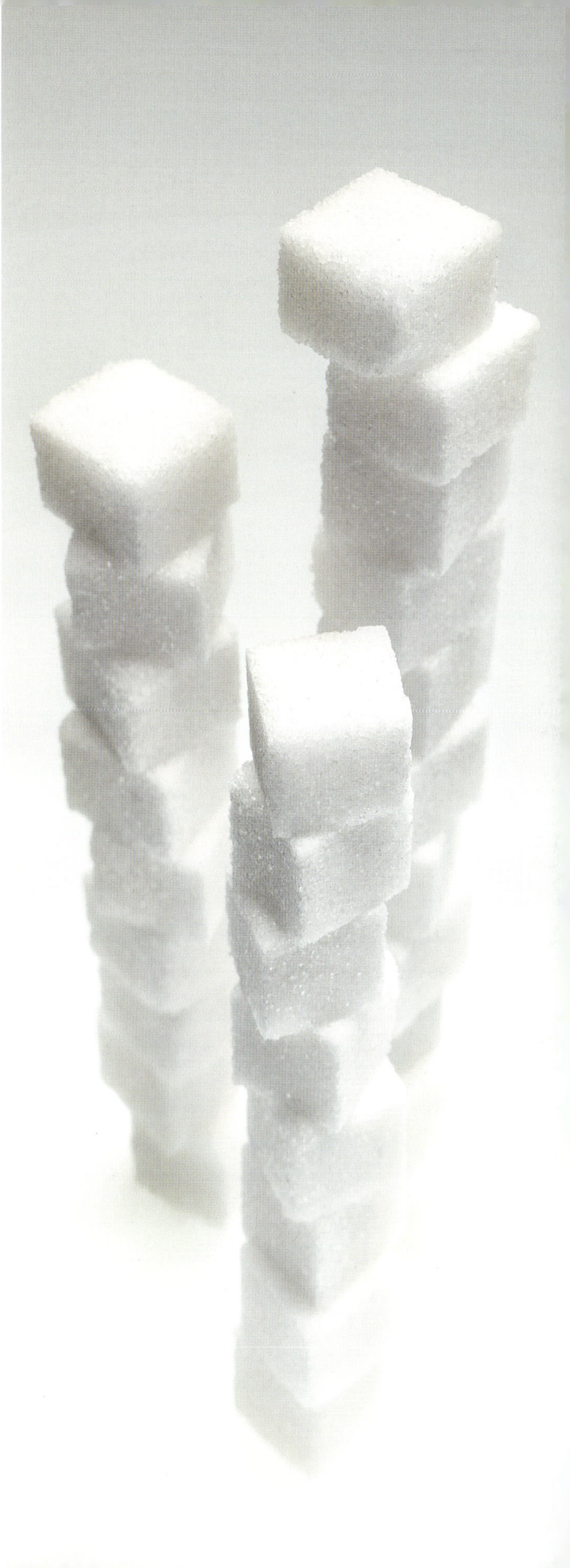

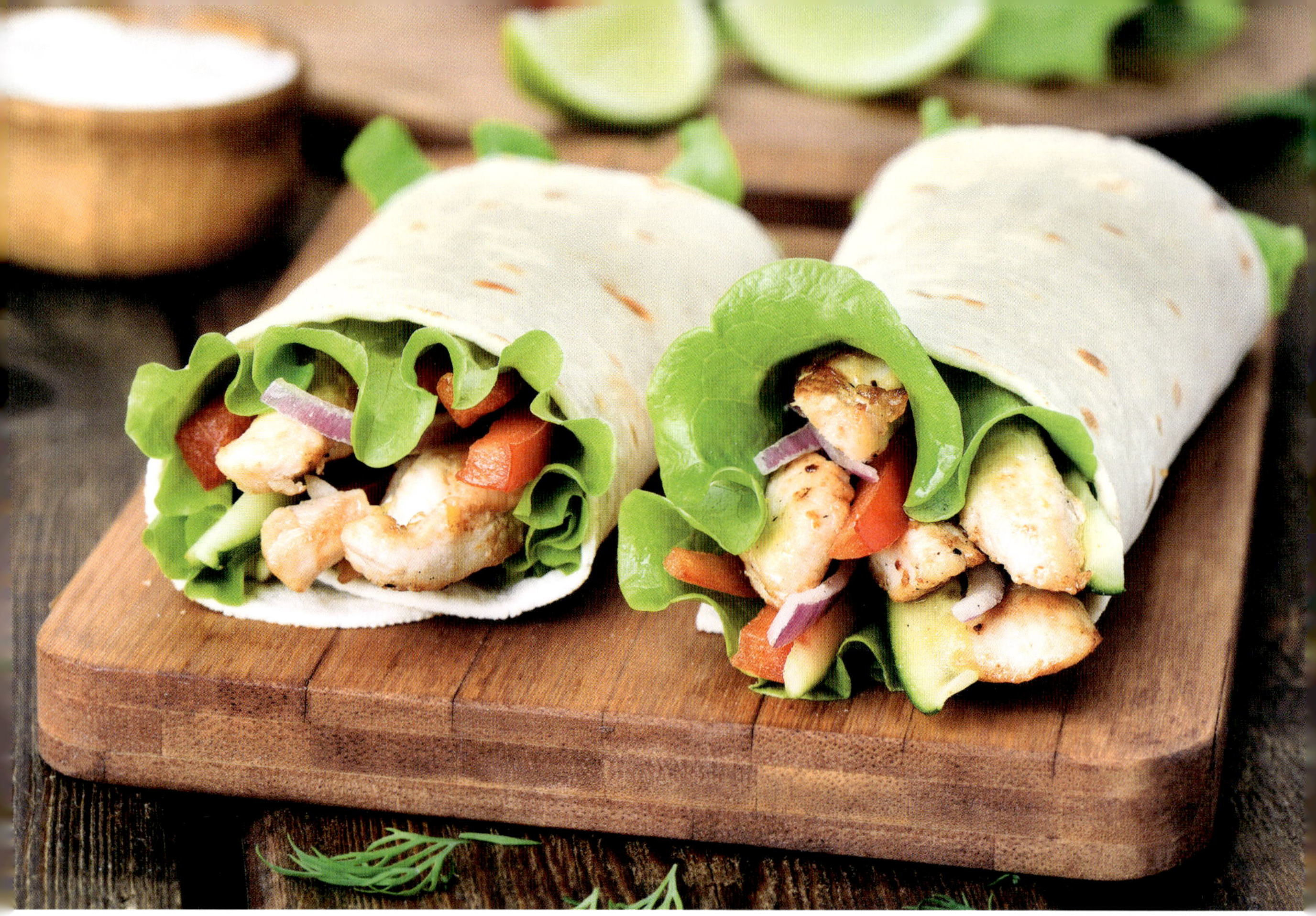

Auch vermeintlich gesunde Sachen können Kalorienbomben sein!

Vielleicht isst du aber auch einen Wrap mit Salat und Hühnchenfleisch, weil du davon ausgehst, dass der weniger Kalorien hat. Doch weit gefehlt! So ein Wrap wird ja erst durch das Dressing so richtig schön saftig und lecker. Und das Hühnchen schmeckt doppelt so gut, wenn es so richtig schön knusprig ist. Diese Wraps haben mehr Kalorien und sind wesentlich fetthaltiger als ein Hamburger! Der Tomate-Mozzarella- oder der Chicken-Wrap schlagen sogar mit mehr Kalorien zu Buche als ein Hamburger mit Tomate und Salat!

Tomate-Mozzarella-mit-Hühnchen-Wrap:
570 kcal, 25 g Fett, 56 g Kohlenhydrate, davon 10 g Zucker

Wrap mit knusprigem Hühnchen:
486 kcal, 26g Fett, 56 g Kohlenhydrate, davon 9,5 g Zucker

Auch Salat ist nicht gleich Salat: Hier spielt das Dressing eine wesentliche Rolle!

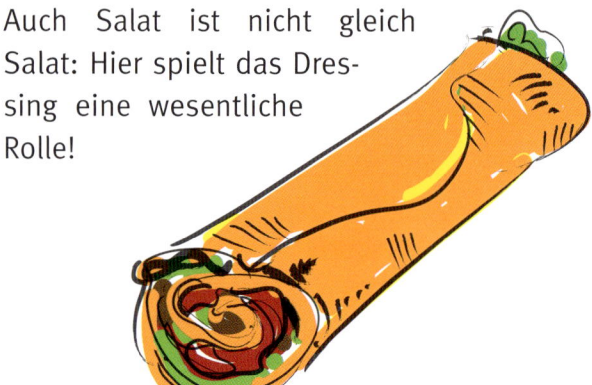

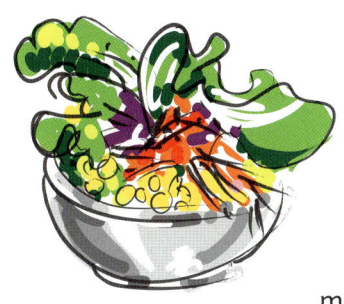

Cesar Salad mit knusprigem Hühnchen:
mit würzigem Dressing „Cesar Art": 482 kcal, 17,3 g Fett, 23 g Kohlenhydrate, davon 5 g Zucker. Ist das Hühnchen nur gegrillt, statt knusprig paniert, spart man zwar einige Kalorien – aber mit 353 kcal hat dieser Salat immer noch deutlich mehr Kalorien, als du sicherlich denkst.

Gartensalat mit Balsamico-Dressing: 37 kcal, 6 g Kohlenhydrate, davon 4 g Zucker. Wobei man sagen muss, dass dieser Mini-Salat auch nicht satt macht. Die Portion hat gerade mal 70 g.

Zum Nachtisch greifst du dann vielleicht zum Müsli. Dieses gesund klingende Müsli, das man mit 3 bis 4 Löffelbissen verschlungen hat, ist eine wahre Zuckerschleuder!

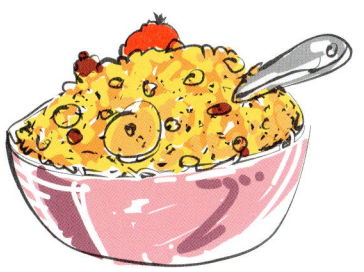

Müsli: 262 kcal, 34 g Kohlenhydrate, davon 20,8 g Zucker! **(7 Stück Würfelzucker)**

Ein Wrap mit knusprigem Hühnchen, dazu ein Gartensalat und ein Müsli bringen es zusammen genommen auf stattliche 785 kcal und 42,1 g Zucker! **(14 Stück Würfelzucker)**

Beim Fastfood-Kollegen mit der Krone wird kalorientechnisch genauso zugelangt. Dessen Burger & Co. enthalten nach eigenen Angaben folgende Nährwerte:

Hamburger: 267 kcal, 10 g Fett, 30 g Kohlenhydrate, davon 5,2 g Zucker

Cheeseburger: 309 kcal, 13 g Fett, 30 g Kohlenhydrate, davon 6 g Zucker

Hamburger mit Tomate und Salat: 523 kcal, **29 g Fett**, 39 g Kohlenhydrate, davon 8 g Zucker

Extra langer Burger mit Chili und Käse: 720 kcal, **45 g Fett**, 39 g Kohlenhydrate, davon 7,9 g Zucker

Donut: 482 kcal, **31 g Fett**, 47 g Kohlenhydrate, davon 32 g Zucker **(fast 11 Stück Würfelzucker!)**

Vegetarischer Burger: 532 kcal, 25 g Fett, 64 g Kohlenhydrate, davon 9 g Zucker.

Um es auf den Punkt zu bringen: Wirklich figurbewusst kann man sich bei beiden nicht ernähren, das gilt auch für alle anderen Fastfood-Ketten.

Mein Tipp: Schau dir immer die Nährwerttabellen genau an und such dir Produkte aus, die möglichst wenig Kalorien, Fett und Zucker enthalten. Entweder schon direkt zu Hause am Computer auf deren Homepage, oder du nimmst dir beim nächsten Besuch eine Nährwerttabelle mit. Dann spricht auch nichts dagegen, dass du ab und zu Fastfood isst. Oder du gönnst dir was auch immer für einen Burger, lässt dafür aber den Rest weg. Es geht darum, dass du ein Gefühl für deine Nahrung bekommst. Wenn du dir mal ein stattliches Menü leistest, dann solltest du aber auf jeden Fall bei der nächsten Mahlzeit weniger Kohlenhydrate zu dir nehmen, um die Gesamtenergiemenge nicht zu weit in die Höhe zu treiben.

Vielleicht schiebst du dir regelmäßig eine Fertigpizza in den Ofen. Auch hier schadet der Blick auf die Nährwertangaben nicht! Der Einfachheit halber habe ich dazu Pizzen von einem der größten Hersteller herangezogen. Die Pizzen anderer Hersteller haben ähnliche Nährwerte, sie beziehen sich auf 1 Pizza mit rund 330 g, soweit nicht anders angegeben.

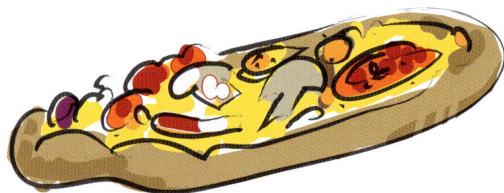

Pizza Margherita: 812 kcal, **37 g Fett**, 86 g Kohlenhydrate, davon 14 g Zucker **(4,5 Stück Würfelzucker)**

Pizza Salami: 874 kcal, **44 g Fett,** 83 g Kohlenhydrate, davon 10 g Zucker **(3 Stück Würfelzucker)**

Pizza Tonno: 927 kcal, **50 g Fett**, 83 g Kohlenhydrate, davon 10 g Zucker

Du kannst davon ausgehen: Je dicker der Teig einer Pizza, desto mehr Kalorien und auch Zucker stecken drin. Die nennen sich dann „Pizza amerikanische Art" oder „Big Americans".

Supreme Pizza (450 g): 1130 kcal, **48 g Fett**, 126 g Kohlenhydrate, davon 8 g Zucker

Supreme Hawaii (455 g): 1092 kcal, **40 g Fett**, 138 g Kohlenhydrate, davon 20 g Zucker. (Hier muss man fairerweise dazusagen, dass Ananas („Hawaii") viel Fruchtzucker enthält, der hier unter Zucker mitläuft. Daher ist der reine Zuckergehalt hier im Vergleich zu den anderen Pizzen so viel höher.)

Fazit: Egal, von welchem Anbieter – fast alle Pizzasorten bringen es auf über 800 Kalorien! Und alle enthalten neben Zucker sehr viel Fett

Viel schwieriger ist es, sich ein genaues Bild von Fastfood zu machen, das nicht genormt ist, wie beispielsweise Döner Kebab. Hier hat jeder Imbiss seine eigene Art und sein eigenes Dressing. Der eine packt mehr Fleisch rein, der andere mehr Kraut oder Salat. Auch Größe und Dicke des Fladenbrots unterscheiden sich. So kann ich dir hier nur einen Richtwert nennen:

Döner Kebab (1 Portion von etwa 350 g): rund 650 kcal, ca. 17 g Fett, rund 90 g Kohlenhydrate, davon rund 9 g Zucker

Und noch schwieriger wird es bei Backwaren: Jeder Bäcker hat seine eigenen Rezepte. Auch hier habe ich exemplarisch einige Produkte ausgewählt, damit du ein Gefühl dafür bekommst, wie viele Kalorien in einem klassischen Gebäck stecken.

Apfelschnecke (135 g): 378 kcal, 8 g Fett, 67 g Kohlenhydrate, davon 4 g Zucker

Apfeltasche (150 g): 400 kcal, 9 g Fett, 67 g Kohlenhydrate, davon 19 g Zucker **(6 Stück Würfelzucker)**

Berliner/Krapfen (90 g): 317 kcal, 12 g Fett, 46 g Kohlenhydrate, davon 17 g Zucker

Buttercroissant (70 g): 241 kcal, 14 g Fett, 42 g Kohlenhydrate, davon 3 g Zucker

Laugencroissant (80 g): 294 kcal, 17 g Fett, 30 g Kohlenhydrate, davon 3 g Zucker

Laugenbrezel (90 g): 265 kcal, 3 g Fett, 50 g Kohlenhydrate, davon 4 g Zucker

Und dann gibt es ja noch die ganzen Knabbersachen. Auch hier habe ich exemplarisch einige Produkte herausgepickt:

Paprika-Chips (100 g): 529 kcal, **33 g Fett**, 49 g Kohlenhydrate, davon 2,5 g Zucker, 1,8 g Salz. Chips haben viele Kohlenhydrate, weil sie aus Kartoffeln bestehen, was ja erst mal gut ist. Aber sie enthalten wahnsinnig viel Fett, weil sie in Pflanzenöl frittiert werden. Außerdem extrem viel Salz. (Die empfohlene Verzehrmenge für Salz liegt bei 6 Gramm pro Tag.)

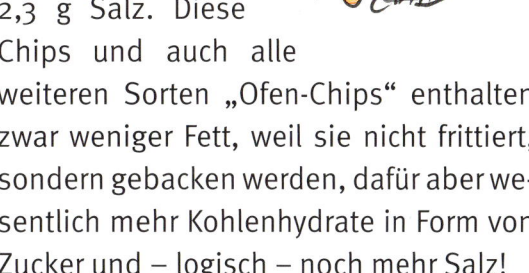

Meersalz-Chips (100 g) haben 410 kcal, 9 g Fett, 75 g Kohlenhydrate, davon 9,1 g Zucker, 2,3 g Salz. Diese Chips und auch alle weiteren Sorten „Ofen-Chips" enthalten zwar weniger Fett, weil sie nicht frittiert, sondern gebacken werden, dafür aber wesentlich mehr Kohlenhydrate in Form von Zucker und – logisch – noch mehr Salz!

Tortillas Nacho Cheese (100 g) haben 482 kcal, **22 g Fett**, 63 g Kohlenhydrate, davon 4 g Zucker. Viel Kohlenhydrate, weil viel Mais drinsteckt, aber leider auch viel Fett! Tortillas kommen selten allein, sondern haben meist irgendeinen Dip als Begleiter. Egal, welchen du nimmst: Er hat entweder zu viel Fett oder zu viel Zucker!

Scharfer Käse-Dip (100 g): 144 kcal, 8,6 g Fett, 14,5 g Kohlenhydrate, davon 0,5 g Zucker

Hot-Salsà-Dip (100 g): 119 kcal, 0,2 g Fett, 27 g Kohlenhydrate, davon **25 g Zucker**. Auf den ersten Blick denkt man, so eine Hot Salsa kann ja eigentlich nicht viel Zucker enthalten, da der Dip ja hauptsächlich aus Tomaten und Paprika besteht und deftig schmeckt. Weit gefehlt: In nur 100 Gramm stecken gute **8 Stück Würfelzucker!**

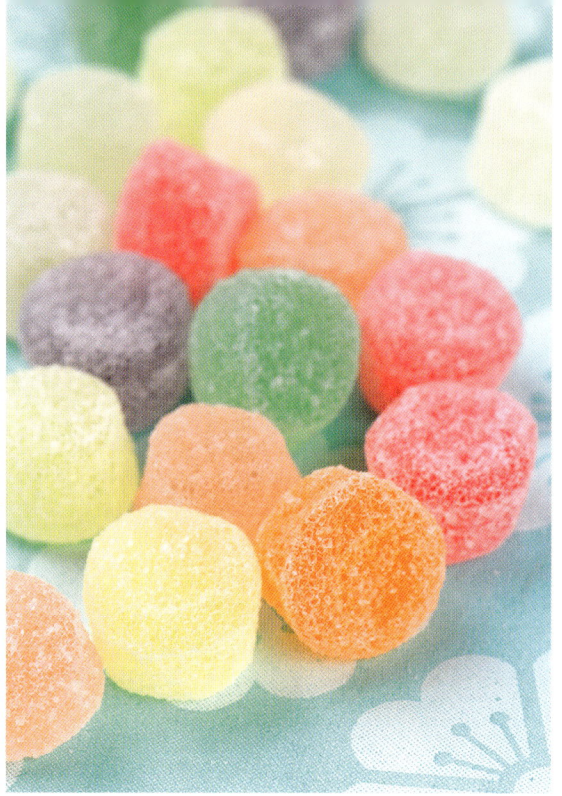

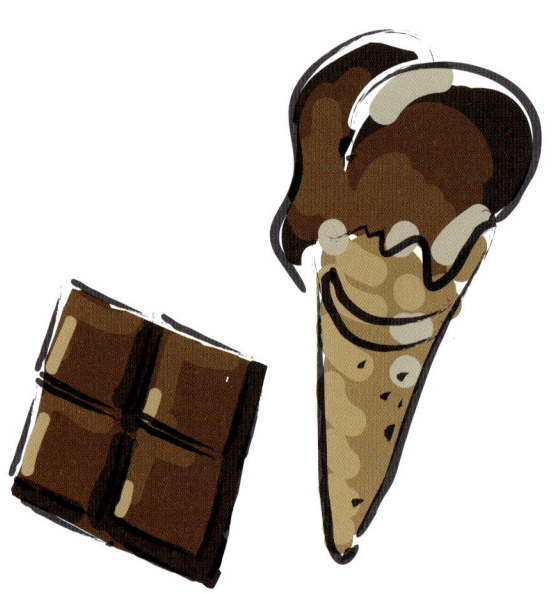

Mikrowellen-Popcorn Karamell:

413 kcal, 14 g Fett, 62 g Kohlenhydrate, davon 16 g Zucker. Auch hier sind die Kohlenhydrate hoch, weil Mais der Hauptbestandteil ist, und damit das Popcorn noch leckerer schmeckt, sind mehr als 5 Stück Würfelzucker drin!

Ich hoffe, diese kleine Auswahl führt dir anschaulich vor Augen, wie viel Zucker und Fett in Fertigprodukten stecken, sie soll dir ja auch ein Bewusstsein für diese Dinge vermitteln. Süßigkeiten habe ich in diese Liste nicht mit aufgenommen, da dir ja ohnehin klar ist, dass sie viel Zucker und/oder Fett enthalten. Ich beschränke mich daher auf zwei kleine Beispiele:

Fruchtgummis, egal, ob in Bärchenform oder als tropische Fruchtmischung, haben pro 100 g immer um die 350 kcal, 80 g Kohlenhydrate und 55 g Zucker. **(18 Stück Würfelzucker)**

Eine klassische **Vollmilchschokolade** (100 g) hat rund 530 kcal, **30 g Fett**, 58 g Kohlenhydrate, davon 57 g Zucker **(19 Stück Würfelzucker).**

Egal also, ob Fruchtgummi oder Schokolade, weit über die Hälfte davon ist reiner Zucker!

Welche Lebensmittel sind die richtigen für dich?

Was darfst du essen? Im Prinzip ist es ganz einfach: Iss so viel du willst von den in der Natur vorkommenden Kohlenhydraten mit meist langen Glukoseketten. Also vor allem viel Obst, Gemüse, Salat, Hülsenfrüchte (Bohnen, Linsen, Erbsen), aber auch Vollkornbrot oder -Brötchen (achte aber darauf, dass es echte Vollkornprodukte sind und nicht mit Maltose (Malzzucker) dunkel eingefärbte Weißbrote und -brötchen, wie du sie häufig im Supermarkt findest), Vollkornnudeln, Naturreis, Kartoffeln, Müsli aus reinen Hafer- und Dinkelflocken, Nüsse, Rosinen u. a. ohne Zuckerzusatz, Milchprodukte wie Käse, Quark, Joghurt. Fleisch und Wurst in Maßen. Trink hauptsächlich Wasser, ungesüßten Tee und (maßvoll!) schwarzen Kaffee.

Iss möglichst wenig industriell verarbeitete Produkte mit kurzen Glukoseketten, also Haushaltszucker und Weißmehlprodukte wie etwa Weißbrot und Brötchen, süße Brotaufstriche wie Nuss-Nugat-Creme und gekaufte Marmelade, Müsli-Fertigmischungen, Cornflakes und Co., auch Kartoffelprodukte, wie Pommes, Kroketten, Kartoffelpuffer, Kartoffelpüreepulver, Süßigkeiten, weiße Nudeln und weißen Reis, Fertigprodukte wie Pizza, Lasagne und sämtliches Fastfood dieser Welt. Und trink so wenig Softgetränke und Fruchtsäfte wie möglich!

Nur auf den ersten Blick von guter Qualität: Meistens sind Supermarktsemmeln aus billigem Weißmehl oder sehen nur aus wie echter Vollkornteig. Kauf also lieber beim Bäcker deines Vertrauens ein!

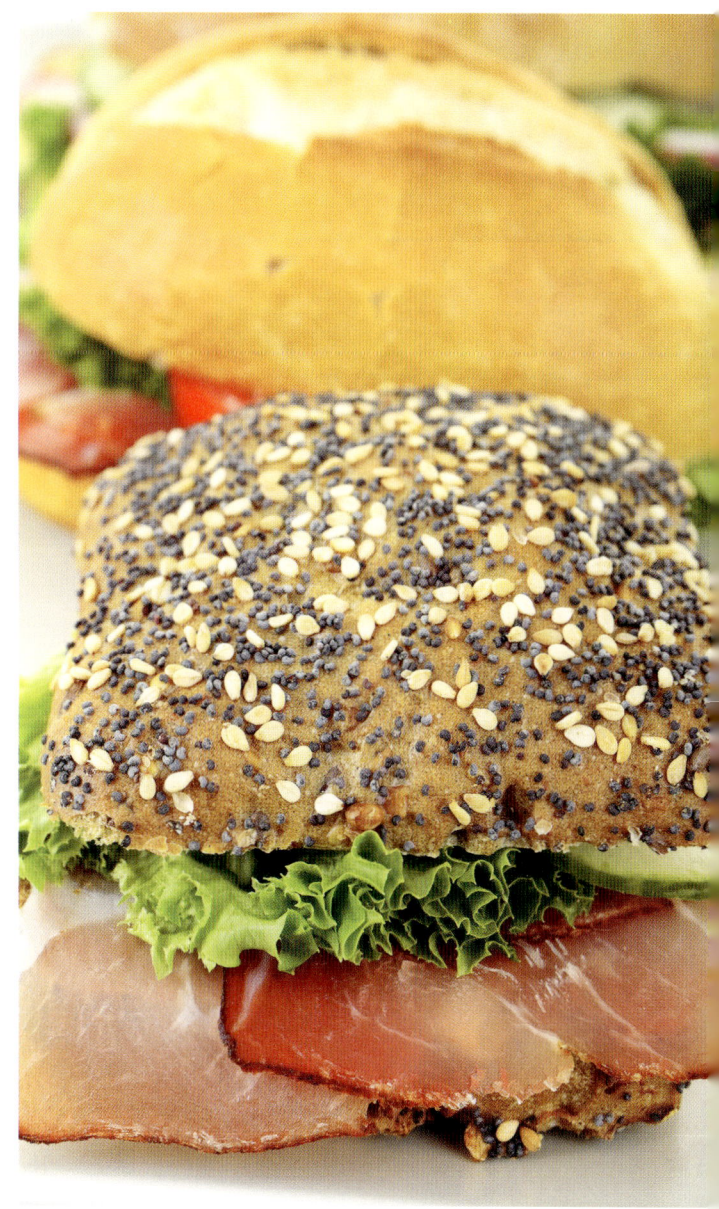

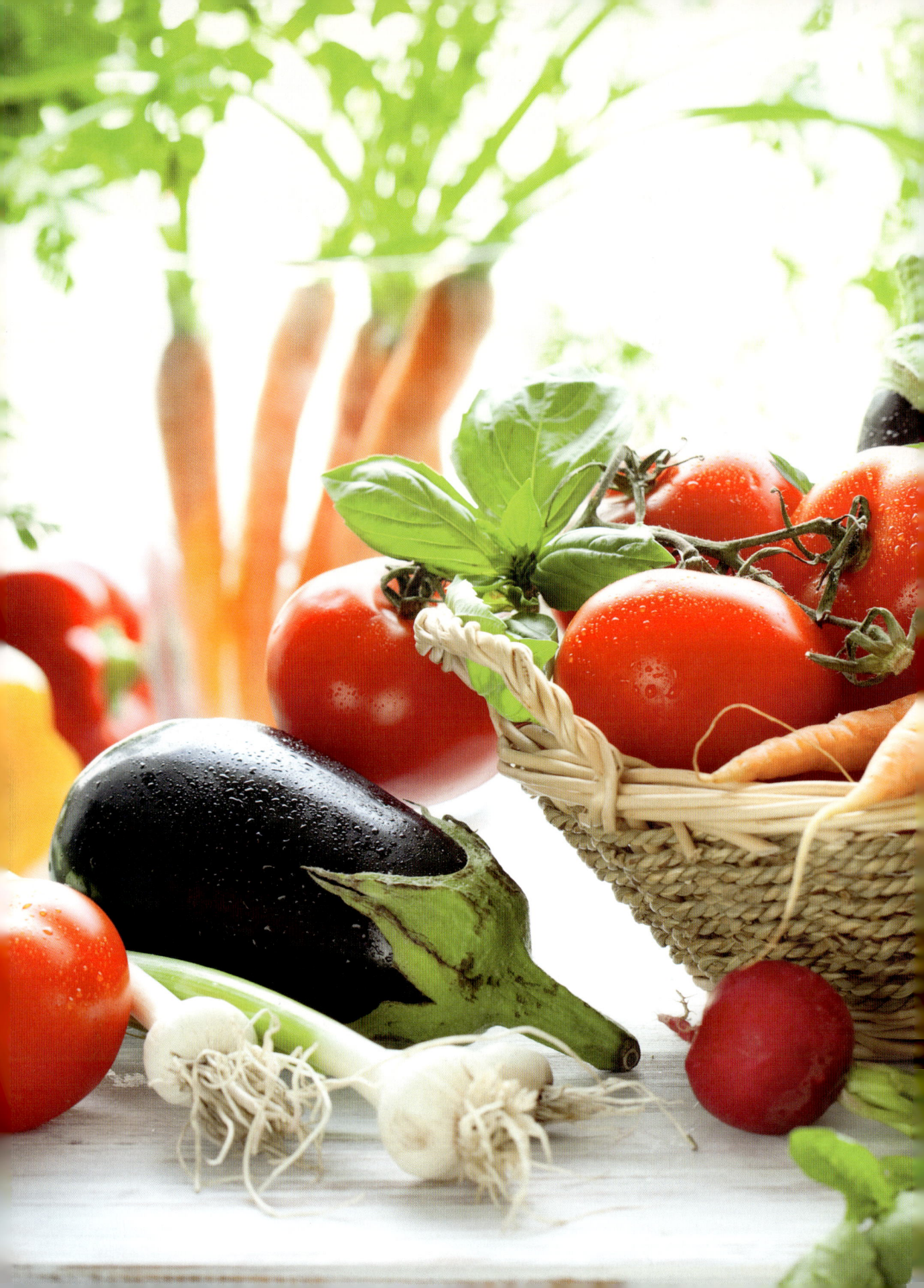

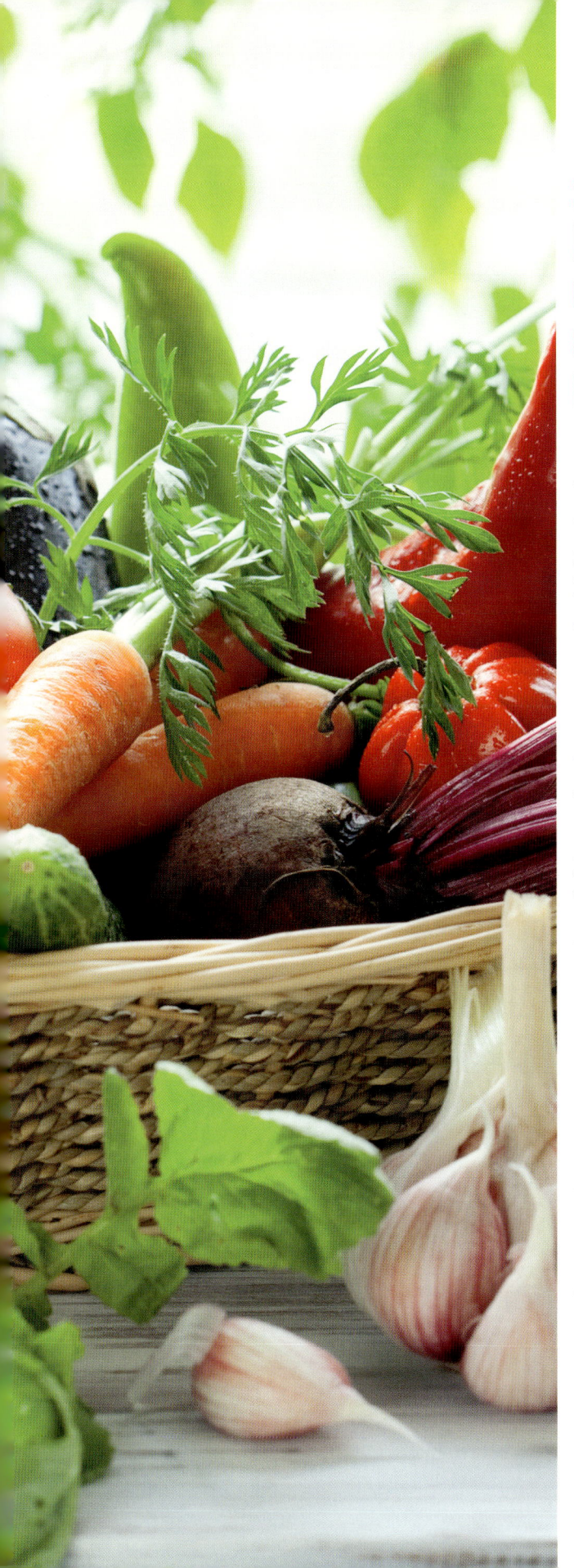

Steiner Prinzip 11: Fett macht dich nicht direkt dick, aber (vor allem) in Verbindung mit Zucker!

Oft sieht man den Produkten auf den ersten Blick gar nicht an, woraus sie hergestellt sind. In vielen Lebensmitteln ist Zucker versteckt beziehungsweise trägt das süße Gift einen Namen, den du gar nicht mit Zucker in Verbindung bringst. Die Industrie ist verpflichtet, auf allen Lebensmitteln deren Zutaten aufzulisten. An erster Stelle muss diejenige Zutat stehen, von der am meisten in dem Produkt enthalten ist. Da dies häufig Zucker ist und diese Tatsache bei dir als Verbraucher nicht so toll ankommt, hat sich die Industrie gedacht: ‚Mensch, da nehmen wir einfach verschiedene Zuckerarten mit exotisch klingenden Namen, dann merken die Leute gar nicht, dass viel Zucker drin ist!'

Müsste die Industrie diese unterschiedlichen Zuckerarten alle unter dem Begriff „Zucker" zusammenfassen, dann käme er an erster Stelle. Achte also bitte darauf, dass sich nicht zu viele dieser Zuckerarten in einem Produkt befinden. Hier nur die gängigsten Bezeichnungen für Zucker (es gibt aber noch weit mehr Zuckerarten):

Glukose (Traubenzucker)

Dextrose (Traubenzucker, der in vielen Früchten vorkommt)

Traubenzucker (natürlicher Zucker)

Fruktose (Fruchtzucker). Die Fruktose, die in verarbeiteten Lebensmitteln enthalten ist, wird chemisch hergestellt und hat nichts mehr mit dem natürlichen Fruchtzucker gemein.

Fruchtsaftkonzentrat wird industriell aus Früchten hergestellt. Enthält aber durch den Verarbeitungsprozess kaum noch Ballaststoffe und Vitamine, sondern nur noch Zucker

Sirup (Maissirup, Ahornsirup, Rübensirup, Birnendicksaft und andere Sirupsorten werden hergestellt, indem der Saft mehrmals eingekocht wird. Sie bestehen zu einem hohen Anteil aus Zucker (Rübensirup zu 62 %, Ahornsirup zu 65 % und Birnendicksaft zu 78 %). Sirupe werden gerne für Babynahrung verwendet. Hört sich doch gesund an, wenn „Birnendicksaft" statt Zucker draufsteht. Birne = Obst = gesund … Birnendicksaft ist zwar gesünder als Rohrzucker, wegen seines recht hohen Anteils an Mineralstoffen. Aber übermäßiger Genuss ist auch hier nicht gesund!

Laktose (Milchzucker)

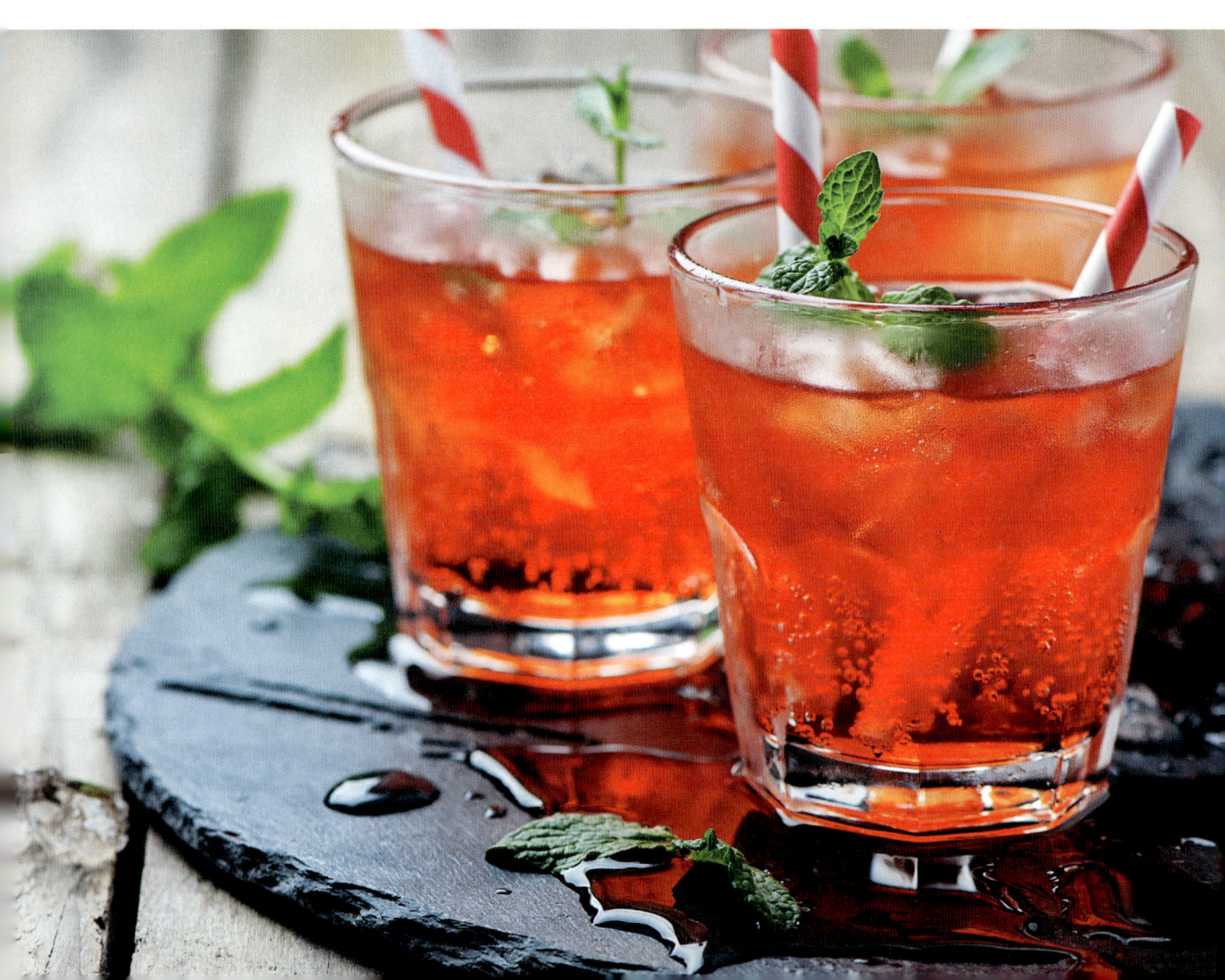

Maltose (Glukose + Glukose, d. h. es sind zwei Glukose-Moleküle)

Saccharose (Glukose + Fruktose)

Glykogen (Speicherzucker im Muskel)

Stärke

Lass dich also bitte nicht in die Irre führen: Produkte, die viel Fruktose, Fruchtsaftkonzentrat oder Birnendicksaft u. ä. enthalten, klingen gesund, und du denkst du isst oder trinkst echte Früchte. Sie sind es aber nicht. Der Zucker trägt hier nur einen harmlos klingenden Namen!

Verwende Süßstoff auch nur in Maßen!

Jetzt liegt folgender Schluss nahe: Wenn Zucker nicht gut für mich ist, dann kann ich ja Süßstoff verwenden. Doch auch hier gilt die Devise: Süßstoff bitte nur in Maßen! Zu viel ist auch hier nicht gut. Süßstoff ist kein Naturprodukt, sondern wird künstlich hergestellt. Und du weißt ja: Dein Körper kann mit allem, was künstlich ist, nicht besonders gut umgehen.

Deswegen macht Süßstoff, aber auch Zuckeraustauschstoff, ebenfalls dick. Zwar nicht direkt wie Zucker, aber über Umwege. Das mit diesen Ersatzstoffen gesüßte Essen ist dadurch zwar kalorienfrei oder -arm, aber weil es dann ja so lecker schmeckt, isst du leider auch mehr. Süßstoff regt zudem den Appetit an. Das gilt auch für zuckerreduzierte Softgetränke, die gerne den Zusatz „Zero", „Light"

oder Ähnliches tragen. Achte in Zukunft im Supermarkt darauf, dass du möglichst wenige Produkte mit dem Zusatz „zuckerreduziert" kaufst. Dort ist zwar tatsächlich weniger Haushaltszucker drin, dafür aber eben häufig Süßstoff oder Zuckerersatzstoffe, oder sie enthalten mehr Fett, um das Weniger an Zucker geschmacklich auszugleichen.

Die gängigsten Süßstoffe (0 kcal) sind Acesulfam, Aspartam, Cyclamat, Sucralose, Saccharin. Zuckeraustauschstoffe (2,4 kcal pro Gramm) sind z. B. Sorbit, Mannit, Isomalt, Maltit, Xylit (auch Xylitol).

Fett ist nicht gleich Fett

Die Deutsche Gesellschaft für Ernährung empfiehlt, dass höchstens 30 Prozent der täglichen Energieaufnahme in Form von Fett geschehen sollte.

Denn: Fett ist sehr energiereich. Es enthält doppelt so viele Kalorien wie Zucker: 1 g Fett: 9 kcal; 1 g Zucker: 4 kcal

Fett hat eine fatale Eigenschaft. Da es so energiereich ist, betrachtet unser Gehirn das Fett in Lebensmitteln als besten Freund des Menschen. ‚Denn: Je mehr Fett wir essen, desto mehr Energie haben wir für die Zukunft zur Verfügung', denkt sich unser Hirn, das ja immer noch den Jäger und Sammler in uns sieht und für schlechte Zeiten vorsorgen möchte.

Wenn wir Fett in Kombination mit ein bisschen Zucker konsumieren, dann verliert unser Hirn das Fett komplett aus den Augen. Es wird dann quasi für unser Gehirn unsichtbar, weshalb dieses auch kein Alarmsignal aussendet, wenn wir eigentlich zu viel davon essen. Lebensmittelhersteller nutzen diese Hirnschwäche mit Hingabe aus: Viele Suppen, Tiefkühlgerichte, Kuchen, Schokoriegel liefern mehr als die Hälfte der enthaltenen Kalorien in Form von Fett, aber wir nehmen sie nicht als fettig wahr, weil sie Zucker enthalten. Das ist der Grund, warum die meisten von uns nicht nur einen Keks genießen können, sondern gleich die ganze Tüte verdrücken müssen, oder warum wir statt einer Handvoll Kartoffelchips gleich die ganze Packung verschlingen müssen.

Darüber hinaus kommt es auch auf die Art der Fette an: Ungesättigte Fettsäuren sind die guten Fette. Sie kommen vor allem in pflanzlichen Lebensmitteln vor.

Sicherlich hast du schon von Omega-3- und Omega-6-Fettsäuren gehört. Diese Fettsäuren sind mehrfach ungesättigte Fettsäuren. Da der Körper sie selbst nicht bilden kann, ist er auf deren Zufuhr mit der Nahrung angewiesen. Sie werden für Wachstum und Gewebereparatur benötigt, daher solltest du sie regelmäßig essen. Ein großartiger Lieferant von Omega 3 ist Leinöl. Es enthält 25 x mehr Omega-3 als Fisch. Omega-3 kommt aber auch in Leinsamen, Walnüssen, Walnussöl und Rapsöl vor. Zudem in fettreichen Fischen wie Makrele, Lachs, Hering, Sardine, Thunfisch.

Omega-6 steckt in Getreideprodukten, Fleisch, Käse, Sonnenblumenöl.

Wichtig ist hier, auf das richtige Verhältnis von Omega-3 zu Omega-6 zu achten. Optimal ist ein Verhältnis 1:1 bis 1:5. Leider ist genau das aber in der westlichen Ernährungsweise nicht der Fall: Es werden typischerweise zehn bis zwanzig Mal mehr Omega-6-Fettsäuren konsumiert, da diese u. a. in rotem Fleisch und tierischen Fetten (und damit auch Milchprodukten) und den meisten Salatölen zahlreich enthalten sind. Versuch daher, Leinöl und Leinsamen in deinen Speiseplan zu integrieren. Und statt Sonnenblumenöl für die Salatsoße zu verwenden, bennutzt du ab sofort Rapsöl.

Gesättigte Fettsäuren hingegen solltest du meiden, was gar nicht so einfach ist, denn sie kommen in vielen Lebensmitteln in großen Mengen vor. So zum Beispiel in rotem Fleisch, Käse, Süßigkeiten, Wurst, Fertigsuppen, Kartoffelchips, Torten, Tiefkühlgerichten.

Der Anteil an gesättigten Fettsäuren sollte höchstens ein Drittel der Fettmenge ausmachen. Trans-Fettsäuren, wie sie in industriell produzierten Lebensmitteln hauptsächlich enthalten sind, solltest du möglichst meiden, denn sie erhöhen das „böse" LDL-Cholesterin und gelten unter anderem als Mitverursacher von Herzkrankheiten!

Mehr dazu unter „STEINER PRINZIP – Geheimtipps" ab Seite 154.

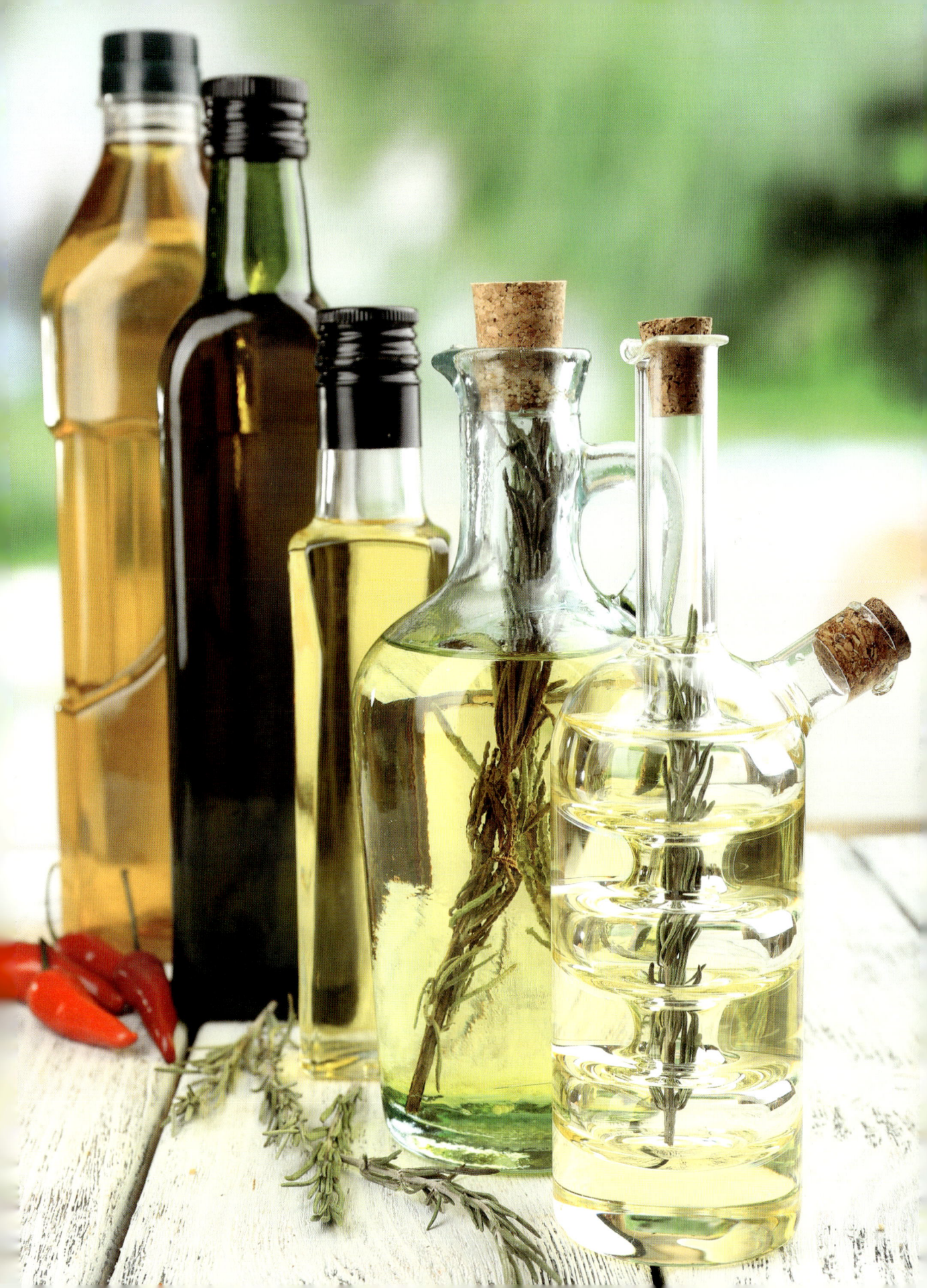

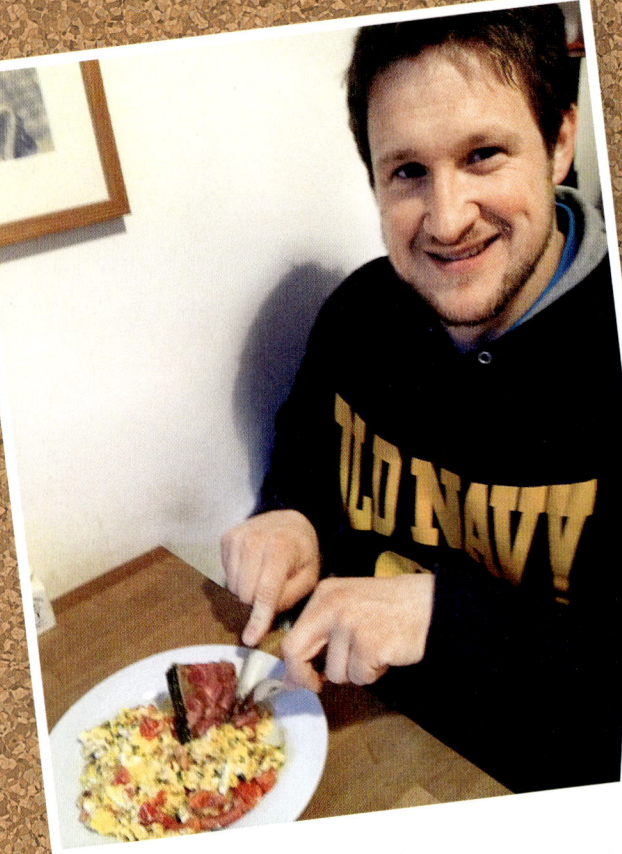

Ein simples Abendessen: Rührei mit Tomaten, frischen Kräutern und Sülze. Hauptsache, es schmeckt!

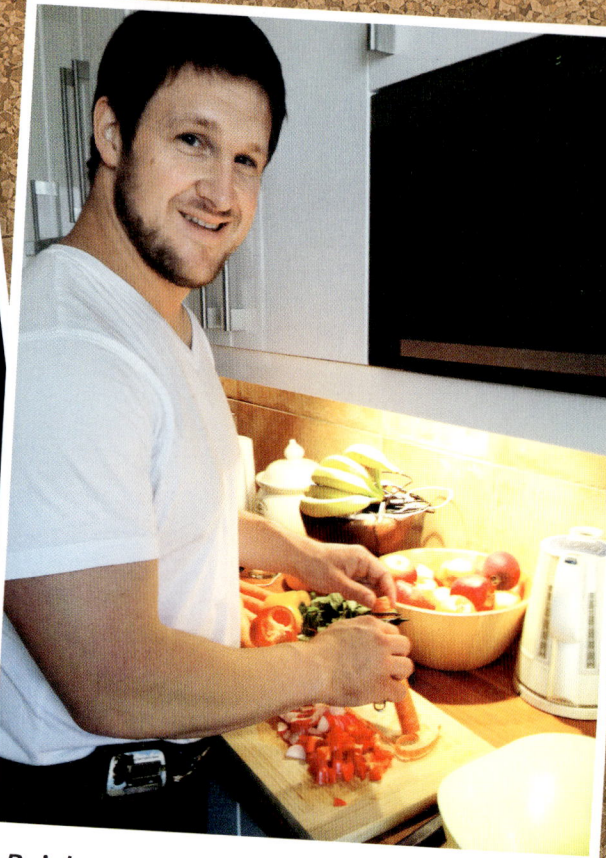

Bei der Salatzubereitung muss man zwar viel schnippeln. Dafür ist aber die Möglichkeit zur Vielfalt beim Salat umso größer.

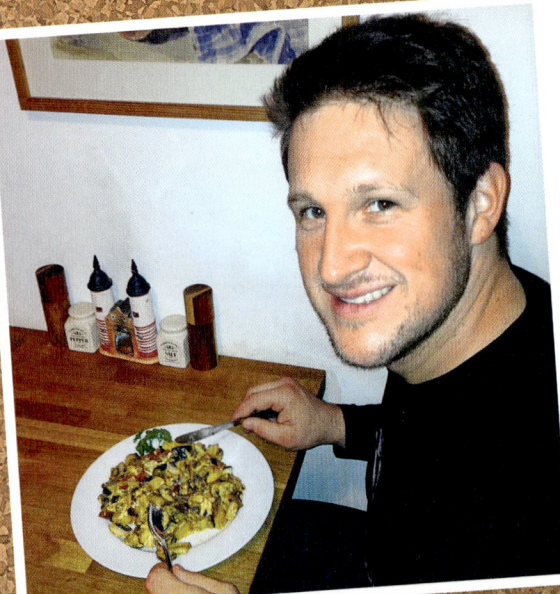

Noch ein Rührei zum Abendessen. Diesmal mit Champignons und gelber Paprika. Wichtigste Zutat für mich ist die Zwiebel. Die Portion ist groß und sättigt. Da brauch' ich dann auch kein Brot mehr!

Bei der Gemüsesuppe gilt
das Gleiche wie beim Salat:
Ich kann ganz viel variieren.
Für den exotischen Touch habe
ich die Zwiebel vorher in Kokosöl
angeröstet. Fügt man noch
Chia-Samen hinzu, bleibt man
auch lange satt.

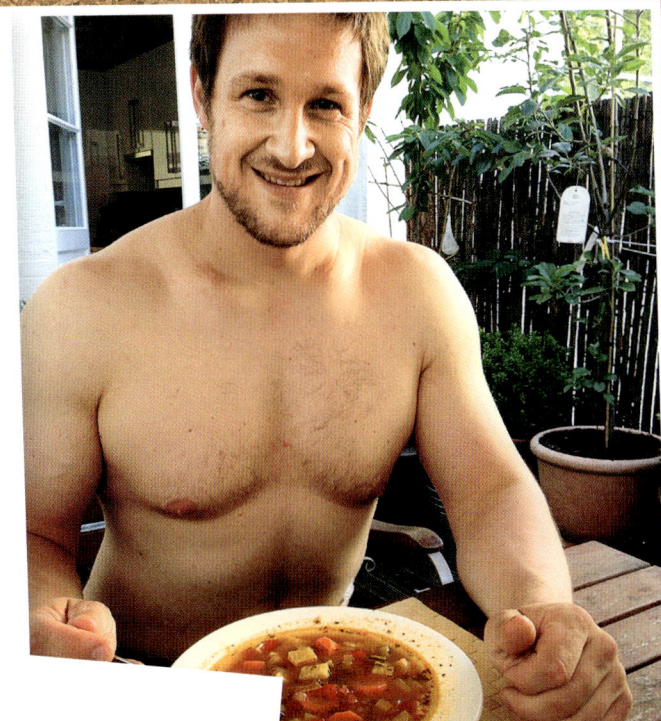

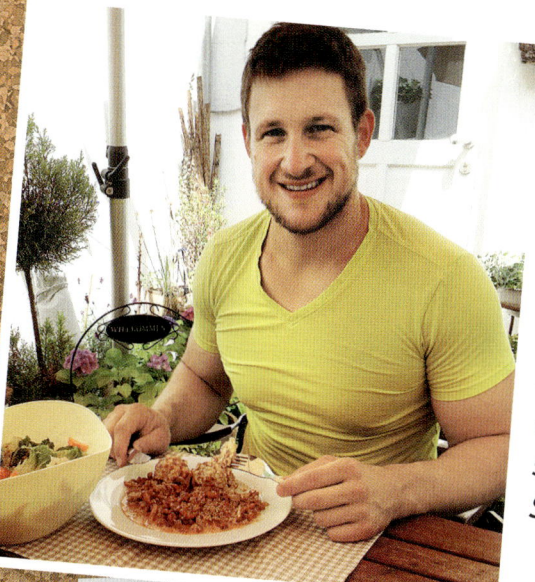

Genuss pur: Eier-
schwammerlgulasch
(Pfifferlinge) mit
selbst gemachten
Semmelknödeln.

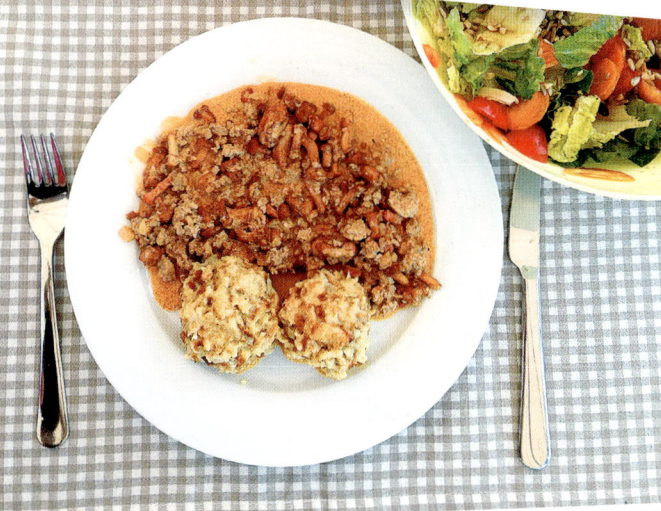

So sieht der selbst-
gemachte Genuss von
oben aus. Und Salat macht
alles noch frischer.

Eiweiß – Kämpfer und Abnehmhelfer

Eiweiß ist der Grundbaustein allen Lebens. Als Hauptbestandteil der Körperzellen bestimmt es maßgeblich die Struktur des menschlichen Körpers und übernimmt zahlreiche lebenswichtige Funktionen. So helfen zum Beispiel Antikörper bei der Bekämpfung von Infektionen.

Du brauchst also Eiweiß im Körper, damit dein Immunsystem fit genug ist, um Viren oder Bakterien zu bekämpfen. Auch zur Aufrechterhaltung deines Hormonhaushalts ist Eiweiß wichtig. Nach wie vor umstritten ist, wie viel Eiweiß der menschliche Körper tatsächlich benötigt. Viele glauben, man könnte durch einen hohen Eiweißgehalt in der Nahrung besonders viele Muskeln aufbauen. Dem ist aber nicht so!

Als Empfehlung gilt heute: Erwachsene 0,8 g Eiweiß/kg Körpergewicht (KG), Leistungssportler in kraftbetonten Sportarten ca. 1,2 g/kg KG, im Ausdauerbereich bis etwa 1,5 g/kg KG (sie brauchen für den Baustoffwechsel – hoher Verschleiß im Bereich Muskulatur, Bänder, Sehnen, Knochen etc. – mehr Eiweiß).

Beim Abnehmen ist es wichtig, dass du Eiweiß zu dir nimmst. In dieser Zeit kannst du den Eiweißanteil um bis zu 0,5 g/kg KG erhöhen, um einen Muskelabbau zu verhindern.

Achte aber bitte darauf, dass du nicht zu spät am Abend Eiweiß isst und auch nicht zu viel. Ich habe als Typ-1-Diabetiker nämlich die Erfahrung gemacht, dass zu

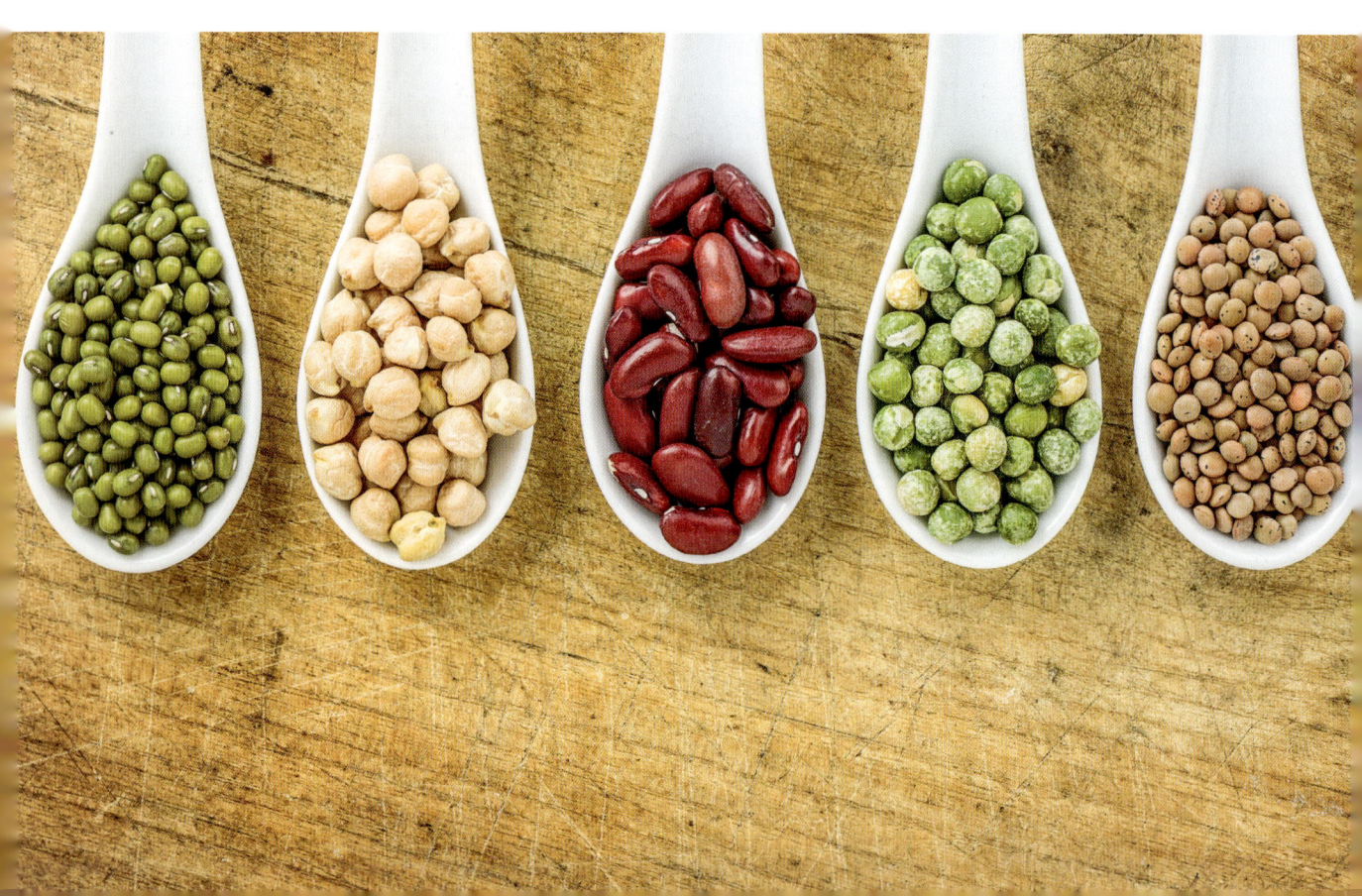

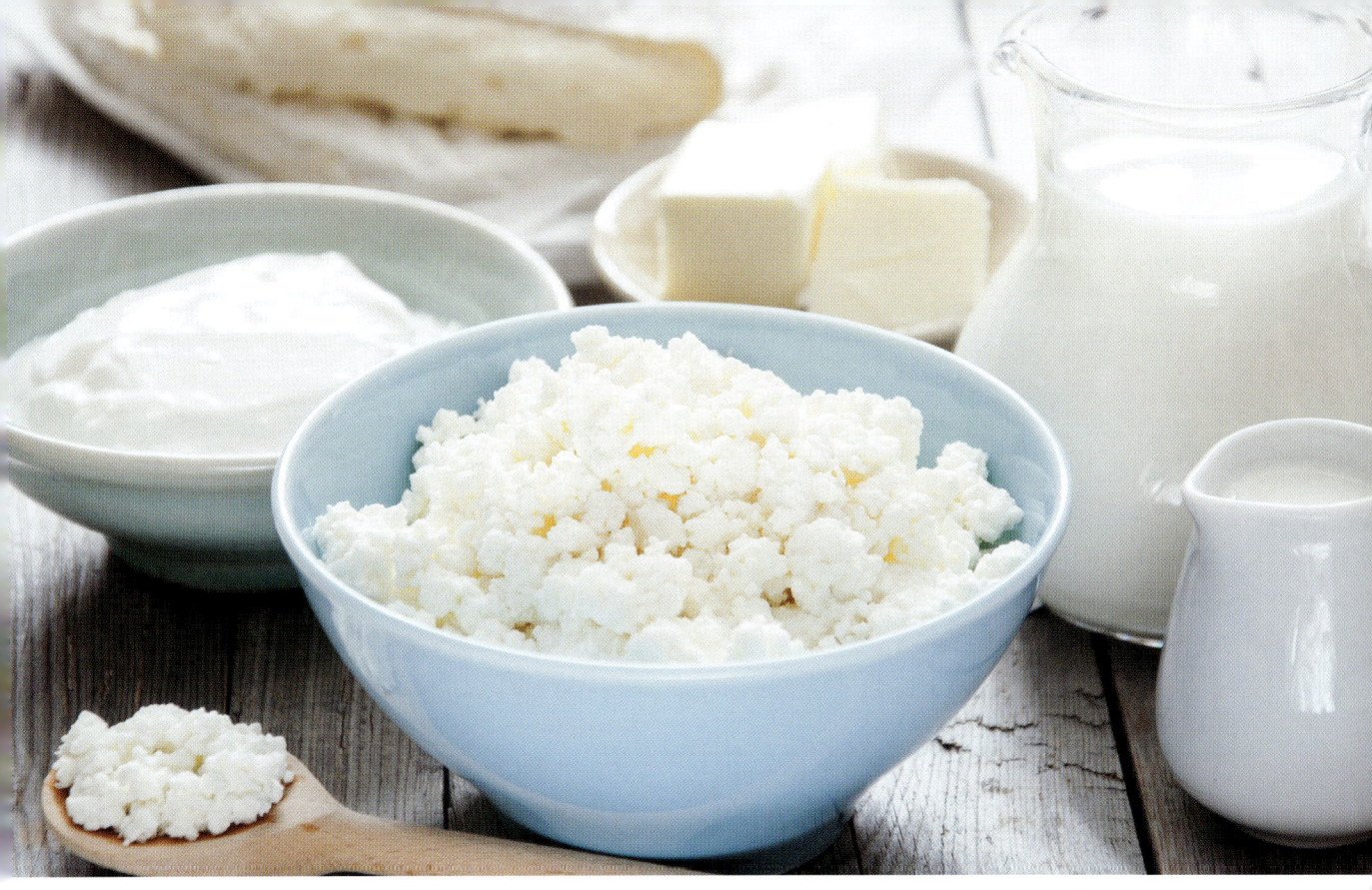

viel Eiweiß erst nach relativ langer Zeit im Körper in Zucker umgewandelt wird. Habe ich abends mehr Eiweiß aufgenommen als gewöhnlich, zum Beispiel bei einem Grillabend 2 bis 3 Stücke Fleisch gegessen oder einen Eiweiß-Shake zusätzlich zu einem normalen Abendessen getrunken, hatte ich mitten in der Nacht einen zu hohen Blutzuckerspiegel, der auch bis zum Aufstehen blieb, wenn ich nicht wach wurde, um mit Insulin gegenzusteuern. Daher solltest du am Abend zwar Eiweiß essen, aber eben, wie bei allem, in Maßen. Zum Beispiel Salat mit einem Stück Fleisch. Ich habe während meiner aktiven Zeit Eiweiß-Shakes getrunken und Eiweiß-Riegel gegessen, aber nur direkt nach dem Training in Kombination mit Kohlenhydraten, denn dann wird das Ei-

weiß vom Körper besser aufgenommen. Du kannst dir Eiweiß künstlich zuführen, aber du musst es nicht – laut einer Untersuchung von Prof. Andreas Nieß, Uni Tübingen, ist es egal, ob du deinem Körper das Eiweiß in Pulverform oder über Nahrungsmittel zuführst. Molkeeiweiß (also Eiweiß aus Milchprodukten) soll demnach besser sein als Sojaprotein.

Mutter Natur bietet dir genügend Eiweißquellen. Lebensmittel, die viel Eiweiß enthalten, sind Hülsenfrüchte (Bohnen, Linsen, Erbsen und Kichererbsen), Milchprodukte (Milch, Käse, Quark, Joghurt u. ä.), Eier, Geflügelfleisch, Rindfleisch, Fisch, Soja, Tofu, Mais, Vollkornreis, Nüsse, Samen. Eiweiß hilft dir auch beim Abnehmen, denn es macht prima satt – besser und länger als Fett.

STEINER PRINZIP: Geheimtipps

Kokosöl statt Butter oder anderes Fett

Morgens zum Frühstück streiche ich mir natives Kokosöl statt Butter aufs Brot. Egal, ob dann noch Marmelade oder Käse obendrauf kommt, das Brot schmeckt einfach klasse, mit diesem gewissen exotischen Touch. Probier's einfach mal aus! Kokosöl hat eine extreme Hitzebeständigkeit, vor allem beim Braten und Kochen, da es – im Gegensatz zum Olivenöl – nicht dazu neigt, unter der Einwirkung von Hitze instabil zu werden und giftige Transfette zu bilden. Deshalb verwende ich es auch zum Kochen. Eine Zucchinisuppe bekommt dadurch ihr gewisses Extra.

Kokosöl wird aus dem getrockneten Fruchtfleisch der Kokosnuss gewonnen. Es besteht zwar zu 90 Prozent aus gesättigten Fettsäuren (das sind die weniger guten Fettsäuren, deshalb nicht zu viel nehmen!), dafür ist es aber leicht verdaulich und reguliert den Blutfettspiegel.

Kokosöl ist nicht zu verwechseln mit billigem Palm- oder Palmkernöl, das die Süßwaren-, Kosmetik- und Reinigungsmittelindustrie in Massen verwendet. Achte daher beim Kauf immer darauf, dass es sich um ein „Nativ" oder „Virgin" Kokosöl handelt. Du bekommst es in Drogeriemärkten, Bio-Märkten oder im Reformhaus.

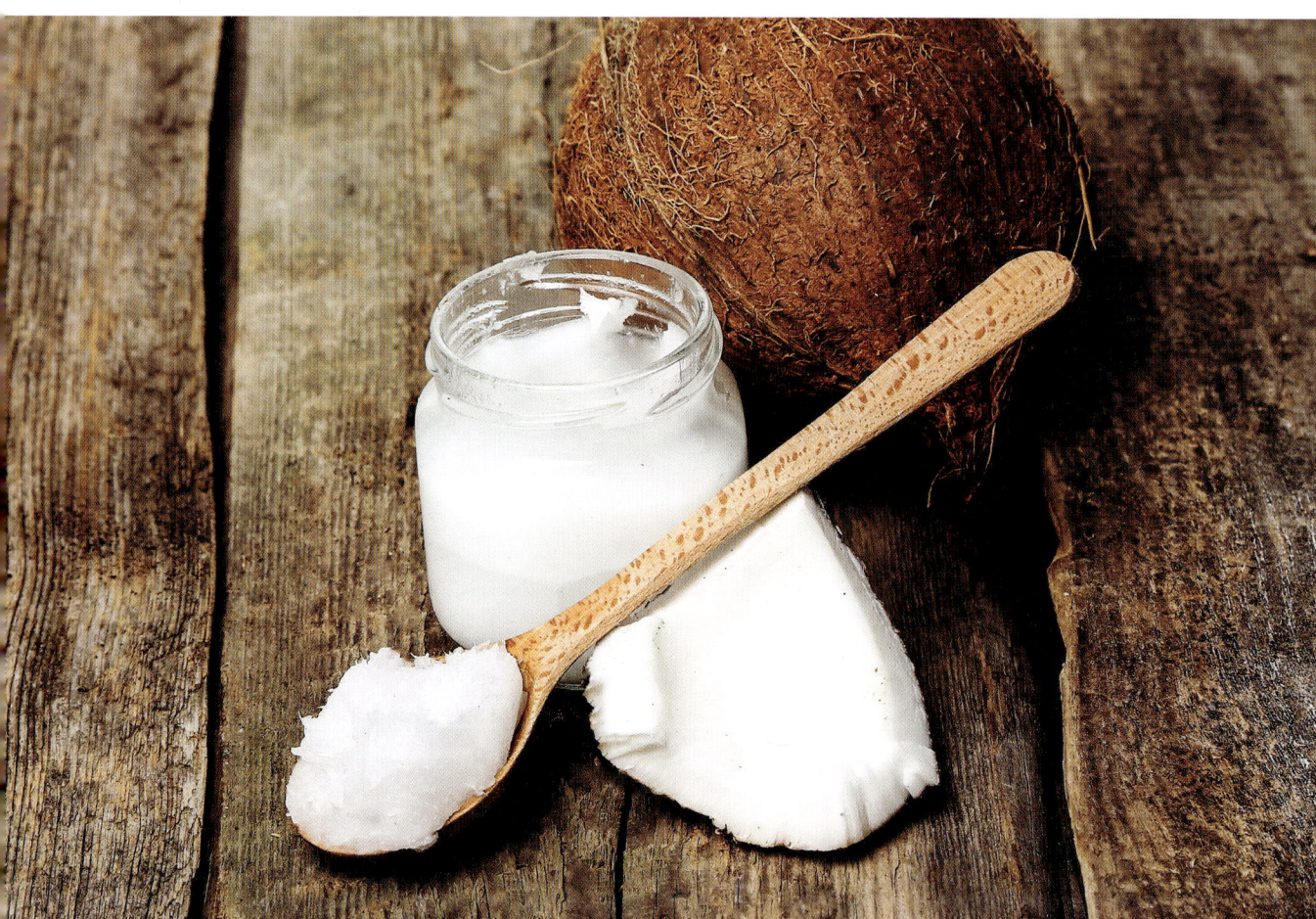

Spitzen-Sattmacher: Chia-Samen

Chia-Samen sind wertvolle Fettlieferanten. Sie enthalten unter anderem viel Omega-3- und Omega-6-Fettsäuren, hochwertiges Eiweiß und Vitamine, und sie machen schnell satt! Ich lasse die Samen 20 Minuten in Wasser aufquellen (Verhältnis/Volumen: 1 Teil Chia auf 7 Teile Wasser). Erstaunlich, wie viel Wasser die Samen aufsaugen können! Den Brei mische ich dann in eine Suppe oder in mein Müsli oder in einen Joghurt mit Früchten. Am Anfang hab' ich zu viel Samen genommen und musste die Hälfte der Speise für die nächste Mahlzeit aufheben, weil ich nicht gedacht hätte, dass sie so stopfen. Aber die Samen sind wirklich unglaublich! Sie stoppen den Hunger! Ich mische sie auch gerne pur in den Salat, dadurch wird er schön knusprig.

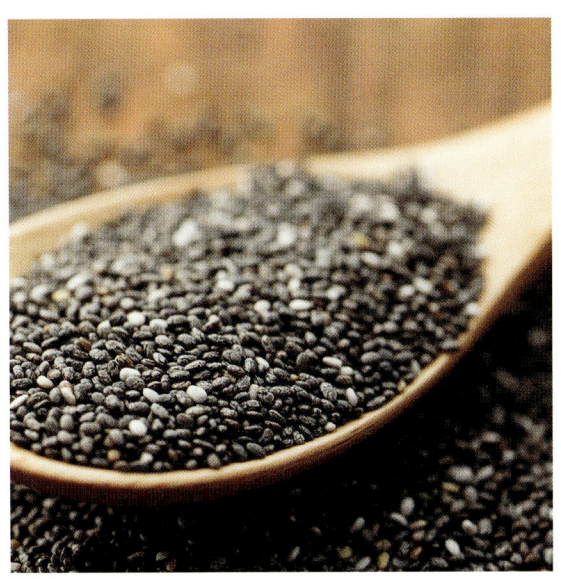

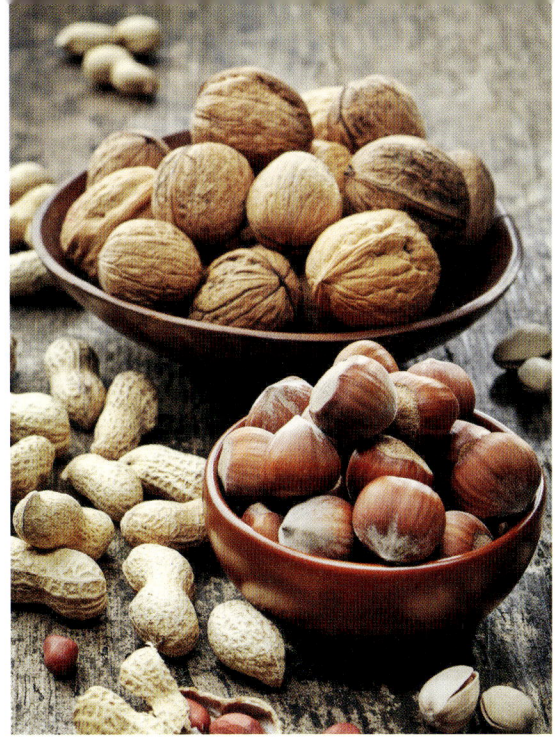

Nüsse als gesunder Snack

Bei Nüssen halte mich an heimische Nüsse wie Haselnüsse und Walnüsse. Allerdings können Nüsse Allergien auslösen! Walnüsse haben einen hohen Gehalt an mehrfach ungesättigten Fettsäuren und auch viele Omega-3-Fettsäuren, die mit der Nahrung aufgenommen werden müssen. Lustigerweise sehen sie ja aus wie ein Gehirn, und sie versorgen dein Gehirn auch mit wichtigen Nährstoffen. Das macht auch die Haselnuss. Haselnüsse haben ebenfalls einen relativ hohen Fettanteil, es sind größtenteils ungesättigte Fettsäuren. Außerdem bestehen die Nüsse zu etwa 12 Prozent aus Eiweiß. Über das Fett in den Nüssen musst du dir aber keine Gedanken machen, erstens, weil diese Sorte Fett für deinen Körper wichtig ist, und zweitens, weil du davon immer nur eine Handvoll pro Tag essen solltest.

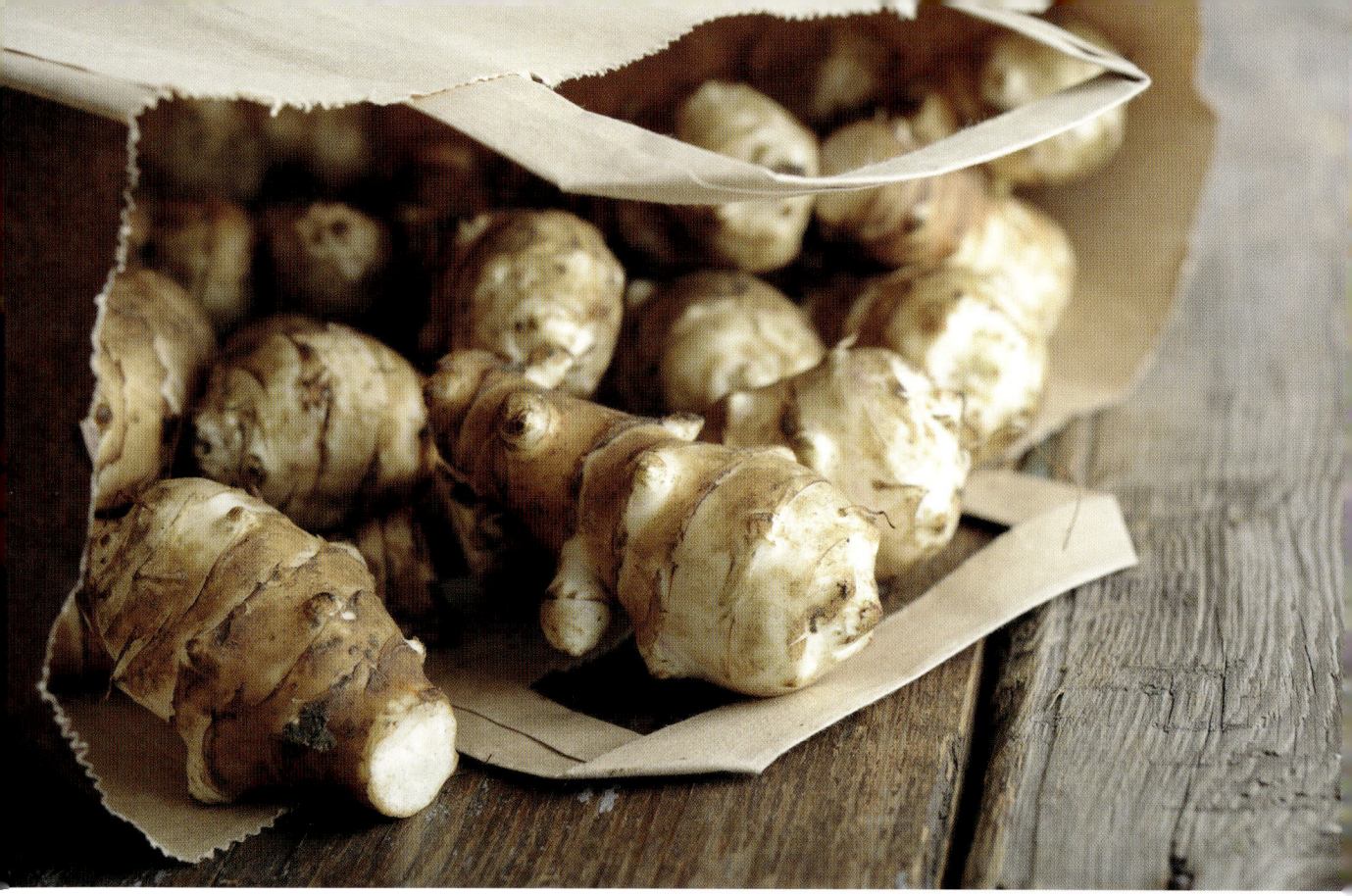

Topinambur statt Kartoffeln

Die Topinambur, auch bekannt als „Erdartischocke", „Erdbirne" oder „Rosskartoffel", ist eine prima Alternative zur Kartoffel, da sie den Blutzuckerspiegel kaum beeinflusst! Wie du ja inzwischen weißt, ist ein konstanter Blutzuckerspiegel wichtig beim Abnehmen. Die Knolle schmeckt gekocht süßlich-nussig, roh artischockenähnlich. Ich brate sie gerne an und mische sie unter den Salat. Du kannst sie auch roh essen, gedünstet, gekocht oder püriert.

Ich experimentiere gerne mit Topinambur – sie schmeckt als Cremesuppe, in Saucen, im Gemüseauflauf und als Püree. Als ich Diabetiker wurde, las meine Mutter sehr viel über diese Stoffwechselerkrankung nach, und irgendwo stieß sie auf Topinambur. Daraufhin besorgte sie solche Wurzelknollen und pflanzte sie bei uns im Garten ein. Topinambur blüht nicht nur wunderschön, weil es eine Sonnenblumenart ist, sondern wächst auch wie Unkraut. Daher können wir immer reichlich Topinambur ernten (Erntezeit: Oktober bis März). Wenn du keinen Garten hast, kannst du Topinambur auch in einem großen Topf anbauen.

Die Wurzelknollen lassen sich aufgrund ihrer dünnen Schale nicht so lange lagern wie Kartoffeln. Also solltest du sie nach Bedarf ernten oder im Supermarkt oder Bio-Laden kaufen, da sie sich im Kühlschrank nur wenige Tage halten.

Klein, aber fein einkaufen

Jetzt, wo du weißt, welche Lebensmittel für dich und deinen Körper gut sind, empfehle ich dir, ab sofort nur noch in einem kleineren Supermarkt mit beschränktem Angebot einzukaufen, dort sind die Verlockungen dann auch nicht so groß. In den riesigen Hallen der Supermarktketten musst du extrem standhaft sein, weil dir die ungesunden Sachen förmlich „aufs Auge gedrückt" werden. Regionales Obst und Gemüse kaufe ich auf dem Wochenmarkt oder im Bio-Laden, Fleisch in der örtlichen Metzgerei oder auf dem Bio-Markt. Ich kaufe mehrmals die Woche ein und nehme dazu immer das Fahrrad. So kommt nicht mehr in die Einkaufstasche, als in den Fahrradkorb passt. Und ich bewege mich automatisch. Dadurch kaufe ich viel bewusster ein und überlege, was wir wirklich zum Leben brauchen.

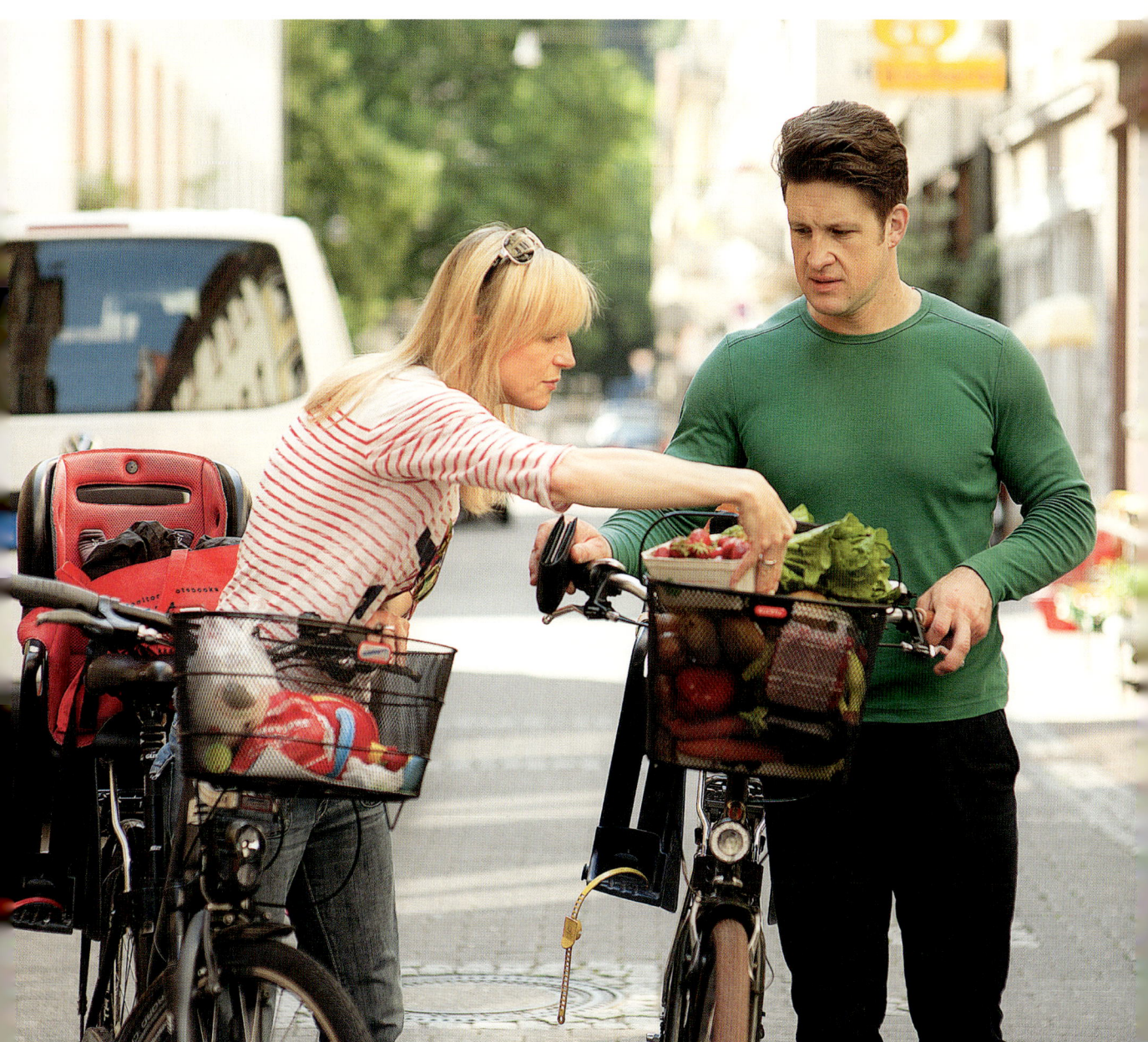

Extratipps für Typ-1-Diabetiker – wie die Pumpe beim Abnehmen helfen kann

Als „prominenter" und vor allem bekennender Typ-1-Diabetiker bin ich Ansprechpartner für viele Diabetiker in Deutschland. Immer wieder erreichen mich Anfragen von besorgten Eltern zum Thema „Diabetes im Alltag". Meist geht es darum, ihre Kinder zu motivieren oder aber auch darum, sich zu treffen und auszutauschen. Ich nehme jedes Mal sehr viel mit aus diesen Gesprächen.

Ich bekomme auch viele Fragen von erwachsenen Diabetikern, die gerne ein paar Kilo abnehmen würden, aber die Hoffnung fast schon aufgegeben haben, da sie immer wieder Sätze zu hören bekommen wie: „Als Typ-1-Diabetiker können Sie nicht abnehmen, da Ihr Stoffwechsel nicht so gut funktioniert" oder: „Sie werden immer einen dickeren Bauch haben, wenn Sie eine Pumpe tragen, da sich in dieser Gegend mehr Fett ansammelt."

Nun ist es bei dir als Diabetiker – wie bei einem Gesunden – sicher auch typabhängig, wie schwer oder leicht du abnimmst oder wo sich bei dir das Fett ansammelt, aber grundsätzlich darfst du diese Aussagen nicht einfach so hinnehmen. Ich habe 45 Kilo abgenommen und am Bauch kaum überschüssiges Fett. Das kannst du auch schaffen, wenn du meine Ratschlä-

ge in diesem Buch beherzigst. Zusätzlich möchte ich dir noch ein paar Tipps für den Umgang mit deinem „Zucker" an die Hand geben.

Wenn du einen gleichmäßigen Tagesablauf hast, der sich kaum verändert und auch nicht allzu viel Stress beinhaltet, dann kannst du durchaus auch mit der „Intensivierten Insulintherapie" (in Österreich „Funktionelle Insulintherapie") problemlos abnehmen. Wenn du geregelte Essens- und Arbeitszeiten hast und deinen Körper nicht außergewöhnlich belastest, dann bist du auch nicht auf ständige Korrekturen, wie Zwischenmahlzeiten oder Insulinzufuhr, angewiesen. Du solltest aber trotzdem, wie in den vorigen Kapiteln beschrieben, die Pausen einhalten und auch darauf achten, was du wann isst.

Sobald dein Tagesablauf allerdings etwas außergewöhnlicher wird und du ständig auf Achse bist, häufig Stress hast oder unregelmäßige Arbeitszeiten bis in die Nacht hinein, dann wird es mit der Spritzentherapie schwierig. Wenn du dich dann auch noch gerne ab und zu über das Normalmaß hinaus bewegen möchtest, dann wird es noch schwieriger. Hier möchte ich dir als Möglichkeit die Insulinpumpe empfehlen.

Zu Beginn meiner Abnehmphase nutzte ich noch die Pen-Therapie. Zunächst purzelten bei mir die Kilos leicht, da ich viel Muskelmasse zu verlieren hatte und wieder normal große Portionen aß. Aber

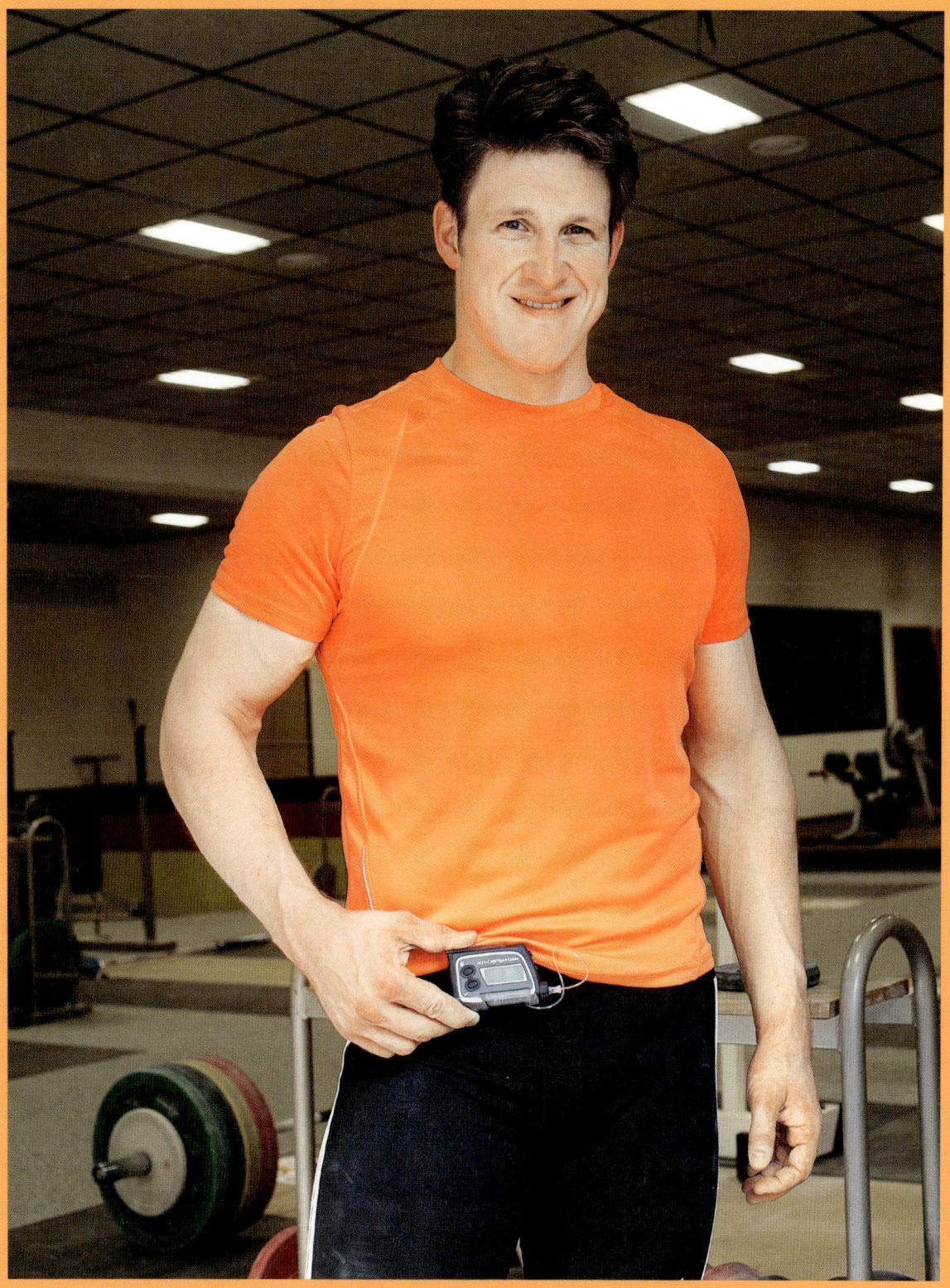

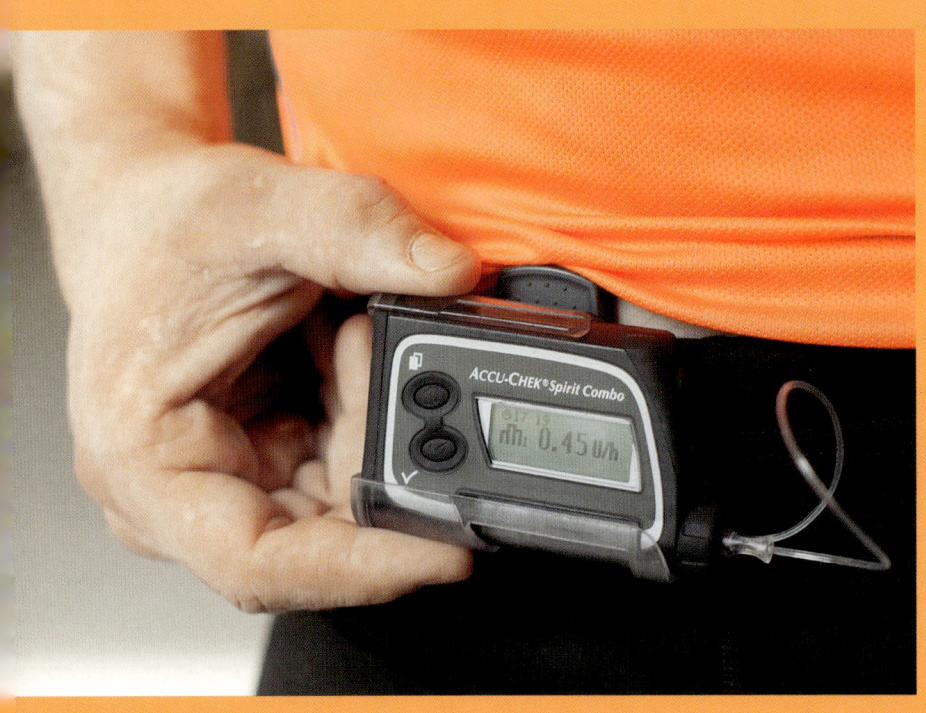

doch wieder zu etwas Zuckerhaltigem greifen, da bei der Pen-Therapie die Werte häufig schneller gefallen sind, als mir lieb war. Daher blieb mir bei meinem Lebensstil nur die Insulinpumpen-Therapie – sie bot mir die einzige Möglichkeit, etwas zu verbessern.

Ich hatte, wie viele andere Typ-1er auch, Bammel vor dem Gerät. Das war auch der Grund, warum ich in meiner Zeit als Leistungssportler nie eine Pumpe hatte. Ich hatte Sorge, die Umstellung könnte zu lange dauern und ich würde mir dadurch wichtige Wettkämpfe verbauen. Allerdings muss ich zugeben, dass mir alle Insulinpumpenträger, die ich im Laufe der Jahre kennenlernte, unisono sagten: „Einmal Pumpe – und nie wieder zurück!" Das waren für mich dann doch die entscheidenden Begegnungen. Also habe ich mir einen Zeitpunkt ausgesucht, wo ich beruflich nicht ganz so viel zu tun hatte, um das ganze Verfahren für die Genehmigung durchzuziehen: Antrag stellen, drei Monate lückenlos Tagebuch führen (hatte ich nach 15 Jahren Diabetes längst nicht mehr gemacht), medizinisches Gutachten vom Diabetologen, Rezept vom Diabetologen und ein Kostenvoranschlag für die Pumpe, eben alles,

mit der Zeit wurde es schwieriger, denn mit der Selbstständigkeit und der Firmengründung nach dem Ende meiner Gewichtheberkarriere kamen auch die unregelmäßigen Arbeitszeiten. Auch für Sport hatte ich keine fixen Zeiten mehr. Wenn ich spontan Radfahren gehen wollte oder den Berg hochlaufen, musste ich mir davor, um nicht zu unterzuckern, einen Fruchtriegel nach dem andern „reinschieben", da ich morgens zum Beispiel zu viel Basalinsulin gespritzt hatte. Ich konnte ja nicht ahnen, dass ich an diesem Tag noch zum Sport kommen würde.

Im Alltag bewegte ich mich hart an der Grenze zu den oberen Zuckerwerten, denn ich wollte ja abnehmen. Das gelang leider nicht immer. So musste ich, wenn die Zuckerwerte zu niedrig waren, dann um der Krankenkasse die medizinische Notwendigkeit nachzuweisen. Insgesamt hat das ganze Prozedere rund sechs Monate gedauert – aber ich kann nur sagen, dieser Aufwand lohnt sich! Zur Umstellung auf die Pumpe hatte ich zunächst eine Schulung und war dann vier Tage im Krankenhaus. Diese Zeit benötigte mein Diabetologe, Dr. Frank, um die Pumpe möglichst perfekt auf mich abzustimmen. Meine erste Nacht mit Pumpe war extrem aufregend: Kann ich überhaupt mit dem Ding schlafen? Werde ich Unterzucker bekommen? Spüre ich den dann überhaupt? Aber ich wusste: ‚Um mich herum sind Ärzte und Pfleger, da kann nicht wirklich viel passieren'.

Am nächsten Morgen konnte ich gar nicht so richtig glauben, dass ich nachts von der Pumpe gar nichts gemerkt hatte und das, obwohl ich noch nie gerne Dinge an meinem Körper getragen hatte, dazu noch diesen langen Schlauch mit dem Katheter, der in meinem Bauch steckte.

Verblüfft hat mich auch, dass der Wert nur unwesentlich höher war als der vor dem Schlafengehen. Gut, das war jetzt die erste Nacht, konnte ja auch Zufall sein. Aber in den darauffolgenden Nächten war es auch so. Ich habe mich rasend schnell an das kleine Gerät am Körper gewöhnt, und es hat mich nach kürzester Zeit in keiner Situation mehr gestört. Nachts trage ich zum Beispiel eine lockere Unterhose, wo ich die Pumpe innen reinhänge, damit sie nicht einfach so im Bett liegt und ich mich

womöglich in ihrem Schlauch verheddere. Ich mochte noch nie irgendwelche Taschenmesser oder Handys am Gürtel tragen, aber die Pumpe: kein Problem! Warum? Weil die Vorteile so enorm sind! Die stabilen Nachtwerte sind das eine und auch schon ein echter Segen, aber was man tagsüber so alles mit der Pumpe anstellen kann, ist schon erstaunlich: Die Pumpe kann im Prinzip die Bauchspeicheldrüse eines gesunden Menschen simulieren. Ich kann damit meinen „Zucker" wesentlich feiner justieren als bei der Pen-Therapie.

Ich muss morgens kein Depot mehr spritzen, das heißt, ich muss nicht bereits um 7 Uhr morgens den ganzen Tag durchplanen, sondern könnte theoretisch sogar um Stunden verschlafen und die Werte blieben stabil, da ja die Basalrate über 24 Stunden hinweg permanent abgegeben wird. Wenn ich esse, muss ich nicht mehr spritzen, sondern drücke einfach auf der Fernbedienung (sieht aus wie ein kleines, schickes Handy) einige Tasten, und die Pumpe gibt das Insulin über den Schlauch direkt in meinen Körper ab. Hat auch den Vorteil, dass es keine lästigen Blutspritzer mehr gibt, wenn ich mit dem Pen zufällig eine Ader getroffen habe. Außerdem muss ich mir nicht mehr in der Öffentlichkeit das Hemd hochziehen, um mich zu spritzen. Die verstohlenen Blicke der anderen kennst du ja sicherlich auch. Nicht jeder weiß, dass wir Diabetiker sind und denkt sich sonst was.

Hab' ich dann doch mal spontan Zeit für eine Sporteinheit, dann kann ich gegebenenfalls die abzugebende Insulinmenge an der Pumpe reduzieren und muss davor wenig bis gar nichts mehr essen. Das hängt natürlich auch von der Dauer und Intensität des Sports ab. Auch tagsüber sind die Werte stabiler und die Schwankungen nicht mehr so schnell, geschweige denn extrem. Der Blutzuckerwert kann sich ruhig mal Richtung untere Grenze bewegen, und ich muss trotzdem nichts essen, da ich die Insulinmenge wiederum an der Pumpe reduzieren kann. Das hilft natürlich enorm beim Abnehmen. Gehe ich schwimmen oder in die Sauna, nehme ich die Pumpe einfach ab und klebe ein wasserfestes Pflaster über den Katheter. Allerdings funktioniert das nicht länger als 30 Minuten, sonst entstehen im Körper freie Fettsäuren, und die lassen den Blutzucker ansteigen.

Auch bei anderen Gelegenheiten, beispielsweise wenn Inge und ich „Spaß haben" wollen, lege ich das Ding einfach ab. Die Pumpe stört wirklich nie!

Inzwischen habe ich auch schon den Einwand gehört, dass sich mehr Fett an der Stelle ansammelt, wo der Katheter gesetzt wurde. Das ist auch nur bedingt wahr, denn du solltest natürlich die Wechselzeiten von maximal zwei Tagen einhalten. Und dann solltest du den Katheter im Uhrzeigersinn um den Bauchnabel herum versetzen, damit er eben nicht immer an derselben Stelle bleibt, oder du setzt den Katheter in den Oberschenkel oder den Po. Das musst du einfach alles ausprobieren. Natürlich trägst du ein Gerät am Körper. Natürlich hast du einen Schlauch unter deinen Klamotten. Natürlich musst du regelmäßig einen Katheter setzen – das ist aber deutlich harmloser, als es klingt. Doch die Vorteile, die dir die Pumpe bringt, sind gigantisch, und gerade unter dem Aspekt „Abnehmen" ist die Pumpe für mich unschlagbar. Ich jedenfalls gebe sie nicht mehr her!

Dann höre ich immer wieder, dass Kinder mit Typ-1-Diabetes vom Schulsport ausgeschlossen werden oder dass erwachsenen Typ-1ern vom Kraftsport oder von intensivem Sport abgeraten wird. Das macht mich wütend, denn gerade für uns Diabetiker ist Sport so wichtig! Je mehr Sport wir treiben, desto weniger Insulin benötigen wir. Ich merke bei mir, wie positiv sich Sport auf mein Wohlbefinden auswirkt, und ich sehe das auch an der Insulinmenge. Normalerweise komme ich mit der Insulinampulle meiner Pumpe sieben Tage hin. Treibe ich Sport, werden es neun Tage, und ich wiege meist ein Kilo weniger. Treibe ich weniger Sport, reicht die Ampulle nur fünf Tage, und ich habe meist ein Kilo mehr auf den Rippen. Mit weniger Insulin komme ich einfach stärker in die Fettverbrennung, und natürlich fühle ich mich insgesamt besser, wenn mein Blutzuckerspiegel konstant ist. Daher ist es für dich als Typ-1er so wichtig, Sport zu treiben!

Glaube an die Kraft der Veränderung!

Dieses Buch soll dir als Leitfaden dazu dienen, dein eigenes Steiner Prinzip zu finden und zu entwickeln. Vielleicht bist du motiviert, mehr Bewegung in dein Leben zu bringen, oder du willst den Schwerpunkt auf die Ernährungsumstellung legen. Prima! Denn beides führt zum Ziel. Am Anfang solltest du an nur wenigen Stellschrauben drehen. Mit der Zeit bekommst du dann sowieso Lust, noch mehr zu verändern. 10 Minuten Krafttraining sollten aber immer dazugehören, denn Muskeln sind essenziell beim Abnehmen.

Wenn du das alles umsetzt, dann hast du es geschafft! Dann bekommst du von mir die **Goldmedaille** verliehen und du für dich einen leichteren Körper, ein neues Körpergefühl und vor allem ganz viel Lebensfreude und ein neues Selbstbewusstsein. Aber so wie ich nicht über Nacht Olympiasieger wurde, so wirst auch du die **Goldmedaille** nicht über Nacht in deinen Händen halten. Lass dir für das Steiner Prinzip ein Jahr Zeit. Das brauchst du, um dein Essverhalten dauerhaft umzustellen, um Bewegung wieder zu einem selbstverständlichen Bestandteil deines Lebens zu machen und vor allem auch, um deinem Körper und auch deinen Hirnzellen genügend Zeit zu geben, sich an die veränderten Bedingungen zu gewöhnen.

Und vergiss nicht, dir immer wieder etwas für deine Leistung zu gönnen: eine neue Hose, einen Kinobesuch, ein Wochenende in einem Wellness-Hotel. Beschenke dich, denn du und dein Körper, ihr seid wertvoll!

Starte aus dir heraus eine Mini-Revolution!

Hier noch mal die wichtigsten Fakten im Überblick:
Formuliere zunächst den Grund, weshalb du abnehmen willst und setz dir zunächst ein realistisches Ziel, wie viel und bis wann. Das ist wirklich ganz, ganz wichtig! Wenn du ein Ziel hast, findest du auch den Weg. Du musst einen triftigen Grund haben, warum du abnehmen möchtest. Wenn es den nicht gibt, dann wirst du nicht lange durchhalten. Setz dir dann deine Teilziele und führe ein Abnehm-Tagebuch.

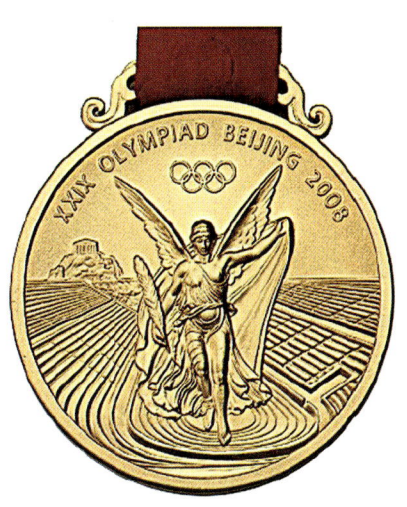

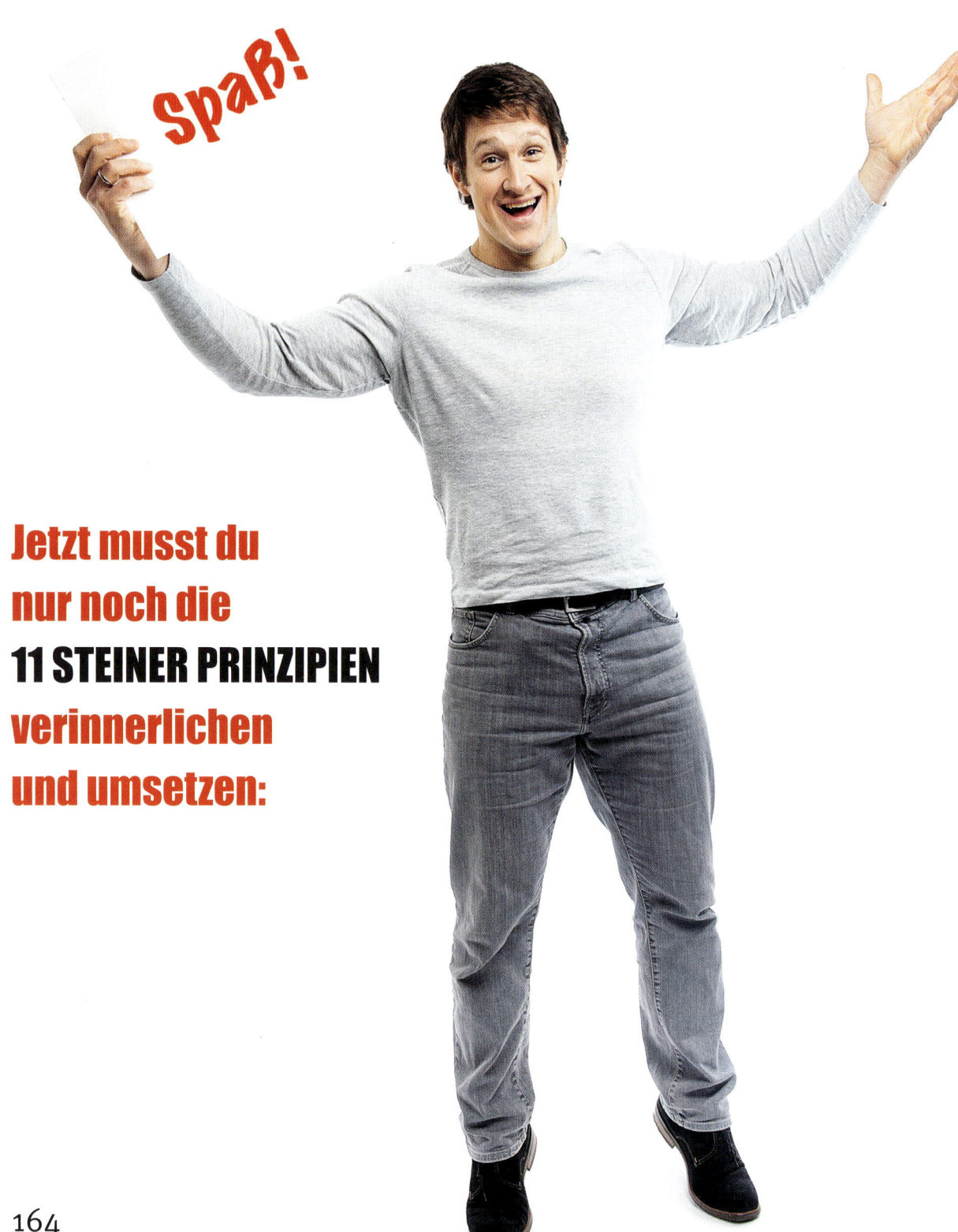

Spaß!

Jetzt musst du
nur noch die
11 STEINER PRINZIPIEN
verinnerlichen
und umsetzen:

Steiner Prinzip 1:
Verbrenne mehr, als du zu dir nimmst!

Steiner Prinzip 2:
Trainiere Ausdauer UND Kraft!

Steiner Prinzip 3:
Finger weg von Diäten!

Steiner Prinzip 4:
Hungere nie – iss regelmäßig!

Steiner Prinzip 5:
Werde wieder Kind und bring
Bewegung in deinen Alltag!

Steiner Prinzip 6:
Lerne Nahrungsmittel kennen, damit du weißt,
wann du was essen und trinken kannst!

Steiner Prinzip 7:
Insulin stoppt die Fettverbrennung!

Steiner Prinzip 8:
Ein konstanter Blutzuckerspiegel
hilft beim Abnehmen!

Steiner Prinzip 9:
Essen und Trinken bereiten Genuss,
wenn die Qualität stimmt!

Steiner Prinzip 10:
Regelmäßiges Essen hilft beim Abnehmen!

Steiner Prinzip 11:
Fett macht dich nicht direkt dick, aber
(vor allem) in Verbindung mit Zucker!

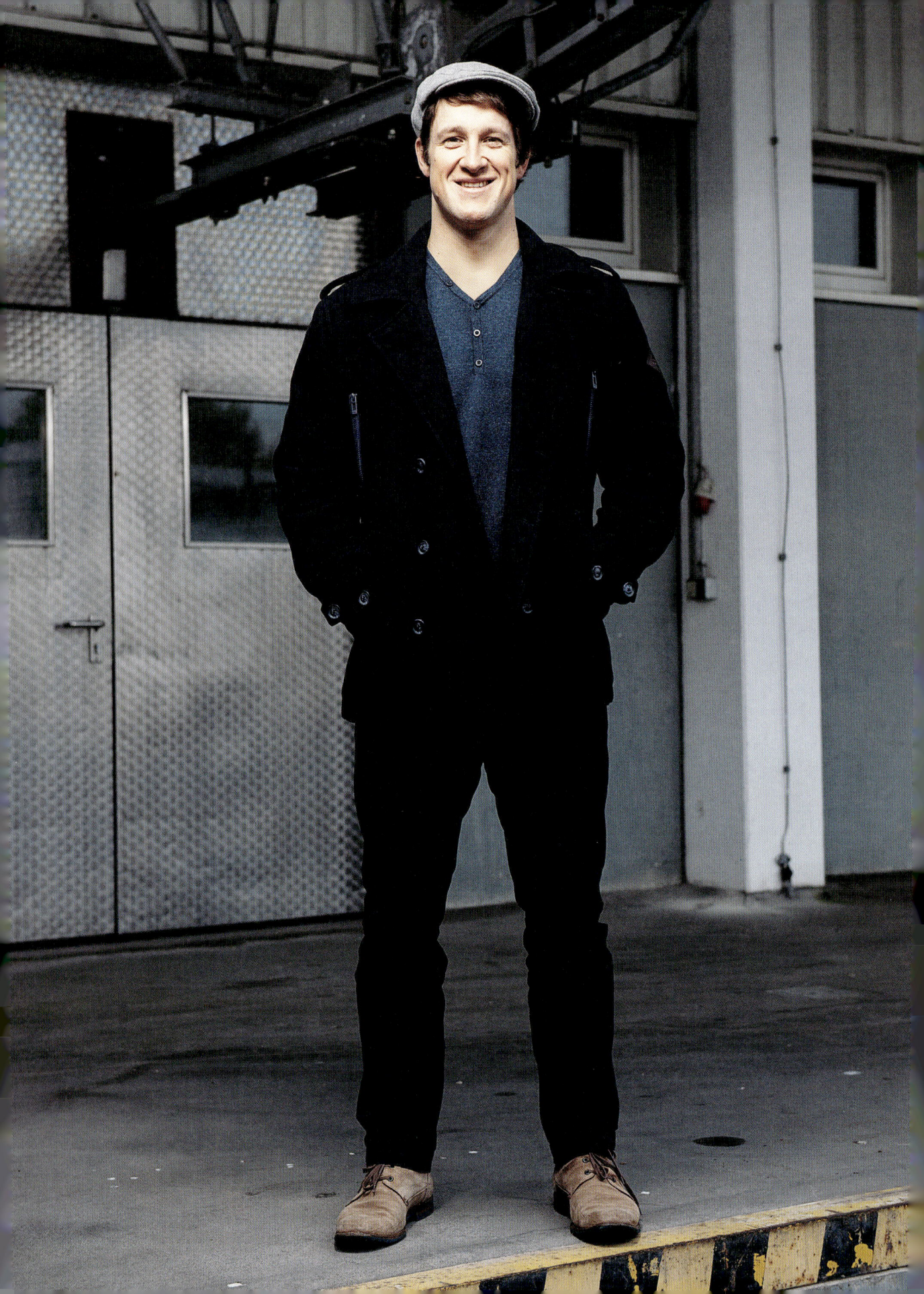

In Kurzform: Denk dran, deiner Bauchspeicheldrüse Ruhepausen zu gönnen. Wann immer du Kohlenhydrate isst, schüttet sie Insulin aus, um diesen Zucker zu verarbeiten. Bei kurzkettigen Kohlenhydraten, wie raffiniertem Industriezucker und Weißmehl, wird besonders viel Insulin ausgeschüttet. In dieser Zeit kannst du nicht abnehmen! Gut drei Viertel des Zuckers, den wir konsumieren, sind in verarbeiteten Lebensmitteln enthalten, vor allem in Süßigkeiten und Erfrischungsgetränken. Die WHO empfiehlt: Erwachsene und Kinder sollten höchstens 5 Prozent ihres täglichen Kalorienbedarfs über Zucker decken!

Daher gilt ab sofort für dich:

Iss so viel du willst von den in der Natur vorkommenden Kohlenhydraten mit meist langer Glukosekette, wie Obst, Gemüse und Körner. Iss und trink möglichst wenig von industriell verarbeiteten Produkten mit kurzen Glukoseketten, wie Fertigessen, Fastfood, Süßigkeiten und Softgetränke.

Iss langsam, denn es dauert 10 bis 15 Minuten, bis das Gehirn das Signal aussendet „Ich habe keinen Hunger mehr".

Bewege dich, damit dein Taillenumfang bald wieder unter 78,5 Zentimetern (Frauen) bzw. unter 94 Zentimetern (Männer) liegt. Für Bewegung musst du dich nicht schämen oder entschuldigen.

Es geht hier nicht darum, dem gängigen Hollywood-Schönheitsideal nachzueifern. Ich wiege bei meinen 183 Zentimetern Körpergröße 105 Kilo und fühle mich damit rundum wohl. Würde ich mich nach dem Body Mass Index (BMI) richten, läge mein Wert bei 31,4 und bedeutete: Adipositas, also starkes Übergewicht! Nach dem BMI läge mein Normalgewicht nämlich zwischen 67 und 85 Kilo. Ehrlicherweise ist der BMI als Maßzahl zur Bewertung meines Gewichts nicht geeignet, da er eben nur mein Gewicht, nicht aber die Zusammensetzung meines Muskel- und Fettgewebes berücksichtigt. Muskeln wiegen nun mal mehr als Fett, und ich habe viele Muskeln und auch schwere Knochen. Ich will damit nur sagen: Miss dich nicht an anderen, lass dich nicht in eine Formel zwängen, sondern finde für dich das Gewicht, mit dem du dich in deinem Körper rundum wohlfühlst. Ein paar Kilo mehr schaden nicht. Im Gegenteil: Wenn man mal krank wird, braucht man Reserven – und es ist inzwischen wissenschaftlich nachgewiesen, dass es im Alter sogar sinnvoll sein kann, nicht zu schlank zu sein.

Ich würde mich freuen, von dir zu erfahren, ob dir das Steiner Prinzip geholfen hat. Mich würde vor allem interessieren, welche Tipps dir am meisten gebracht haben. Vielleicht gibt es aber auch etwas, das du beim Steiner Prinzip vermisst hast. Wenn du Lust hast, schreib mir doch auf www.dassteinerprinzip.com. Ich freue mich über alle Anregungen und konstruktive Kritik.

Alles Gute

Das bin ich am _____

Ich möchte abnehmen, mich mehr bewegen
und gesünder essen, weil:

1. _____

2. _____

3. _____

4. _____

5. _____

Tagebuch Tag 1

Heute morgen geht es mir:

Das habe ich heute gegessen:

Wie und wie lange habe ich mich heute bewegt:

Notizen (Gewicht, Blutzuckerwerte, Gedanken, ...):

Tagebuch Tag 2

Heute morgen geht es mir:

Das habe ich heute gegessen:

Wie und wie lange habe ich mich heute bewegt:

Notizen (Gewicht, Blutzuckerwerte, Gedanken, ...):

Tagebuch Tag 3

Heute morgen geht es mir:

Das habe ich heute gegessen:

Wie und wie lange habe ich mich heute bewegt:

Notizen (Gewicht, Blutzuckerwerte, Gedanken, ...):

Tagebuch Tag 4

Heute morgen geht es mir:

Das habe ich heute gegessen:

Wie und wie lange habe ich mich heute bewegt:

Notizen (Gewicht, Blutzuckerwerte, Gedanken, ...):

Tagebuch Tag 5

Heute morgen geht es mir:

Das habe ich heute gegessen:

Wie und wie lange habe ich mich heute bewegt:

Notizen (Gewicht, Blutzuckerwerte, Gedanken, ...):

Tagebuch Tag 6

Heute morgen geht es mir:

Das habe ich heute gegessen:

Wie und wie lange habe ich mich heute bewegt:

Notizen (Gewicht, Blutzuckerwerte, Gedanken, ...):

Tagebuch Tag 7

Heute morgen geht es mir:

Das habe ich heute gegessen:

Wie und wie lange habe ich mich heute bewegt:

Notizen (Gewicht, Blutzuckerwerte, Gedanken, ...):

Das bin ich nach der ersten Woche!

Das sind meine Ziele für die zweite Woche:

1. _____

2. _____

3. _____

4. _____

5. _____

Tagebuch Tag 8

Heute morgen geht es mir:

Das habe ich heute gegessen:

Wie und wie lange habe ich mich heute bewegt:

Notizen (Gewicht, Blutzuckerwerte, Gedanken, ...):

Tagebuch Tag 9

Heute morgen geht es mir:

Das habe ich heute gegessen:

Wie und wie lange habe ich mich heute bewegt:

Notizen (Gewicht, Blutzuckerwerte, Gedanken, ...):

Tagebuch Tag 10

Heute morgen geht es mir:

Das habe ich heute gegessen:

Wie und wie lange habe ich mich heute bewegt:

Notizen (Gewicht, Blutzuckerwerte, Gedanken, ...):

Tagebuch Tag 11

Heute morgen geht es mir:

Das habe ich heute gegessen:

Wie und wie lange habe ich mich heute bewegt:

Notizen (Gewicht, Blutzuckerwerte, Gedanken, ...):

Tagebuch Tag 12

Heute morgen geht es mir:

Mein Bild des Tages
oder mein Motivationsspruch

Das habe ich heute gegessen:

Wie und wie lange habe ich mich heute bewegt:

Notizen (Gewicht, Blutzuckerwerte, Gedanken, ...):

Tagebuch Tag 13

Heute morgen geht es mir:

Das habe ich heute gegessen:

Wie und wie lange habe ich mich heute bewegt:

Notizen (Gewicht, Blutzuckerwerte, Gedanken, ...):

Mein Bild des Tages
oder mein Motivationsspruch

Tagebuch Tag 14

Heute morgen geht es mir:

Das habe ich heute gegessen:

Wie und wie lange habe ich mich heute bewegt:

Notizen (Gewicht, Blutzuckerwerte, Gedanken, ...):

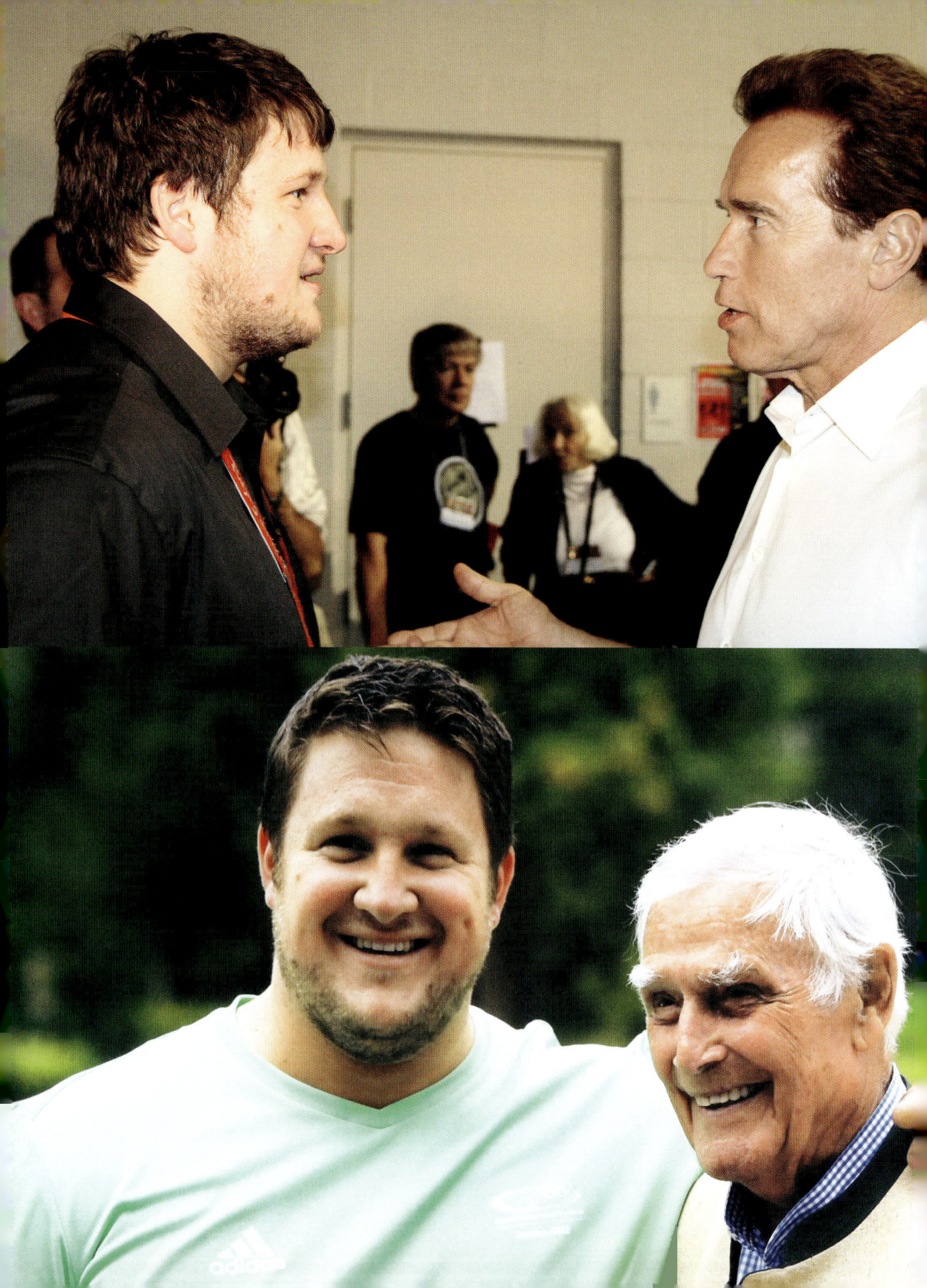

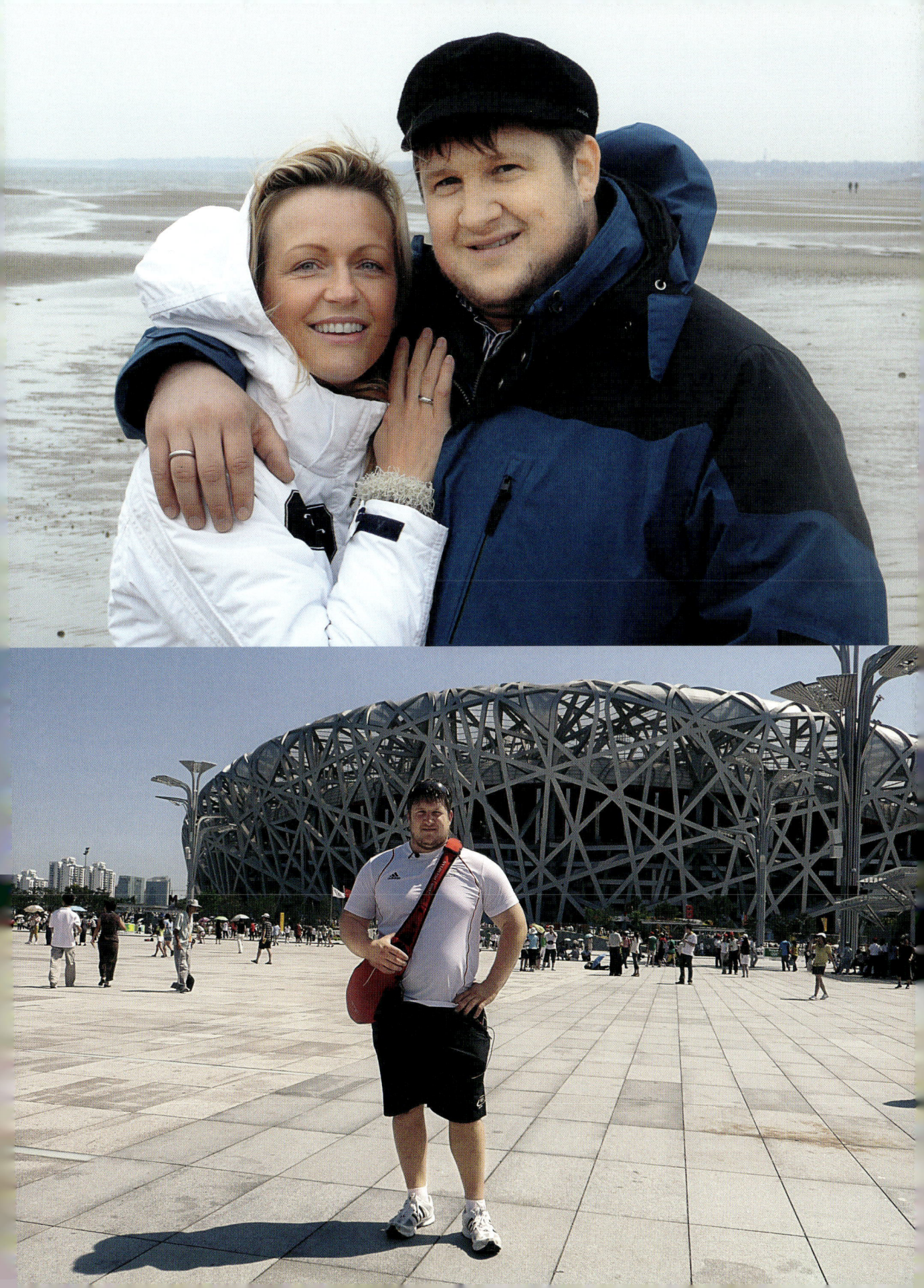

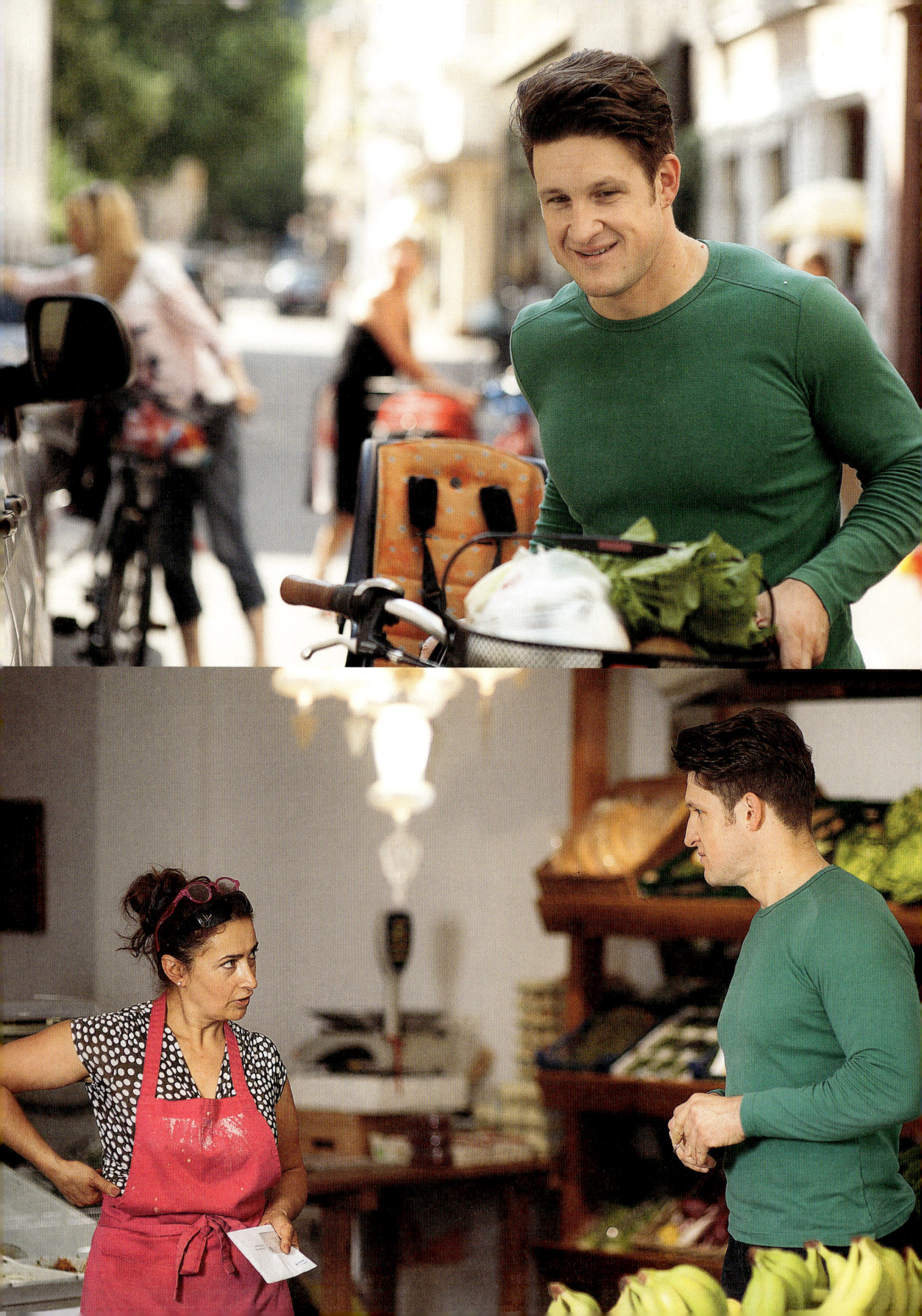

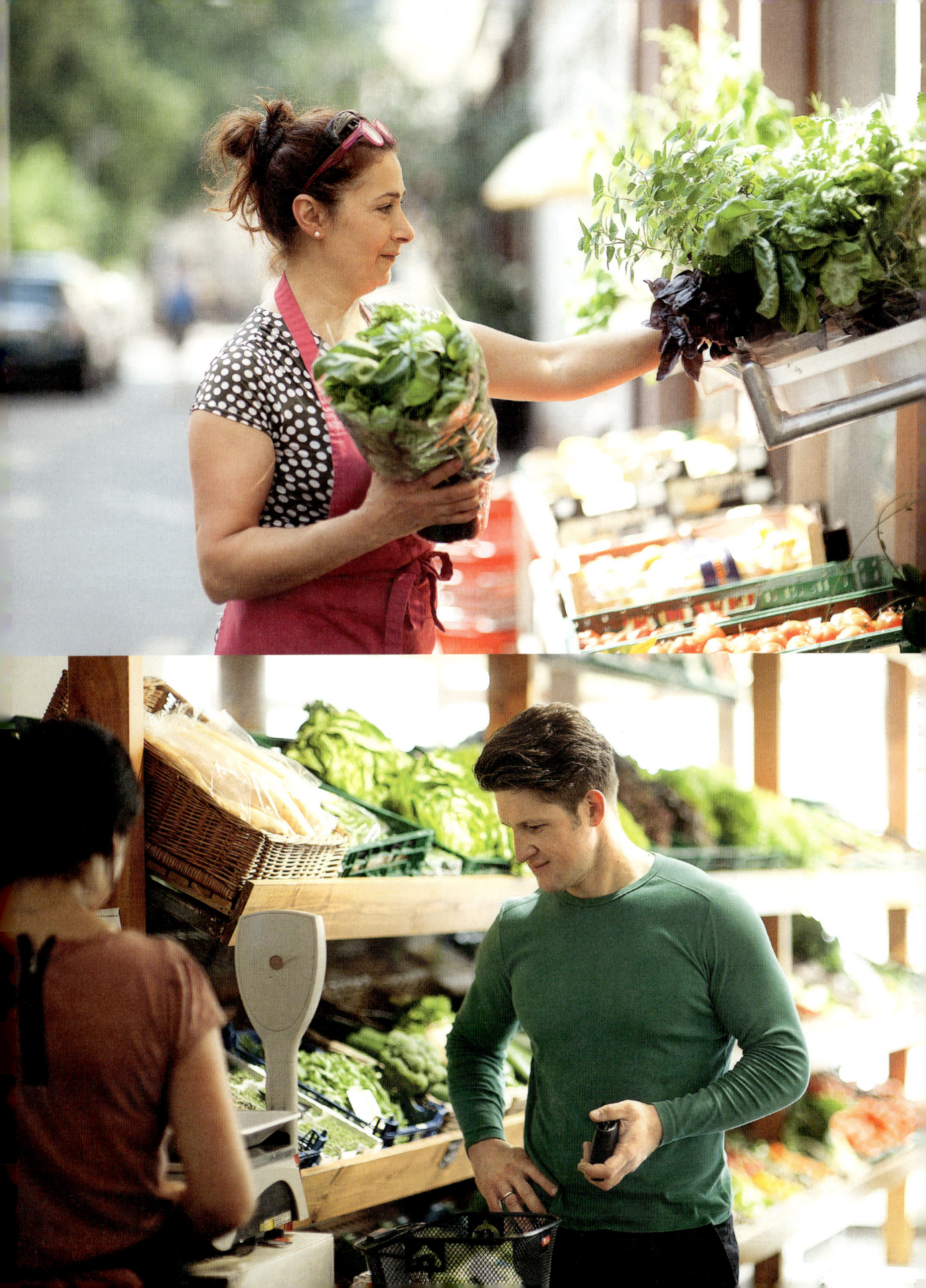

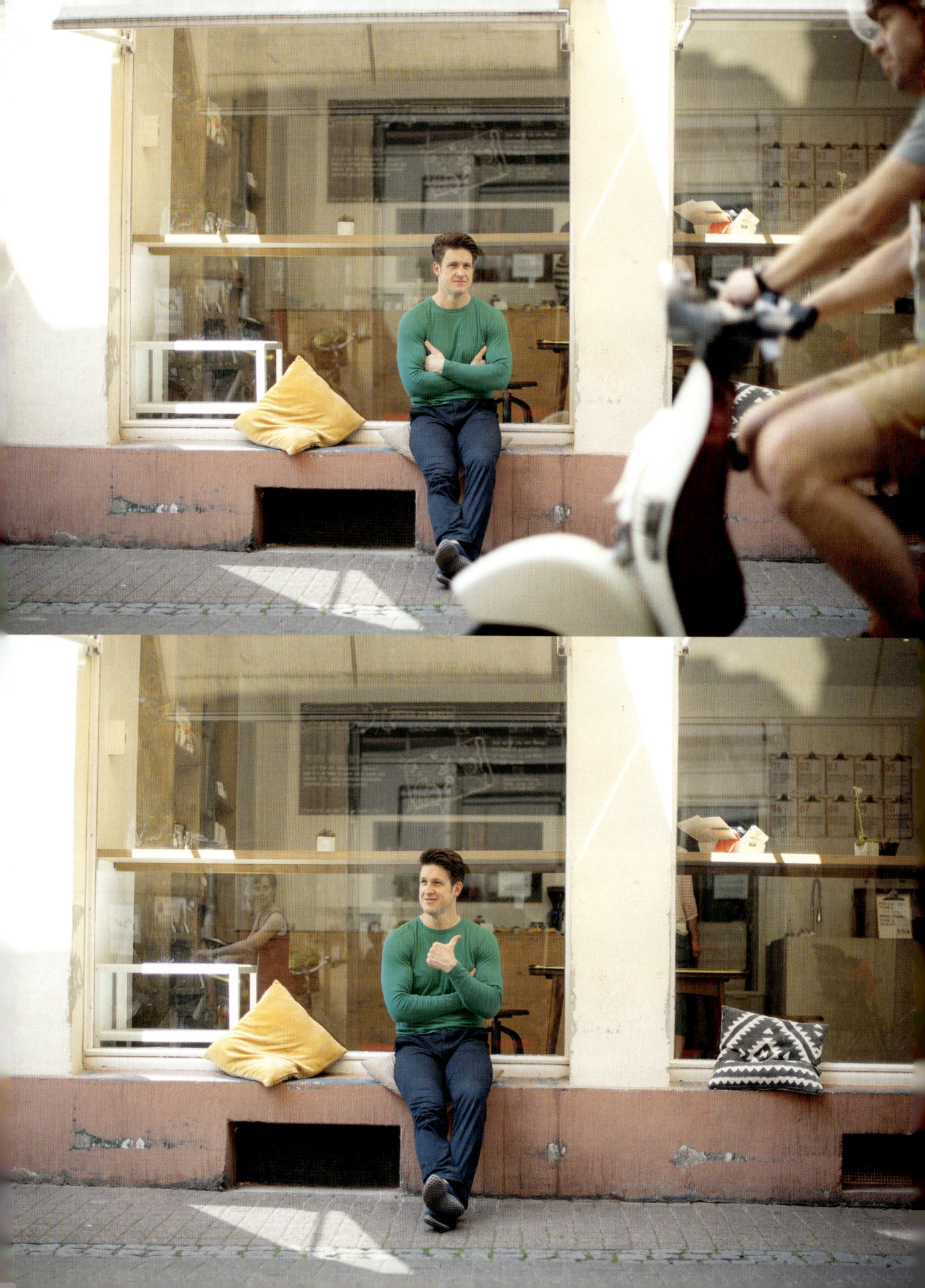

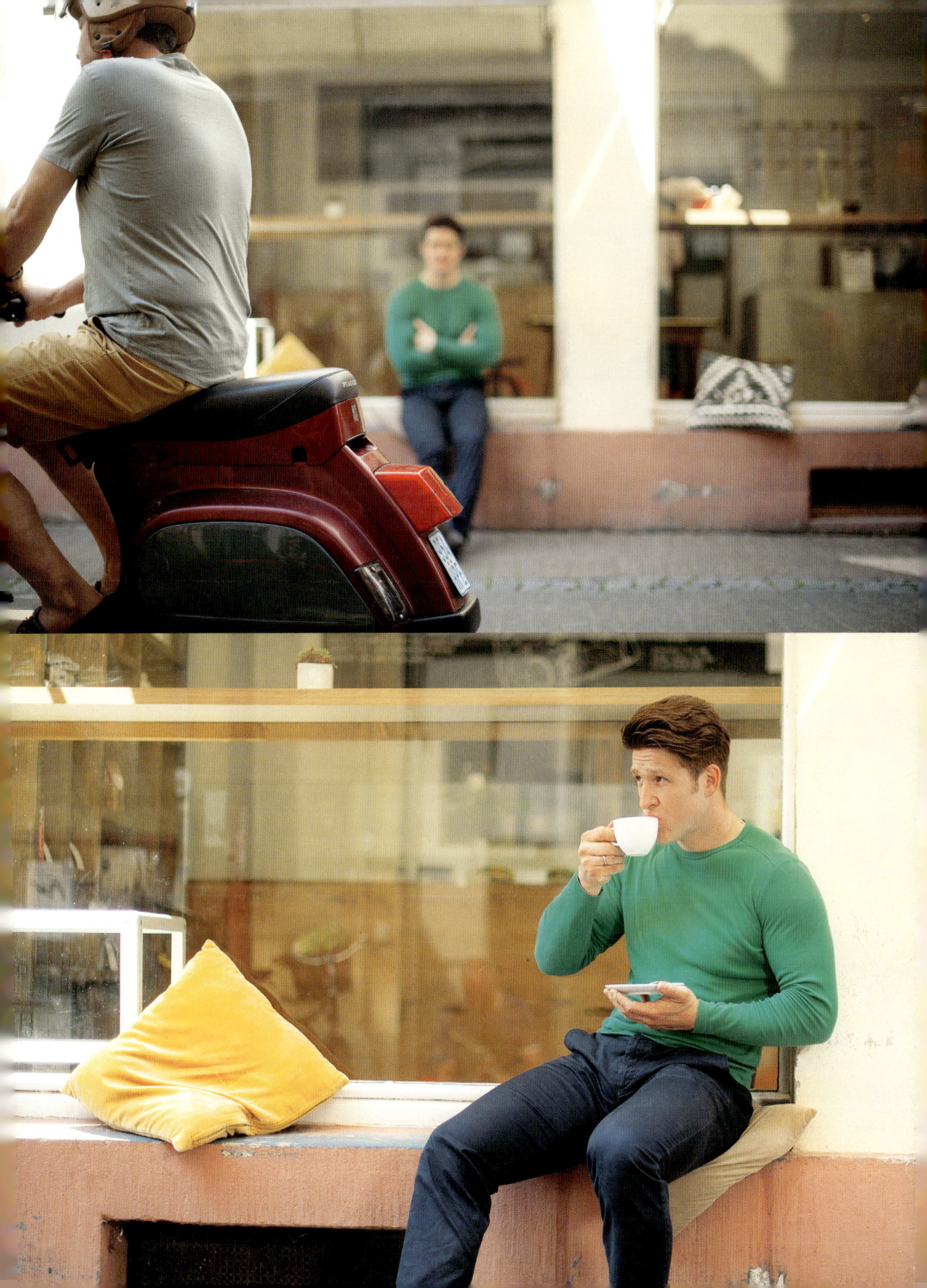

Register

Abnehm-Tagebuch ▸7off., 81, 96, 163, 168ff.

Adipositas s. a. Fettleibigkeit ▸114, 167

Adrenalin ▸80

Alkohol ▸109, 120

Aminosäuren ▸131

Apfelform (Figur) ▸84

Aqua-Gymnastik ▸99

Ausdauer(-Training) ▸24, 40, 42ff., 46, 61, 67, 68, 83, 99, 152, 165

Autoimmunerkrankung ▸115

Bauch(fett) ▸24, 48, 82, 84, 85, 115, 158, 161

Bauchspeicheldrüse ▸51, 109, 110f., 112f., 114f., 117, 128, 161, 167

Bewegung ▸40, 46, 47, 86f., 90, 92ff., 96ff., 99f., 109, 114, 115, 116, 132, 133, 163, 165

Bewusstsein ▸54

Birnenform (Figur) ▸84

Blut/Durchblutung ▸28, 51, 111, 112ff., 117, 120, 130, 154

Bluthochdruck▸85

Blutzucker ▸28, 54, 78, 80f., 111, 112ff., 116, 117, 126, 127, 131, 153, 156, 162, 165

BMI (Body Mass Index) ▸167

Cholesterin ▸148

Deutsche Gesellschaft für Ernährung (DGE) ▸106, 130, 133, 147

Diabetes (Typ 1 und 2, s. a. Pumpe) ▸48, 50f., 52f., 56, 85, 113, 114f., 116, 158, 160, 162

Diät ▸19, 55, 57, 60, 73, 82, 117, 165

Einkaufen ▸157

Eiweiß (Protein) ▸28, 131, 152f., 155

Energie ▸26, 27, 28, 78, 106, 108, 113, 128, 132, 133, 147

Energiebedarf ▸108, 132f.,

Entspannung ▸47, 98

Ernährung ▸19, 55, 60, 87, 100, 104ff., 114, 115, 116, 124, 125, 130f., 147, 148, 163,

Essverhalten ▸18, 57, 61, 78, 122ff., 125ff., 163

Fahrrad fahren ▸30, 40, 46f., 67, 94, 97, 98, 99, 157

Fastfood ▸116, 135ff., 143, 167

Fett/Körperfett ▸26, 55, 60, 68, 69, 78, 82, 83, 84f., 109, 113, 114, 115, 116, 124, 131, 135ff., 144ff., 147ff., 153, 154, 155, 158, 162, 165, 167

Fettleibigkeit ▸100, 114, 167

Fettsäuren ▸154ff., 162,

Fettverbrennung ▸40, 55, 78, 80, 90, 110ff., 120, 162, 165

Fitness(-Studio) ▸40, 47, 85, 86, 99, 117

Fruktose ▸146, 147

Gehirn ▸28, 73, 109, 110, 122, 128, 147f., 155, 163, 167

Gelenke ▸34, 85

Gemüse ▸55, 112, 116, 125, 126, 129, 130, 131, 151, 156, 157, 167

Gene ▸83, 84, 114

Genuss(-mittel, -gifte) ▸54, 64, 100, 105f., 109, 110, 122f., 127, 131, 133, 146, 151, 165

Gewicht ▸18ff., 25, 26, 27, 28, 40, 42, 43, 48, 51, 54, 55ff., 60, 67, 73, 83, 85, 132f., 152, 167

Gewichtheben ▸18, 28, 30f., 34f., 40, 50, 52, 66, 67, 78, 95, 160

Glukose ▸112, 117, 143, 146, 147, 167

Glukagon ▸80

Hantel(-Training) ▸30, 34, 48, 90

Hautschürze ▸82f.

Heißhunger ▸57, 80, 110f., 123, 126, 127, 129

Herz ▸47, 51, 80, 85, 115, 148

Hormone (s. a. Insulin) ▸51, 80, 84, 117, 152

Hunger(gefühl) ▸26, 28, 55f., 60, 85, 100, 110, 111, 120, 122, 126f., 132, 155, 165, 167

Immunsystem ▸51, 115, 152

Insulin ▸48, 50f., 80f., 110f., 112f., 114f., 116, 117, 130, 153, 158, 160ff., 165, 167

Insulin-Pumpe ▸111, 115, 158ff.

Joggen ▸40, 99

Jo-Jo-Effekt ▸54

Kaffee ▸38, 69, 106, 117, 118ff., 121, 129Kalorien ▸28, 55, 60, 69, 78, 85, 106, 108, 110, 118, 119, 120, 132f., 138ff., 147, 148, 167

Kartoffeln ▸126, 129, 130, 143, 156

Kohlenhydrate ▸27, 28, 55, 110f., 112f., 116, 117, 124, 128, 129, 131, 135ff., 143, 153, 167

Körperfett s. u. Fett

Kraft ▸24, 28, 34, 40, 42ff., 78, 83, 152, 163

Krafttraining ▸40, 42ff., 47, 48, 67, 68, 78, 83, 85ff., 90, 100, 133, 163, 165

Laufen ▸67, 83, 92f., 94, 96, 97, 98, 160

Lebensmittel ▸19, 54, 55, 105, 106, 109, 110, 116, 120f., 130, 133, 135, 143, 144, 146, 147, 148, 153, 157, 167

Leitungswasser s. a. Wasser ▸120, 121

„Let's Dance!" ▸40f., 102f.

Magen ▸19, 27, 28, 80, 82, 128

Motivation ▸19, 39, 43, 73f., 77, 86, 94, 99, 158, 163

Muskeln/Muskelaufbau ▸24, 26, 28, 34, 40, 43, 47, 48, 57, 67, 68, 78, 82f., 85, 86f., 90, 92, 112, 113, 147, 152, 158, 163, 167

Nährstoffe ▸130, 131, 155

Nährwert(-tabellen) ▸104, 117, 139f.

Nährwert (Übersicht Fast-food) ▸138ff.

Nahrung(smittel) ▸51, 60, 69, 85, 100, 104ff., 122, 124, 125, 130ff., 140, 146, 148, 152, 153, 155, 165

Nüsse   155

Obst ▸111, 112, 116, 124, 125, 128, 129, 131, 146, 157, 167

Olympia ▸18, 19, 25, 26, 27, 34, 47, 65, 67, 74ff., 163

Omega-Fettsäuren s. u. Fettsäuren

Pankreas s. u. Bauchspei-cheldrüse

Pen-Therapie ▸158ff., 160, 161

Protein s. u. Eiweiß

Salat ▸55, 57, 69, 127, 129, 130, 138, 139, 140, 143, 148, 150, 151, 153, 155, 156

Schwimmen ▸40, 99, 162

Selbstbewusstsein ▸53, 92, 163

Selbstwahrnehmung ▸77

Spazierengehen ▸20, 24, 40, 96, 97, 100

Sport ▸30, 34, 35, 40, 46, 51, 52f., 73, 78, 85, 86, 93f., 96f., 111f., 117, 152, 160, 162

Stoffwechsel (Metabolismus) 152, 156, 158

Stress ▸63, 97, 158

Süßigkeiten ▸39, 51, 68, 69, 80, 105ff., 109, 113, 117ff., 124, 125, 126, 127, 131, 132, 142, 143, 148, 154, 167

Süßstoff ▸147

Tee ▸106, 120f., 129, 131, 143

Trans-Fettsäuren ▸148, 154

Treppensteigen ▸42, 66, 69, 98

Trinken ▸68, 104ff., 117ff., 122ff., 129, 164

Übergewicht ▸63, 85, 90, 93, 94, 100, 114, 167

Unterzucker ▸78, 80f., 110, 124, 160, 161,

Verdauung ▸28, 154

Vitamine ▸130, 146, 155

Wandern ▸40, 42f., 73, 99

Wasser ▸26, 55, 69, 117f., 120ff., 129, 131, 143

Wille ▸61, 64ff., 99,

Zucker s. a. Diabetes/Blut-zucker ▸18, 48, 51, 55, 69, 80, 85, 104, 106ff., 110, 111, 112ff., 115, 116, 117ff., 120f., 124, 128, 129, 135ff., 143, 144ff., 147, 148, 153, 164, 167

Literatur

diabetesDE – Diabetes-Hilfe, *Deutscher Gesundheitsbericht Diabetes 2015, eine Bestandsaufnahme,* Kirchheim + Co. Gmbh, Mainz

Dr. Dipl.-Psych. Schwörer, Claudia-Viktoria/Priv. Doz. Dr. med. Frank, Matthias, *Diabetes, Neustart in ein gesundes Leben,* Gräfe und Unzer, München 2005

Bethge, Philip u. a., „Die Menschen-Mäster", in: Der Spiegel, Nr.10/2013

Strategiepapier der Arbeitsgruppe Adipositasprävention in der Deutschen Allianz gegen nichtübertragbare Krankheiten (NCD Allianz), 09.09.2014

Paulsen, Susanne, „Dic Macht der Masse", GEO, Heft 04/2014

Moss, Michael, Das Salz-Zucker-Fett-Komplott: Wie die Lebensmittelkonzerne uns süchtig machen. Ludwig Verlag, München 2014

World Health Organization (WHO), Draft Guidelines: Sugar intake for adults and children. http://www.who.int/mediacentre/news/notes/2014/consultation-sugar-guideline/en/. abgerufen am 14. Oktober, 2014

Nuber, Ursula, „Warum wir essen, was wir essen", in: Psychologie heute compact, Heft 14, 2006

Dr. Lustig, „Sugar: The bitter Truth."

Nährwertangaben Fastfood www.nutella.de, www.mcdonalds.de, www.mcdonalds.at, www.burgerking.de, www.coke.de, www.pepsi.de, www.starbucks.de, www.chio.de, www.funny-frisch.de, www.stroeck.at, www.milka.de, www.ritter-sport.de, www.haribo.de, www.oetker.de, Fatsecret.com

Impressum

© by Südwest Verlag, einem Unternehmen der Verlagsgruppe Random House GmbH, 81637 München. 4. Auflage 2015.

Layout, Gesamtproducing: Christian Martin Weiß

Covergestaltung: *zeichenpool unter Verwendung von Motiven von Christian Martin Weiß

Projektleitung: Dr. Harald Kämmerer

Redaktion: Claudia Fritzsche

Bildredaktion: Anka Hartenstein

Bildnachweis:

Covermotive: Christian Martin Weiß; Porträt Inge Steiner: Jens Junge fotodesign

Alle Bilder von Christian Martin Weiß, außer: Corbis: 76 (Mike Hutchings/Reuters); Fotolia: 39 (rdnzl), 55 (Barbara Dudzińska), 115 (Dmitry Lobanov), 129 (Barbara Dudzińska), 143 (rainbow33), 146 (nolonely), 152 (Zerbor), 155 (Mara Zemgaliete); Getty Images: 74 (Julian Finney); Gregorowius, Stefan /RTL: 41, 102, 103; Grüber, Alexander: 22; Imago: 23 (Laci Perenyi), 59 (Laci Perenyi); Istockphoto: 134 (Jag_cz), 155 (tastymorsels), 156 (-Ivinst-); Privatarchiv Steiner: 14 o., 38, 43, 57, 62, 63, 64, 65, 73, 77, 92, 93, 98, 150, 151, 184, 185; Reuters: 19 (Yves Herman); Roche/Accu-Chek/F.-L.-Lange: 12, 26, 27; Roche/Accu-Chek/Nikola Haubner: 23; Roche Diagnostics (2015): 114; Shutterstock: 138 (Tatiana Volgutova), 142 (Diana Taliun), 144/145 (sarsmis), 149 (Africa Studio), 154 (Yeko Photo Studio); Südwest Verlag: 84 (Jan-Dirk Hansen); thinkstockphotos: 52 (BrianAJackson), 94 (Jupiterimages), 107 (tycoon751), 118 (pilipphoto), 120 (TongRo Images), 121 (roman_sh), 125 (camilla wisbauer), 132 (Mallivan), 153 (letterberry); TM International Olympic Committee – All rights reserved: 163.

Bilder Seite 183/184: Mit dem „Terminator" in Columbus/Ohio, 2009 (183 oben). Urlaub mit Blacky Fuchsberger in Österreich. 2012 (183 unten). Mit Inge auf Sylt, 2010 (184 oben). Vor dem Olympiastadion in Peking, 2008 (184 unten). Bilder Seiten 185–188: Bei meiner Obst- und Gemüsehändlerin in Heidelberg und bei einer guten Tasse Kaffee eine Hausnummer weiter.

Lithografie: Journalmedia GmbH

Druck und Bindung: Tesinska tiskarna, Cesky tesin

Printed in the Czech Republic

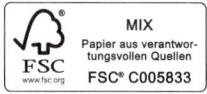

Verlagsgruppe Random House FSC®N001967
Gedruckt auf dem FSC®-zertifizierten Papier *Profimatt*

ISBN: 978-3-517-09421-2

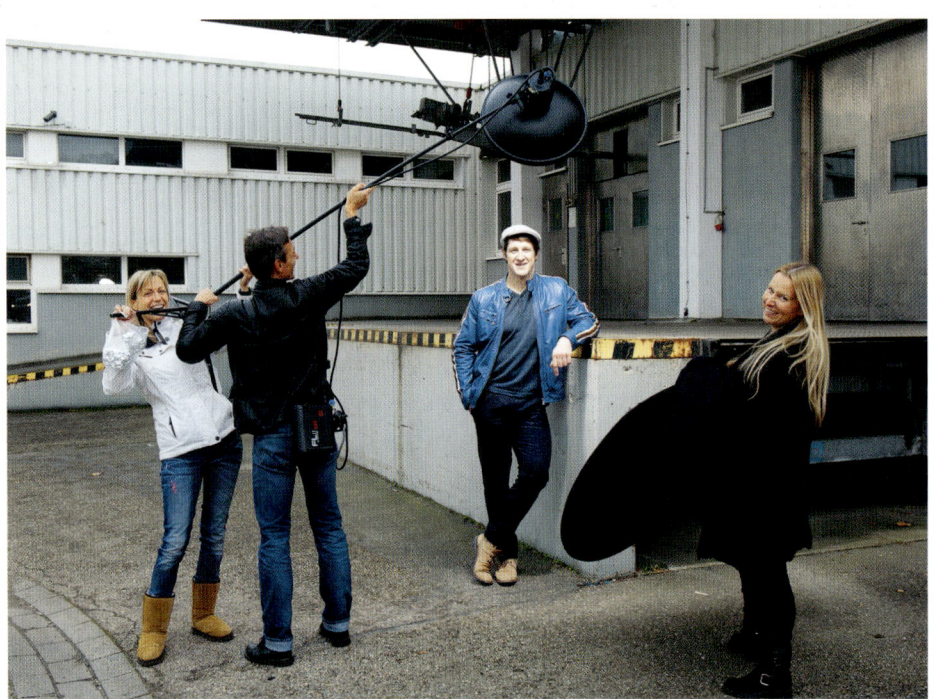

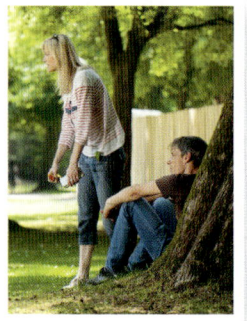

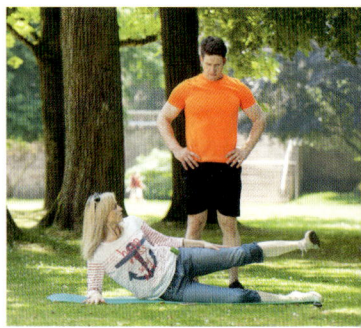

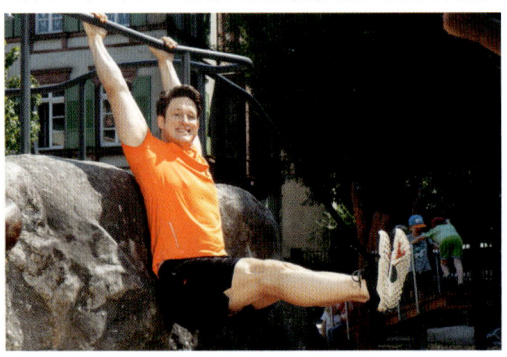

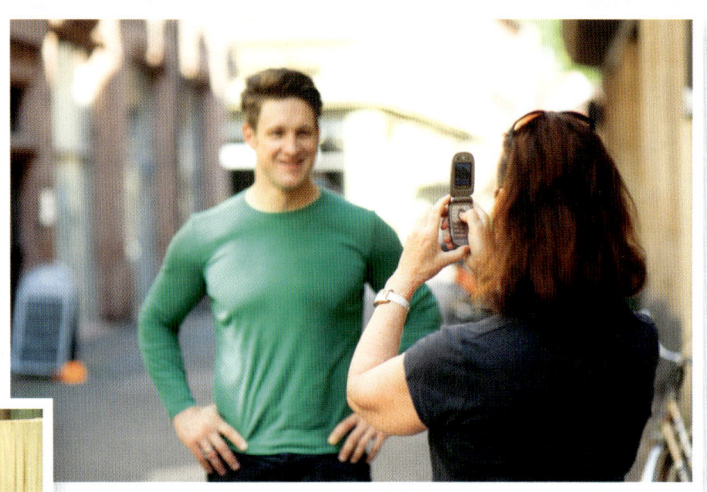

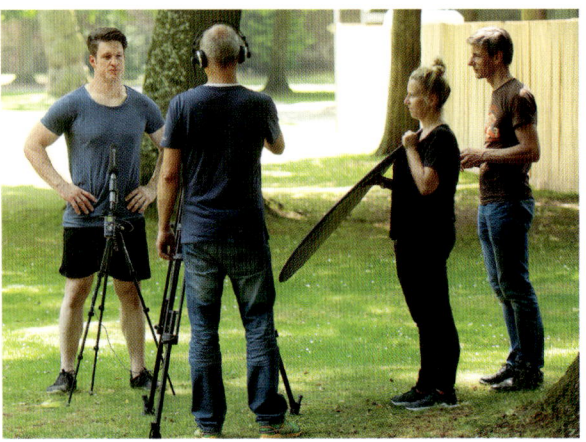

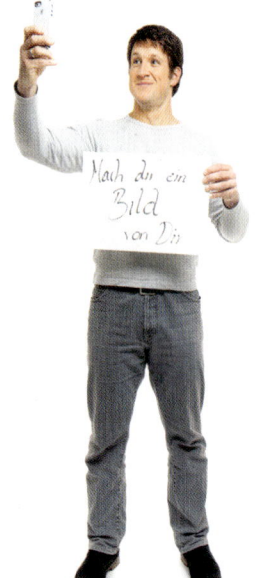

Mit den Steiners unterwegs:
Christian Martin Weiß und Sylwia Makris
(Foto & Grafik), Alexander Stengel (Video)
und Harry Kämmerer (Verlag).